临床研究规范

（Clinical Research Practice）

吕 明 主编

山东大学出版社
SHANDONG UNIVERSITY PRESS

·济南·

图书在版编目 (CIP) 数据

临床研究规范 / 吕明主编 . -- 济南 : 山东大学出版社 , 2022.8

ISBN 978-7-5607-7578-4

Ⅰ . ①临… Ⅱ . ①吕… Ⅲ . ①临床医学—研究方法—教材 Ⅳ . ① R4-3

中国版本图书馆 CIP 数据核字 (2022) 第 147369 号

策划编辑 徐 翔
责任编辑 徐 翔
文案编辑 毕玉璇
封面设计 张 荔

临床研究规范

LINCHUANG YANJIU GUIFAN

出版发行 山东大学出版社
社　　址 山东省济南市山大南路 20 号
邮政编码 250100
发行热线 （0531）88363008
经　　销 新华书店
印　　刷 山东新华印务有限公司
规　　格 787 毫米 × 1092 毫米　1 /16
　　　　　16.75 印张　　456 千字
版　　次 2022 年 8 月第 1 版
印　　次 2022 年 8 月第 1 次印刷
定　　价 86.00 元

《临床研究规范》
编委会

主　编　吕　明

副主编　张　媛

编　　者（以姓氏笔画为序）

卜丽娟　山东大学齐鲁医院

王　瑾　山东大学齐鲁医院

王白璐　山东大学齐鲁医院

吕　明　山东大学齐鲁医院

杨孝荣　山东大学齐鲁医院

张　媛　山东大学齐鲁医院

张同超　山东大学齐鲁医院

陈　浩　山东大学齐鲁医院

桑少伟　山东大学齐鲁医院

编写秘书

殷晓霖　山东大学公共卫生学院

满金宇　山东大学公共卫生学院

前言 PREFACE

今日芒种,有芒的麦子快收,有芒的稻子可种。一收一种间,倾注为梦想努力的汗水,此刻作序,思绪万千。2021年4月,山东大学齐鲁医院积极响应国家新医科教材建设需求,召开"智能医学工程医学系列教材"编写启动会,《临床研究规范》分册在第一时间组建11人的编写团队,历时一年有余。30余万字,200余页,笔墨情怀,跃然纸上。

"智能医学工程"是人工智能与现代医学高度交叉融合的新兴学科和专业。山东大学齐鲁医院全面贯彻实施健康中国战略新任务,与山东大学控制科学与工程学院、基础医学院等单位深入合作,以学生为中心,以胜任力为导向,秉承医学牵引、工科支撑、转化创新、临床示范的建设理念,顺应人工智能与现代医学发展趋势,主动适应国际医学教育发展潮流,融合基础与临床主干课程内容,编写智能医学工程医学模块本科教材,以期培养人工智能与医学深度融合的高端复合型人才。

俗话说:"没有规矩,不成方圆。"本书作为"智能医学工程医学系列教材"之一,以"规范、严谨、创新、引领"为编写指导思想,力求成为指导临床研究、特别是医工交叉研究的典范书籍。本书内容涵盖临床研究规范绪论、横断面研究、病例对照研究、队列研究、随机对照试验、医疗器械临床试验、筛检与诊断试验、临床研究伦理规范、研究计划书和学术论文的撰写9个章节,以及《医疗卫生机构开展研究者发起的临床研究管理办法(试行)》《医疗器械注册与备案管理办法》等7个附录。每章节后增加拓展阅读,将健康中国战略需求、新冠疫情科研攻关、医疗器械自主创新等课程思政元素自然融入教材编写,以实际行动响应教育部高等学校人工智能创新行动计划,培养兼具现代医学视野、人工智能思维、强大创新潜力的医工结合高端复合型人才。期望智能医学工程专业学生在教师指导下,通过本书的学习,可初步撰写一项医工交叉研究设计方案。

本书中个别外文单词或字母缩写暂无正式中文译名,为避免讹误,未翻译为中文。本书各章节编委均由资深骨干教师或领域内专家担任。在成书过程中,全体编委撰稿统

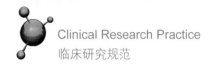
稿、交叉互审、通力合作、持续改进；山东大学出版社医学分社徐翔社长和山东大学齐鲁医院教育处沙清泉老师给予大力支持、指导与帮助，在此表示由衷的感谢。本书编委虽多为奋战在教学、科研第一线的教师，但由于经验及水平有限，书中难免存在不当与疏漏之处，恳请同行专家、广大师生和读者们批评、指正，从而帮助我们在今后的修订工作中持续改进，进一步提升教材建设质量，为打造高端人才培养高地贡献齐鲁力量！

吕 明

2022 年 6 月 6 日

目录 CONTENTS

第一章 绪 论

学习目的

1. 掌握临床研究的定义及分类。
2. 掌握临床研究的方法学基础（设计、测量、评价）。
3. 熟悉临床研究注册的方法。
4. 了解国家临床医学研究中心的布局及建设。

案例

我国是消化系统恶性肿瘤高发国家，每年新增病例超过100万人，严重威胁人民健康，早期诊断和治疗可显著提高患者生存率。然而，因内镜下微创治疗操作空间有限、技术要求较高，其大规模应用受到限制。山东大学齐鲁医院消化团队按照全链条创新设计、"产学研医检"协同研发的原则，联合了包含高校、科研机构、医疗科技高新技术企业在内的10余家优势单位，紧扣临床需求，共同研发了接触安全、感知反馈、操控精准的消化内镜微创手术机器人系统，从而促进了消化内镜微创手术技术推广，提高了消化道肿瘤患者的个体化和精准化治疗水平。该项目连续获得了国家重点研发项目"消化超声电子内镜及关键技术部件开发"和"消化内镜微创手术机器人关键技术及系统"资助。山东大学找准了科技创新的历史方位，充分发挥高水平科研支撑"双一流"建设的筋骨作用，实施"学术兴校"战略，服务国家战略需求，强调突出医学牵引，推动医工、医理学科交叉融合和创新发展，打造新的学科增长点，为提升我国医疗器械行业关键核心技术研发水平、建设健康中国做出了积极贡献。

医工结合点：学科融合是科学技术发展的重要趋势。传统学科之间在更深层次上相互交叉、渗透，形成了一系列新的研究领域，从而衍生出了一批新的交叉学科。医工交叉，是将生命科学、临床医学与工程科学等学科交叉融合，协同开展科学研究与应用的一门新兴学科，当前已成为推动临床医学进步的新引擎。培养医工交叉的跨领域复合型人才是当今社会发展的迫切需求。医工交叉既强化医工学科交叉，又促进产学研融合，开展医工结合的临床研究是其中必不可少的一环。

思考题

请结合自己的专业方向，尝试提出一个自己感兴趣的医工交叉问题。

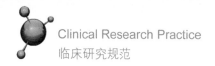
第一节 临床研究概述

一、临床研究的定义及特点

临床研究(clinical research)是以患者(或健康志愿者)为主要研究对象,以疾病的病因、诊断、治疗、预后和预防为主要研究内容,以医疗服务机构为主要研究基地,科学地运用临床科研设计、测量和评价的方法,由多学科人员共同参与组织实施的科学研究活动。临床研究的目的在于探索疾病的发生、发展及转归规律,研究和创造新的疾病诊疗方法,提高临床诊疗水平。临床研究为基础医学研究提供信息和需求,促进基础医学的可持续发展。临床研究有别于基础研究,高质量的临床研究可为临床决策提供循证医学的最佳证据。

临床研究的特点主要体现在以下几个方面: ①研究对象是患者,患者是有关疾病的"载体", 疾病本身的复杂性决定了研究对象的复杂性;②医院是主要的研究场所,当涉及病因与危险因素研究,疾病的早诊早筛或一、二级预防时,可面向社区群体进行研究;③任何涉及患者(或健康志愿者)的临床研究,必须通过科学性审查和伦理审查后方可正式开展;④需要多学科人员的共同参与,如临床医学、临床流行病学、生物统计学、药学、护理等专业人员,既有利于将不同学科的理论、方法和技术融入临床研究,又有利于通过人力资源优化配置提高研究的整体效率。

在日常诊疗过程中,临床医生经常会碰到有关疾病危险因素、诊断准确性、治疗措施选择、治疗效果评价、预后预测等方面的临床问题,如果缺乏循证医学证据,就有必要针对这些临床问题,确定选题、提出研究假设、设计合理的研究方案、开展高质量的临床研究,以提供循证医学证据用于指导临床实践。因此,临床研究者需要学习并不断更新有关临床研究设计、实施、报告等方面的理论知识,并利用这些知识不断提高临床研究水平和疾病诊治能力。

医工交叉研究的实现过程来自临床医生在临床实践中产生的解决医学问题的灵感,但将想法变成现实往往需要与工科专业人员合作,将临床问题转化为工科技术问题;工科技术层面问题解决后,再开展动物实验、临床试验,反复验证、不断完善,经监管部门审批后,最终实现成果转化,解决临床问题。

二、开展临床研究和医工交叉研究的必要性

医学的进步离不开临床研究,与临床诊治相关的指南、规范或路径,转化医学、精准医学及人工智能的临床应用等,都需要临床研究提供疗效和安全性等方面的证据,以验证其临床应用价值。开展临床研究的必要性主要体现在:①临床医生可以根据自己工作中面临的临床问题,设计并开展临床研究,所得证据有更强的针对性、适用性和推广性,可以更好地服务于临床诊疗决策;②在研究过程中,通过细致的观察与分析,可以

获得更多的感性认识，丰富临床经验；③通过开展或参与新技术、新方法、新理论、新药、新医疗器械、新诊断试剂等临床研究，可以提高法规意识、伦理意识、安全意识和质量意识，提高临床研究设计能力和项目实施能力，更早获得应用体会，更好救治患者。人民健康需求问题是当下医学研究的主战场，脱离临床问题的科研是无本之木、无源之水。近年来，有研究者倡导践行临床问题驱动型研究，即从临床实践中发现问题，进而凝练出其中的科学问题和技术问题，通过开展临床研究，产出诊疗标准、实践指南、创新药品、医疗设备等解决方案和诊疗产品，最终再回到临床，进行验证、评价和优化。

医工交叉研究是促进健康产业升级，提高医疗服务质量，实现健康中国的需要。《"健康中国 2030"规划纲要》提出，推动健康科技创新，重点部署创新药物开发、医疗器械国产化、中医药现代化等任务，显著增强重大疾病防治和健康产业发展的科技支撑能力。推动医工交叉研究是促进我国医疗器械自主研发，打破国外技术垄断的重要战略举措。医工交叉研究为解决医学问题提供技术支持，推动临床医学的革命性跨越。医学发展至今，诸多革命性跨越得益于理工科学先进技术的融合。1895 年，德国物理学家伦琴发现 X 射线并拍摄了第一张人体 X 线片。在这之后的数年内，经物理学家、临床医生合作研究，将 X 线摄片技术应用于临床，为疾病诊断带来了革命性进步，开创了影像医学新时代。20 世纪，医工交叉在影像诊断技术、医用植入物、精准治疗设备等领域迸发出强大的发展活力，产生了譬如 CT、MRI、人工耳蜗、血管支架、射波刀等一系列代表性成果。在消化内镜领域，经过医工专家共同努力，半可屈式内镜、纤维内镜、电子内镜以及无线胶囊内镜等一系列技术革新使内镜诊断能力不断提高，治疗范围得到极大拓展，并日益实现了舒适化诊疗。21 世纪以来，大数据科学、互联网技术及人工智能技术的发展深刻改变着临床诊疗方式，数字医疗、移动医疗及智慧医疗已成为发展趋势。基于卷积神经网络的计算机辅助诊断系统对皮肤病诊断的准确度已达该领域专家水平；基于计算机辅助的虚拟药物筛选及评价技术大大降低了新药研发成本，缩短了研发周期。现代医学逐步吸收工程学科的定量思维和系统思维，大大提升了精确诊断、个体化治疗、整合处理临床信息的能力。早期诊治、精准诊治的临床需求使医工交叉的意义在当今医学研究领域更为突出。

三、临床研究的范畴、分类及区别

（一）临床研究的发起方

根据临床研究的发起方不同，临床研究可分为研究者发起的临床研究（investigator initiated trial，IIT）和医药企业发起的临床研究（industry sponsored trial，IST）。

研究者发起的临床研究是指医疗机构开展的，以人个体或群体（包括医疗健康信息）为研究对象，不以药品医疗器械（含体外诊断试剂）等产品注册为目的，研究疾病的诊断、治疗、康复、预后、病因、预防及健康维护等活动。IIT 通常由医疗卫生机构（包括各级各类医疗机构、疾病预防控制机构、采供血机构、妇幼保健机构等）在岗医务人员发起，而不是制药公司，但医疗卫生机构可以与企业、协会或院外单位联合发起。医药企业发

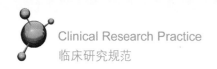

起的临床研究是指由企业发起的，针对新产品注册上市（包括新药、新医疗器械、新诊断试剂等）或产品上市后再评价的临床研究，以产品注册上市或上市后再评价为主要目的，一般需要得到研究实施所在国家（或地区）药品监督管理部门的批准，在具有临床试验资质的医疗机构进行，并遵照相关法规，在药品监督管理部门的监管下组织和实施。根据药品监督管理部门的管理分类，包括药物临床试验、医疗器械临床试验、体外诊断试剂临床试验。研究者发起的临床研究和医药企业发起的临床研究互为补充，既相互区别，又相互联系（见表1-1），共同提高了临床研究的深度和广度。

表1-1　IIT 与 IST 的区别与联系

条目	IIT	IST
研究目的	探索医学规律、积累医学知识、提高临床诊疗水平	证明新产品的安全性和有效性，申报药物、器械注册上市（或扩大适应证）
发起主体	医生、护士、药师等研究者	医药企业等申办者
参与主体	医疗卫生机构、研究者、受试者、临床研究管理委员会、伦理委员会	申办者、医疗卫生机构、研究者、受试者、伦理委员会
责任主体	医疗卫生机构	申办者、医疗卫生机构
涉及产品	一般为已上市产品	一般为未上市产品
管辖部门	卫生健康委员会	国家药品监督管理局或卫生健康委员会
经费来源	院内自筹、财政投入、行业投入	医药企业投资
规范要求	《医疗卫生机构开展研究者发起的临床研究管理办法（试行）》《医疗技术临床应用管理办法》《干细胞临床研究管理办法》	《药物临床试验质量管理规范》《医疗器械临床试验质量管理规范》
	《涉及人的生物医学研究伦理审查办法》《人类遗传资源管理条例》	

（二）干预措施

根据研究者是否人为地施加干预措施，临床研究可以分为观察性研究（observational study）和干预性研究（interventional study），临床研究分类简图见图1-1。

在观察性研究中，研究者不对研究对象人为施加干预措施，只是客观地记录研究对象的暴露因素和结局（如发病、死亡等）的发生情况，并通过适当的统计分析策略，获得疾病危险因素、诊断准确性、预后等方面的研究证据。常见的观察性研究包括横断面研究（cross-sectional study）、病例对照研究（case-control study）、队列研究（cohort study）等。

在干预性研究中，研究者会根据研究目的人为地对受试者施加不同的干预措施，按照"随机、对照、盲法、重复"的基本原则控制混杂因素对结局评价的影响，采用合适的统计分析策略，评价试验方法相对于对照方法的治疗效果。常见的干预性研究包括随机对照试验、非随机对照试验、历史性对照试验、单臂试验等。

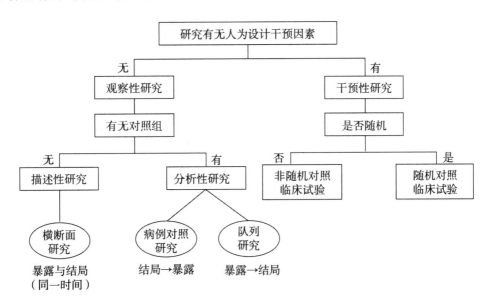

图 1-1　临床研究分类简图

（三）研究目的

根据研究目的，临床研究可以分为病因与危险因素研究、筛检与诊断试验研究、疾病治疗性研究和疾病预后研究（见表 1-2）：①病因与危险因素研究，多采用观察性研究设计，如横断面研究、病例对照研究、队列研究等，而干预性研究中的随机对照试验因可较好地解决病例对照研究和队列研究中的混杂问题，其因果论证强度最高；②筛检与诊断试验研究，如筛查策略、诊断准确性、卫生经济学等方面的评价，可采用横断面研究、病例对照研究和队列研究；③疾病治疗性研究，多采用随机对照设计、交叉试验等方法，旨在评价新的治疗方法相对于标准治疗方案（或安慰剂）的有效性和安全性；④疾病预后研究，包括预后因素研究和预后预测建模，多采用队列研究。

表 1-2　不同研究目的所对应的临床研究类型

研究目的	研究类型
病因与危险因素研究	随机对照试验、队列研究、病例对照研究、横断面研究
筛检与诊断试验研究	队列研究、病例对照研究、横断面研究
疾病治疗性研究	随机对照试验、交叉试验、前后对照试验、病例对照研究、横断面研究
疾病预后研究	队列研究、病例对照研究、横断面研究

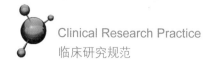
四、医疗卫生机构研究者发起的临床研究规范化管理

为积极稳妥推进医疗卫生机构开展的研究者发起的临床研究规范管理，促进医疗卫生机构临床研究管理体系不断完善，技术和行政监督管理体系不断健全，营造规范有序、协同高效、利于创新的政策和制度环境，国家卫生健康委员会组织制定了《医疗卫生机构开展研究者发起的临床研究管理办法（试行）》（以下简称《管理办法》），共八章、四十九条，2021年10月1日起，在北京市、上海市、广东省、海南省先行试点实施。这是我国当前规范研究者发起的临床研究的政策依据。

根据《管理办法》要求，试点省份要指导医疗卫生机构建立健全科学性审查、伦理审查、立（结）项和信息披露制度，完善内部管理运行。医疗卫生机构要明确负责临床研究管理的专门部门，健全伦理（审查）委员会和临床研究管理委员会，规范开展科学性审查、伦理审查，及时在国家医学研究登记备案信息系统上传信息，及时处理临床研究中存在的问题，强化责任意识、风险意识，完善临床研究组织体系、质量控制体系、研究对象保护机制、利益冲突防范机制等建设，加强分类管理，避免无意义的重复研究。

《管理办法》明确要求强化对研究者的培训与服务支撑。要求试点省份充分发挥专业机构、专家委员会的服务和支持作用，组织开展临床研究及管理培训，加强与院校医学教育和毕业后医学教育协同，不断提高研究者能力和水平。医疗卫生机构要改进内部管理服务，结合实际，组织开展或者支持研究者参加临床研究培训，同时发挥好科学性审查、伦理审查、立（结）项环节的教育指导和服务支撑功能，帮助引导研究者提高研究质量，鼓励试点省份和医疗卫生机构加大投入，积极探索设立临床研究专项资金，支持开展高水平临床研究，建立临床研究资助与规范管理的协同机制。有条件的医疗卫生机构要建立探索统一的临床研究管理服务平台，加强与基础研究平台的协同，为临床研究提供方法学指导、生物样本储存、临床研究随访管理、数据存储分析等专业技术支撑。

《管理办法》明确所有临床研究均应通过科学性审查和伦理审查后方可开展。科学性审查的内容包括研究的合理性、必要性、可行性，以及研究目的、干预措施、研究假设、研究方法、样本量、研究重点、研究安全性等，以上也是本书讲解的重点内容。

第二节　临床研究的发展与挑战

一、临床流行病学的发展历程

临床流行病学（clinical epidemiology）是临床研究的方法学，旨在提高临床研究质量，提供更多、更好的临床研究证据。临床流行病学的定义为以患者为研究对象，应用流行病学与生物统计学的原理和方法，研究临床实践过程中的诊断、治疗、预后与病因等内容，以获得真实的研究证据，推动临床实践，改善临床结局，节约临床成本。临床流行病学是在临床医学基础上发展起来的，是流行病学作为方法学渗透到临床医学的结果。

临床流行病学的提出、发展、普及和推广，与从事临床流行病学研究和工作的临床医生、流行病学家、医学统计学家等的努力密不可分。20 世纪 30 年代，美国耶鲁大学著名传染病医生 John R. Paul 首先提出了"临床流行病学"的概念，指出医务人员可以运用流行病学的方法，以患者个体或群体为研究对象，研究和解决临床实际问题。他强调，临床流行病学在研究目标、研究现场、研究对象等方面有别于经典流行病学，在临床环境下，最好由进行临床决策的医生开展临床研究或临床调查，但必须采用新的研究技术和统一的研究方法。保罗于 1958 年出版了第一本《临床流行病学》，开始为医学生开设临床流行病学课程。真正将临床流行病学研究对象由社区人群转为患者，始于耶鲁大学医学院的 Alvan R. Feinstein 教授。20 世纪 60 年代，加拿大麦克马斯特大学（McMaster University）著名内科学专家 David Sackett 教授等创造性地将流行病学和医学统计学的原理及方法有机地与临床医学结合起来。

1982 年，在美国洛克菲勒基金会（Rockefeller Foundation）卫生科学部前主任 Kerr White 和 Scott Halstead 等的发起和大力支持下，成立国际临床流行病学网（International Clinical Epidemiology Network，INCLEN，网址：www.inclen.org）。INCLEN 的宗旨是"在最可靠的临床证据和最有效地利用卫生资源的基础上，促进临床医学实践，从而致力于改善人类健康。为实现这一目标，本工作网内的各国临床医生、统计学家及社会学家要共同奋斗，以建立和维持最佳的医学研究和医学教育的能力，这些是致力于改善人民健康的最重要的条件"。INCLEN 率先在美国、加拿大和澳大利亚等国家建立了国际临床流行病学资源和培训中心（Clinical Epidemiology Resource and Training Center，CERTC），为许多国家培训了大量临床流行病学专业人才，大力推动了临床流行病学的发展。20 世纪 90 年代初，INCLEN 又在欧洲、亚洲、非洲和拉丁美洲相继建立了多个地区性临床流行病学资源和培训中心（Regional Clinical Epidemiology Resource and Training Center，RCERTC），承担本地区或所在国家的临床流行病学人才培养和研究工作。目前，INCLEN 已在全世界 34 个国家的 84 所大学建立了临床流行病学单位（Clinical Epidemiology Unit，CEU）。

我国临床流行病学起步于改革开放初期。1980 年，在美国洛克菲勒基金会及世界银行倡导与资助下，华西医科大学派出内科医生罗德诚教授赴英国剑桥大学参加国际首次临床流行病学学习班，明确了这一新兴学科对于医学教育和医学研究的重要科学价值和实用价值。1981 年起，王家良等一批优秀的临床医生和流行病学家分赴美国、加拿大、澳大利亚等国家学习和进修，为我国临床流行病学学科的建立、发展和普及建立了一支高质量、高水平的专业队伍。1983 年，在华西医科大学、上海医科大学和广州中医学院建立了三个"设计、测量、评价（design，measurement and evaluation，DME）"国家培训中心。1989 年，我国成立中国临床流行病学网（China Clinical Epidemiology Network，ChinaCLEN）。1993 年，中华医学会临床流行病学分会（现更名为中华医学会临床流行病学和循证医学分会）成立，为临床流行病学的进一步发展奠定了组织基础。

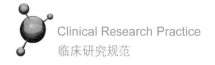
二、我国临床研究的发展现状及挑战

临床研究是把基础科学发现、前沿技术研究成果转化到临床实际应用必不可少的关键环节，对多要素协同、规模化组织、系统化集成的要求非常高。21世纪以来，我国临床研究在规模数量、技术水平和成果转化等方面均取得了长足进步，打破了单一学科研究模式的局限性，实现了学科领域交互融合的复杂医学研究模式。《中国临床医学研究发展现状与未来展望》一文，通过分析中国及其他主要发达国家2009–2018年的临床研究论文及临床试验数据发现：①中国临床研究论文数据已居全球第二位，仅次于美国，其中，肿瘤和消化系统疾病是最为集中的领域；②中国研究人员在国际平台登记的临床研究项目数量位居全球第三位，居于美国和法国之后；③药物公示平台注册的临床试验数量逐渐增加。但该分析也发现：①中国高水平临床研究论文数量仍有待提升，2018年，中国研究人员在《新英格兰医学杂志》（*NEJM*）、《柳叶刀》（*Lancet*）、《美国医学会杂志》（*JAMA*）、《英国医学杂志》（*BMJ*）四大刊中发文数仅为美国的10.6%；②中国开展的国际多中心临床试验多由跨国企业或外资企业主导；③中国药物临床试验仍以化学药物为主，生物制品数量较少；④中国创新药物数量与美国差距明显；⑤中国药物三期临床试验占比逐年下降；⑥中国临床研究成果对国际诊疗标准或临床规范的贡献度有待提高。

长期以来，我国医学研究布局重基础研究、轻临床研究，临床研究能力相对薄弱、临床研究水平整体不高的短板问题非常突出。通过对我国研究者发起的临床研究现况进行调查，发现我国临床研究存在重复研究、小而散、科学性欠佳、缺乏协同等特点，具体体现在：①同类临床研究间缺乏有效的信息沟通，研究进展和结果交流不充分，存在信息孤岛；②某些研究扎堆开展、研究重复；③大部分干预性"超说明书"用药的临床研究样本量不大；④研究结果可靠性不强、预期证据效力不足；⑤研究方案设计、实施的过程中缺乏专业性、权威性指导；⑥临床研究与基础研究缺乏协同等。在医学创新领域，医疗卫生机构处于医学科技创新链条的核心枢纽位置，临床医生是促进新技术、新产品创新的重要力量，但医疗卫生机构和临床医生参与医药、器械产品创新的动力机制不强、活力不够，这是我国医药、器械产品创新少、转化慢的一个重要原因。医工交叉研究的发展理念还局限于部分综合性院校及研究型医院，相当数量的院校未给予医工交叉研究足够重视，缺乏对医工交叉的顶层设计和经费支持；人才培养体制欠完善，跨学科合作机制欠顺畅，成果审批与市场推广机制欠合理，尚未形成成熟成果转化产业链等。

三、我国临床研究的发展机遇

自2012年以来，为突出解决我国临床研究布局薄弱、医学科技成果转化不畅等瓶颈问题，科技部积极探索体制机制创新，为重大疾病防控提供强有力的支撑，会同当时的卫生计生委、中央军委后勤保障部、国家食品药品监管总局等部门，共同开展了国家临床医学研究中心的建设工作。截至2019年5月，已分四批在心血管疾病、神经系统疾病、慢性肾病、恶性肿瘤、呼吸系统疾病、代谢性疾病、精神心理疾病、妇产科疾病、消化系统疾病、口腔疾病、老年疾病等 28 个疾病领域布局建设了 50 家国家临床医学研究中心，并将继续扩大至 100 家，最终建成中国临床研究的"国家队"。

《国家临床医学研究中心建设工作进展（2012-2016 年）》指出，国家临床医学研究中心突出解决了我国医学创新链条的短板问题，着力加强网络建设，改变了过去以"单打独斗"为主和"临时性组建团队"的方式，以医疗机构为主体、以网络为依托，聚焦重大疾病，把搭建高水平的研究平台和推进各疾病领域研究的网络化研究体系建设作为工作重点，整体谋划，推进重大疾病协同研究网络建设，一些重要的基础性工作、战略性资源得到了体系化、建制化的推进。（一）我国重大疾病临床研究的"国家队"正在逐步形成。例如，在心血管疾病方面，中国医学科学院阜外医院联合中国内地 31 个省、自治区、直辖市的 536 家医院（214 家三级医院，322 家二级及以下医疗机构）组成了心血管疾病协同研究网络，汇聚建设了总量达 550 万份的大型心血管疾病生物样本库。在代谢性疾病方面，中南大学湘雅二院建立了覆盖国内 47 家核心成员单位和 400 余家网络成员的协同研究团队，打造成立了中国 1 型糖尿病联盟。（二）国家临床医学研究中心重点布局强化临床转化研究，明确创新导向，我国临床循证产出不足的状况有了质的改变。国家临床医学研究中心在整体建设上坚持以临床应用为导向，突出临床重大需求和解决实际问题，重点布局支持大规模的临床循证评价研究以及基础和临床紧密结合的转化性研究，强调以临床实践指南、规范的产出为评价标准，有力促进了医疗行业的规范化水平和诊疗能力，改变了过去使用"洋证据"给国人看病的窘境，使越来越多的"中国证据""中国标准"和"中国方案"为中国百姓带来福音。首都医科大学附属北京天坛医院脑卒中急性期优化干预策略取得了重大进展，氯吡格雷联合阿司匹林抗血小板优化治疗方案将脑血管病早期复发风险减少了 32%，成功改写了国际指南，这一研究成果的应用使得我国每年可减少 10 万例复发患者，节省约 25 亿元医疗费用。中国医学科学院肿瘤医院成功创建了食管癌早诊早治技术体系和中晚期食管癌综合治疗新策略，食管癌早诊率由约 40% 提高到 70%，食管癌规范化治疗使患者的 5 年生存期提高了 5%~10%。（三）国家临床医学研究中心着力激发临床医疗机构的创新活力，促进医研企融合创新，医药成果转化速度显著加快。天津医科大学附属肿瘤医院和中国科学院高能物理研究所联合研发的国产乳腺专用正电子发射型计算机断层显像（PET）已经进入临床研究，有望打破国际垄断。上海长海医院与上海理工大学、武汉安卓羽光电技术公司合作研制成功世界首台遥控胶囊内镜机器人，初步实现了胃病的无痛筛查，截至 21 世纪 20 年代，已在全国 360 家医院和体检中心应用 8 万余例，胃部疾病检出率高于 90%。

总体来看，国家临床医学研究中心整合管理临床资源，完善临床共识和标准体系，推动成果和技术的转化应用，并利用临床中心的优势进行区域网络辐射和发挥社会效益，已成为在卫生健康领域有相当影响力的国家科研基地品牌。加强临床研究是落实国家战略方向的重大需求，坚持面向世界科技前沿、面向经济主战场、面向国家重大需求、面向人民生命健康，不断向提高科学技术的广度和深度进军。

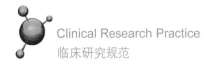

第三节　临床研究的方法学基础

临床研究的复杂性源于患者的疾病病程、临床表现、心理状态和社会经济状况的千差万别，倘若没有科学的研究方法作为技术保障，很难识别及防范各种已知和未知的混杂因素的干扰，也就很难保证临床研究结果的科学性和疾病诊治的可靠性。针对临床研究的复杂情况，临床流行病学家创造性地将临床医学与流行病学、生物统计学的方法相结合，建立了以"设计、测量、评价"为三大核心的临床研究方法学，简称DME。从提出临床问题、构建临床研究问题、进行研究设计，组织研究实施、数据处理，进而统计分析、撰写文章、回答临床问题，将研究结果应用于临床，DME贯穿整个研究过程的始终。图1-2为DME模式图。

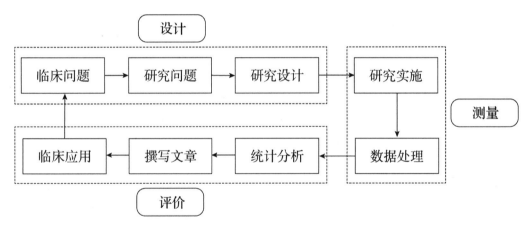

图1-2　DME模式图

一、设计

（一）提出临床问题

临床医生对患者的诊疗过程是一个不断提出问题、寻找最佳解决方法，直至最后解决问题的过程。爱因斯坦曾经说过："提出一个问题往往比解决一个问题更重要，因为解决问题也许只是一个数学上或实验上的技巧问题。而提出新的问题、新的可能性，从新的角度去看待旧问题，却需要有创造性的想象力，而且标志着科学的真正进步。"提出临床问题是研究过程的第一个决策，具有战略性意义。临床医生在临床实践中会遇到各种各样需要解决的临床问题，不外乎诊断、病因、预防、治疗、预后等几大方面。例如，患者常常问医生"我患的是什么病"（诊断问题）、"我为什么会得这个病"（病因问题）、"这个病应该用什么方法治疗"（治疗问题）、"我这个病能不能治好"（预后问题）等。

我们在设计临床研究时，首先需要确定主要问题是什么，因为能回答主要问题的变量将是研究的主要结局变量，其选择决定了研究方法、测量技术、样本含量的大小等。

选择临床问题所涉及的领域时应重点考虑：①是否是某学科中还没有被探讨的领域？②是否已有相关研究？③如果已有相关研究，是否能找到解决问题的证据？④是否有新的方法对已知知识进行补充？⑤是否将已有的技术应用在新的研究领域中？⑥研究中是否采用跨学科或不同的方法？

医工交叉研究的临床问题往往由临床医生提出，以上海长海医院磁控胶囊胃镜系统研发为例，传统胶囊内镜因无创、方便等优点在小肠疾病诊断中发挥重要作用，但因无法主动控制其运动，无法全方位观察胃黏膜，制约了其临床应用。研究者据此提出以下临床问题：如何运用磁场控制胶囊内镜在胃内做可控三维运动，并实时拍摄图像实现无线传输。

（二）构建临床研究问题

一个好的临床研究问题的构建，通常采用 PICO 原则，这个原则的应用范围是极其广泛的，但目前其应用仍没有得到足够的重视。

"P"是指特定的疾病患者或人群（patients/population）。即研究的目标疾病及其患者人群，患者来自哪家医院、采用何种疾病诊断标准、有无制定恰当明确的纳入或排除标准、需要多大的样本量、受试者的意愿及依从性等都需要详细说明。

"I"是指干预措施或暴露因素（intervention/exposure）。在干预性研究中，需要说明试验组的干预方法和实施要求，保证试验组药物或措施的有效性和安全性；在观察性研究中，暴露是研究对象接触过的某种因素（如重金属、药物），或具有的某些特征（如年龄、性别、遗传）、行为（如吸烟），暴露可以是危险因素，也可以是保护因素。

"C"是指对照（comparison/control）。在干预性研究中，对照组可以是标准治疗（阳性药物）对照，也可以是安慰剂对照，但要注意是否违背医学伦理；对照和试验组的药物在外观、色泽、大小等方面应相似，服用方法和疗程也要一致，否则会影响结果的真实性。在观察性研究中，对照组可以是非暴露组，也可以是非病例组；如果是诊断性试验，对照组通常为"金标准"。

"O"是指结局（outcome），反映有益（有效）及不良反应（有害）的结果。在干预性研究的设计阶段，要根据研究目的，严格定义与区分主要指标和次要指标，主要指标多为一个；在观察性研究中，多为随访观察终点，如发生疾病或死亡。结局指标与测量标准都应在研究设计阶段得以明确规定，在观察中途不能随意更改。

随着构建临床研究问题方法的逐渐完善，研究设计因素和时间因素也应得到关注。研究设计（S，study design）是采用何种研究设计方案，该设计方案的科学性与可行性如何；时间（T，time）因素是干预措施的疗程需要多长时间，能否满足药效或不良反应显效的时间要求，对于某些疾病设定的随访观察时间，要结合疾病自然病史的时间规律。

表 1-3 为根据 PICO 原则构建临床研究问题举例。

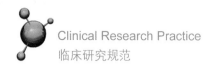
表 1-3　临床研究问题构建实例

问题类型	临床问题	PICO 分解	临床研究问题
病因	素食者容易患骨质疏松吗？	P：成年人　I：素食 C：正常饮食　O：患骨质疏松	素食者是否比正常饮食者患骨质疏松的风险增加
诊断	磁控胶囊内镜对诊断胃部疾病的意义有多大？	P：可疑胃部疾病患者 I：磁控胶囊内镜 C：传统胶囊内镜 O：确诊胃部疾病	磁控胶囊内镜对于诊断胃部疾病的敏感性和特异性如何
治疗	贝伐珠单抗是否可用于重症新冠肺炎患者治疗？	P：重症新冠肺炎患者 I：贝伐珠单抗 + 标准治疗方案 C：标准治疗方案 O：死亡	贝伐珠单抗能否降低重症新冠肺炎患者死亡风险
预后	急性乙型肝炎病毒（HBV）感染者会发展成慢性乙肝患者吗？	P：急性 HBV 感染者 I：乙型肝炎表面抗原（HBsAg）和 HBV DNA 水平 C：无　O：慢性乙肝	急性 HBV 感染者未来发展为慢性乙肝的概率有多大

（三）研究设计

任何临床研究的实施都离不开设计方案，设计方案的优劣是非常重要的。常用的研究设计类型包括观察性研究和干预性研究，具体内容详见之后各章节。在研究设计时，还需考虑研究的原始数据是否可获取、获取的方法及为保证原始数据的真实准确而采取的质量控制方法等；然后根据研究目的和数据特征，选择合适、正确的统计分析方法。

二、测量（measurement）

用某种方法或指标来发现、确定和计量患者接受药物治疗或其他治疗后产生的效应、或人体对某种致病因素的反应，这些发现、确定和计量效应的方法统称为测量。在研究设计之初，研究者们就应充分讨论并清楚列出研究中应收集的变量名称；在确定需要哪些变量后，再设计科学的测量方法。指标的收集与测量可选择以下方法：①可通过客观方法测量的指标；②灵敏、变异程度适宜的指标；③遵守国际测量标准的方法；④制定测量的标准化操作手册，并在数据收集过程中予以严格执行。对于需要定性测量的指标，要开发或采用经过信度与效度评价的量表，以保证测量结果能被同行认可。临床效应的测量指标包括定量、等级和定性指标。定量数据包括身高、体重、血液生化指标等，等级数据指病情轻、中、重等，定性数据指死亡、存活、有效、无效等。在临床研究中，应特别重视结果的临床意义与统计学意义的综合分析，若结果只有统计学意义但缺乏临床意义，其实用价值有限。

三、评价（evaluation）

临床研究结果是否真实可靠、临床意义和实用价值有多大、研究结果能否适用于临床实践及其适用程度如何，既是研究者对临床研究的自我评价需要回答的系列问题，也是临床医生能否采用研究结果作为循证决策证据、进行严格评价的系列问题。研究结果的评价包括真实性评价、重要性评价和适用性评价。

研究结果的真实性（validity）：指研究结果与真实值之间的符合程度，真实性评价包括内部真实性（internal validity）与外部真实性（external validity）。内部真实性是指研究结果与研究对象的实际情况之间的吻合程度，内部真实性的高低取决于研究设计的质量、数据收集的准确程度以及统计分析的合理性；外部真实性是指一项临床研究结果在多大程度上也适用于其他类似的临床实际情况，或者研究过程与日常临床实践的近似程度。外部真实性的评价较为复杂，除了强调方法学质量外，更需要借助临床专业知识以及临床常模加以评判。

研究结果的重要性（importance）：评价研究结果真实可信，假设检验结果有统计学意义，但并不代表其同样具有重要的临床意义。解释研究结果的临床意义应重新审视最初的研究问题，并结合临床专业知识与具体实践。如需要，可进行卫生经济学评价，为临床实践筛查效果好、价格低的诊疗措施提供科学证据。

研究结果的适用性（applicability）：临床研究的目的是推动临床实践，改善临床结局。因此，从研究设计到数据的统计分析，应考虑研究结果的临床适用性，考虑纳入研究的患者特征与临床常见患者的特征有无区别，研究的干预措施是否在一般的临床环境下可以获得，以及研究结果被转化到临床实践中时，患者可能的获益与风险。

第四节　临床研究注册

一、开展临床研究注册的必要性

开展临床研究时，在完成研究设计并通过科学性审查和伦理审查后，要进行临床研究注册。一方面，临床研究注册可以规范临床研究行为，提高临床研究质量，获得更多的研究成果发表机会，避免选择性报告偏倚和发表偏倚；另一方面，临床研究注册还可以通过注册网站了解他人开展的相关临床研究，提高类似或相同试验的知晓度，取长补短，避免研究者和资助机构进行不必要的重复试验。

任何临床试验都应先注册再实施，这不仅是研究人员的义务和道德责任，也是对试验参与者负责的表现。根据国际医学期刊编辑委员会（International Committee of Medical Journal Editors,ICMJE)新规则，为增加临床试验信息的透明度，减少发表偏倚，保障临床试验质量，增加试验过程的规范性和试验结果的可信度，在 ICMJE 所属杂志中发表的所有在人体中和采用取自人体的标本进行的研究均应注册，包括针对各种干预措

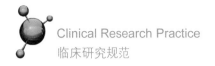
施疗效和安全性的有对照或无对照试验（如随机对照临床试验、非随机对照研究、单臂研究、病例对照研究、队列研究、横断面研究等）、预后研究、病因学研究，以及关于各种检测技术、试剂、设备的诊断性试验等。

二、临床研究注册的流程

目前，我国临床研究项目的注册以中国临床试验注册中心、美国临床试验数据库、药物临床试验登记与信息公示平台为主，前两个注册系统多为研究者发起的临床研究所用。

（一）中国临床试验注册中心（见图 1-3）

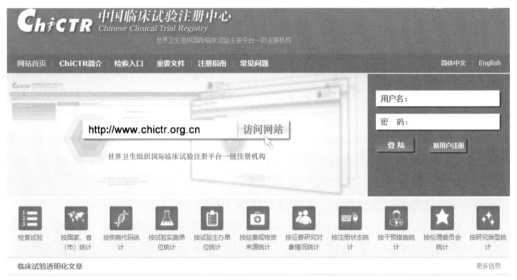

图 1-3　中国临床试验注册中心网站

中国临床试验注册中心的注册程序如下：①全部注册程序均为在线申报；②首先在中国临床试验注册中心网站上建立申请者账户，即点击首页右侧的"新用户注册"；③弹出个人信息注册表，将个人信息录入此表后点击"立即注册"；④返回首页；⑤在"用户登录"区输入用户名和密码，点击"登录"进入用户页面；⑥点击用户页面上方的"注册新项目"，则出现注册表，在第一行的语言选择项选择"中文"或"英文"注册；⑦将标注有红色"*"号的栏目填完后，点击注册表最后的"提交"；⑧如填不完注册表内容，可分步完成，每次均需选择"未填完"，并点击注册表下方的"保存"；⑨所有内容填完后请选择"待审核"和"保存"，然后点击"提交"；⑩在未完成审核前，均可修改申请表内容；⑪所有申请注册的试验均需提交伦理审查批件复印件（扫描后在注册表"伦理批件"上传文件中提交）；⑫所有申请注册的试验均需提交研究计划书全文和受试者知情同意书，研究计划书和知情同意书仅限于预审时了解注册研究的设计，以及该研究是否做了充分的准备，不会公开；⑬中国临床试验注册中心审核专家随时对完成的注册申报表进行审核；⑭对于资料有任何不清楚者，网站工作人员均会通过电子邮件或电话与申请者联系，商量、讨论或要求申请者提供更为完善的资料；⑮如资料合格，自提交注册表之日起，两周内获得注册号；⑯在获得注册号后第二周即可在世界卫生组织国际临床试验注册平台（WHO ICTRP）检索到已注册试验，目前，WHO ICTRP 每周四更新。

　　（二）美国临床试验数据库（见图 1-4）

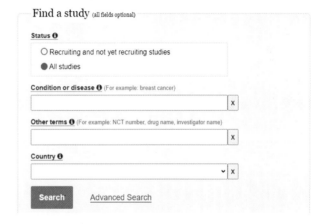

图 1-4　美国临床试验数据库网站

　　美国临床试验数据库的注册程序如下：①联系本单位试验方案注册系统（protocol registration and results system，PRS）管理员，发送用户登录名（user login name）、完整用户名 (full user name)、用户电子邮箱 (user email)、用户电话 (user phone) 信息，创建项目负责人的个人账户；②及时查看该网站发送的邮件，并牢记邮件中的登录名和密码，登录该网站，点击 "Accounts" 中的 "Change password" 修改密码；③点击 "New Record" 创立新研究，按要求如实完整填写试验方案信息，提交至 PRS 管理员，审核后提交至注册平台；④注册平台审核试验方案的完整性，若有误则返回修改，平台审核完成后，提供临床试验注册号，发布注册方案，完成试验方案注册；⑤同步临床试验的实施过程，更新注册信息；⑥完成临床试验数据分析后，应同步在注册平台提交试验结果；⑦试验结果发表后，添加发表引文的链接。

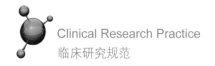

※ 拓展阅读 ※

2021年2月，山东大学齐鲁医院急诊医学团队的合作研究成果"贝伐珠单抗治疗重症新冠肺炎患者的临床研究"在《自然·通讯》（*Nature Communications*）发表。该研究由山东大学齐鲁医院牵头发起，武汉大学人民医院、意大利Moriggia-Pelascini医院等合作实施，在美国临床试验数据库规范注册（NCT04275414），是国际上首项尝试使用血管内皮生长因子（vascular endothelial growth factor，VEGF）抗体药物治疗新型冠状病毒肺炎（COVID-19）的临床研究，迈出了医院牵头开展临床研究国际合作的坚实一步。

重症新冠肺炎患者的病理和影像结果均显示，肺水肿是最为显著的特征，病毒从上呼吸道入侵后，导致肺部大量渗出，临床上患者表现为呼吸困难，需高流量吸氧、呼吸机甚至体外膜肺（extracorporeal membrane oxygenation，ECMO）支持，一度导致全球呼吸机短缺。该研究团队从新冠病毒导致肺部损伤的特点入手，开展了采用抗VEGF抗体（贝伐珠单抗）治疗重症新冠肺炎的探索性临床研究。VEGF是促进血管渗漏的强力因子，也因介导血管新生而成为肿瘤靶向药的靶标。我国生产的贝伐珠单抗生物类似药于2019年底获批上市，是开展此项研究的有利前提。研究结果表明，与仅接受标准治疗的患者相比，贝伐珠单抗在改善患者氧合状态、缩短呼吸支持持续时间等方面显示出独特的临床疗效。

参考文献

[1] 李济宾，张晋昕，洪明晃. 临床研究方法学 [M]. 北京：科学出版社，2020.

[2] 刘续宝，孙业桓. 临床流行病学与循证医学 [M].5版.北京：人民卫生出版社，2018.

[3] 彭晓霞，冯福民. 临床流行病学 [M]. 北京：北京大学医学出版社，2013.

[4] 高野，辛磊，李兆申. 加强医工交叉研究促进临床医学协同发展 [J]. 中华消化内镜杂志，2019，36（7）：4.

[5] 袁天蔚，李萍萍，李苏宁，等. 中国临床医学研究发展现状与未来展望 [J]. 中国临床医学，2019，26(5)：6.

[6] PANG J，XU F，AONDIO G，et al. Efficacy and tolerability of bevacizumab in patients with severe COVID-19[J]. Nature Communications，2021，12（1）：814.

（吕明，张媛）

第二章 横断面研究

学习目的

1. 掌握横断面研究的概念、抽样方法、问卷设计原则。
2. 熟悉偏倚产生的原因及控制措施。
3. 了解样本量计算、数据分析常用方法。

案例

研究题目：通过深度学习算法，利用社区人群的视网膜影像来筛查慢性肾病。

研究背景：慢性肾病是一个重要的全球公共卫生问题，早期识别慢性肾病并进行适当的干预可以降低疾病负担。因此，在社区和初级卫生保健机构对普通人群或者高危人群进行定期筛查是一项重要而具有挑战性的工作。慢性肾病的筛查常应用血液或尿液进行相关指标的检测（如肾小球滤过率、血肌酐、尿蛋白等），但这种筛查方式的依从性较低。肾脏与眼睛具有相似的结构、发育、生理与致病通路（炎症、氧化应激、内皮功能障碍和微血管病），临床上具有可见的视网膜微血管体征（如视网膜病变、小动脉狭窄、小静脉扩张）的患者更有可能患有慢性肾病，提示视网膜影像可为慢性肾病提供筛查信息。同时，因依照视网膜影像信息进行的筛查具有非侵入性，更适用于社区及初级卫生保健机构。本研究利用人工智能深度学习算法对视网膜影像进行了相关分析。

研究方法：本研究使用了来自新加坡和中国的三项基于人群、多民族、横断面研究的数据。新加坡眼病流行病学研究（Singapore epidemiology of eye diseases study, SEED, 年龄 ≥ 40岁）收集的数据用于深度学习算法（deep learning algorithm, DLA）的训练（5188名研究对象）和验证（1297名研究对象）。外部验证是在两个独立的数据集上进行的，即新加坡前瞻性研究计划（Singapore prospective study program, SP2, 3735名研究对象，年龄 ≥ 25岁）和北京眼科研究（Beijing eye study, BES, 1538名研究对象，年龄 ≥ 40岁）。慢性肾脏病的定义为肾小球滤过率低于 $60mL/(min \cdot 1.73m^2)$。深度学习算法的输出是一个二元分类器，带有两个节点，用于对慢性肾病状态的存在与否进行分类。深度学习模型基于 cCondenseNet20，有5个模块（block），如图 2-1 所示。研究采用不同数据建立了三个模型：①基于图像 DLA 的模型；②基于危险因素，包括年龄、性别、种族、糖尿病和高血压的模型；③结合图像和危险因素的混合 DLA 模型。曲线下面积（area under curve, AUC）用于评估模型性能。

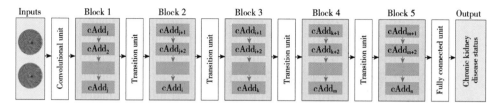

图 2-1　本研究涉及的深度学习模型

研究结果：在 SEED 验证数据集中，图像 DLA 模型的 AUC 为 0.911［95% 置信区间（confidence interval，CI）：0.886~0.936］，危险因素模型的 AUC 为 0.916（95%CI：0.891~0.941），混合 DLA 模型的 AUC 为 0.938（95% CI：0.917~0.959）。SP2 测试数据集中，图像 DLA 模型的 AUC 为 0.733（95% CI：0.696~0.770），危险因素模型的 AUC 为 0.829（95% CI：0.797~0.861），混合 DLA 模型的 AUC 为 0.810（95% CI：0.776~0.844）；在 BES 测试数据集中，图像 DLA 模型的 AUC 为 0.835（95% CI：0.767~0.903），危险因素模型的 AUC 为 0.887（95% CI：0.828~0.946），混合 DLA 模型的 AUC 为 0.858（95% CI：0.794~0.922）。糖尿病患者亚组的 AUC 估计值 [图像 DLA 模型（AUC=0.889，95% CI：0.850~0.928）、危险因素模型（AUC=0.899，95% CI：0.862~0.936）、混合 DLA 模型（AUC=0.925，95% CI：0.893~0.957）] 和高血压患者亚组 [图像 DLA 模型（AUC=0.889，95% CI：0.860~0.918）、危险因素模型（AUC=0.889，95% CI：0.860~0.918）、混合型 DLA 模型（AUC=0.918，95% CI：0.893~0.943）] 的 AUC 估计值相似。

研究结论：该研究展示了深度学习算法利用视网膜影像识别慢性肾病的潜力，这是使用视网膜影像作为社区人群慢性肾病辅助或机会性筛查工具的可行性的基础。

思考题

上述研究主要应用什么研究设计？在哪些方面体现了医工交叉内容？

第一节　横断面研究概述

一、概念

横断面研究（cross-sectional study），又名现况研究（prevalence study）或现患研究，指在某一特定人群中收集某一时间点（时期）内个体健康或疾病的状况及其相关影响因素变量，进而描述健康或疾病在人群中的分布及其影响因素，并为进一步的研究提供线索和假设（见图 2-2）。

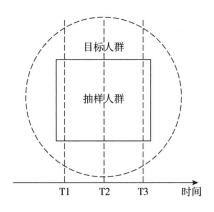

图 2-2　横断面研究示意图

横断面研究的资料收集是在一个特定时间"断面"或时期内进行的，并未对过去或将来的资料进行采集，横断面研究经常使用患病频率作为分析指标，故亦可称之为患病率研究。例如，某市缺血性脑卒中的患病率、糖尿病患者对某款简易血糖检测仪的使用满意度调查、某款新型医疗器械在某种疾病治疗或康复中的应用状况等均可使用横断面研究来进行设计。

若将同一群体进行多个时间"断面"信息采集，即可构建具有一定时序性的资料，通过进行动态分析评估人群健康和疾病状况的时间变化趋势，发现其变化规律，并可以进一步预测未来的变化趋势，进而为疾病和健康防控提供参考。例如，某市肝癌流行特征及变化趋势评估、某省职工体检人群的近十年健康查体结果分析等研究的资料均属于具有一定时序性的横断面研究。

二、特点

横断面研究开始时一般不设对照组。横断面研究是根据研究目的，调查与收集某一时点（时期）内研究对象的健康与疾病状态及其相关影响因素，在资料分析阶段根据患病与否或有无暴露因素进行分组比较。

横断面研究具有特定的时间。横断面研究的调查时间是指某一特定时间点或者时期内某群体的健康与疾病状态，理论上，这个时间越集中，越能够准确反映人群健康与疾病状况。

横断面研究不能得出具有因果关系的结论。由于横断面研究所调查的健康或疾病状况与相关暴露因素是在同一时间段内进行收集的，无法确定暴露与健康或疾病之间的时间顺序，发现的暴露与疾病间的统计学关联仅能够为确定因果联系提供参考，为后续的分析性研究提供病因线索。但是，对一些无法改变的暴露因素如性别、基因型、血型、种族等，是可以进行因果推断的。

横断面研究不适用于病程较短的疾病。横断面研究是在一定时期开展的，时间较短，若所研究的疾病病程较短，可能许多人在调查开展期间已痊愈或者死亡，导致更多地纳入了存活期较长的患者，从而导致研究对象的选择具有一定偏倚，所发现的统计学关联更多地提示为影响存活的因素，而非影响疾病的因素。

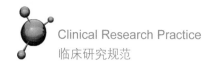

对同一人群定期重复进行横断面研究可获得发病率资料。将同一人群某疾病的两次横断面调查所获得的现患率之差除以两次调查的时间间隔，即可获得该时期的发病率。但这种方法可以实施的前提是两次时间间隔较短、该时期内所研究疾病的病程稳定、该时期内的发病率变化较小。

三、目的与用途

描述某一人群特定时间内健康或疾病的三间分布，了解健康与疾病状况和分布特征。例如，利用我国于2010—2012年开展的中国居民营养与健康状况监测的横断面调查研究数据，了解我国成年居民高血压的知晓率、治疗率和控制率状况。

研究健康或疾病的影响因素，为分析性研究提供病因线索。例如，肝硬化的横断面调查发现肝硬化患者人群中饮酒者的比例明显高于非肝硬化人群，从而形成饮酒可能与肝硬化相关的病因假设。

识别高危人群，进而实现早发现、早诊断、早治疗的二级预防策略。例如，在食管癌高发地区开展和实施内镜早筛项目，及时发现癌前病变，进而早期治疗，降低疾病负担。

评价疾病或干预措施的效果。例如，防控高血压疾病过程中，通过比较不同时间高血压的患病率，可以评估防治策略和措施实施的效果；再如，评估某社区进行流感疫苗接种前后的流感发生状况，可以评价疫苗接种效果。

疾病监测。例如，我国通过全国疾病监测系统来进行疾病的监测，应用描述性研究的方法在监测点进行长期的疾病监测，了解和认识我国疾病的分布规律及长期变化趋势。

为卫生决策与措施制定提供基础。例如，糖尿病患病现况调查可以为糖尿病防治策略和措施制定提供基础性资料。

四、横断面研究的优缺点

（一）优点

首先，横断面研究常以抽样调查的形式开展和实施，这种方式节省人力、物力和财力，经济可行，且样本具有代表性，以样本估计总体的可信度较高，研究结果可较快获得，并且有较强的推广意义。其次，在收集完研究资料后，可以根据有无疾病或者暴露与否进行分组，由于来自同一群体，结果的可比性较强。最后，横断面研究一次性收集多种资料信息，可同时观察多种因素与疾病或健康的关系，研究结果可为探究疾病病因提供线索。

（二）缺点

首先，与分析性研究相比，横断面研究的疾病与暴露信息均采集于某一特定时点上，仅可以反映调查对象当前的疾病与暴露情况，难以确定因果时序。其次，横断面研究无法获得发病率资料，除非在一个稳定的群体中进行连续的调查才可获得。最后，潜在的偏倚也较难得到控制，如在调查过程中，一些"对照"研究对象处于疾病潜伏期或者临床前期，这些研究对象被纳入对照组中进行分析，会使研究结果产生偏倚，进而导致研究者低估群体患病水平。

第二节　横断面研究的设计与实施

横断面研究是一种规模较大、需要众多工作人员参与、涉及众多研究对象的研究。因此，需要对横断面研究的每一个环节进行严密设计，在研究开展和实施过程中进行严格的质量控制，才能够保证研究的质量，进而得到可靠的研究结果和结论。在开展和实施横断面调查研究时，需要特别注意抽样调查中所选取的研究对象的代表性，同时还需要注意样本量与各种偏倚的控制。

一、明确研究目的

明确一项研究的研究目的是整个横断面设计的关键所在，应根据研究假设和拟解决的关键科学问题构建研究目的，如评估某地区糖尿病患病情况等。明确研究目的后，即可选取研究对象，进而确定研究方案。

二、确定研究对象

选择合适的研究对象是横断面研究的重要环节，选取研究对象需要根据研究目的，对研究对象的人群分布特征、空间地理范围以及时点（时期）有一个明确规定，同时还要结合实际，考虑在目标人群中开展调查的可行性。例如，可以将研究对象规定为某个社区内的全部居民或某个区域内所有中小学生人群；也可以将研究对象设为某个时点（时期）范围内的人群，如在某三甲医院儿科某时间就诊的全部个体；同样，特殊的人群也可以作为研究对象，如特殊职业暴露人群。

三、确定研究类型

明确研究目的与研究对象后，需要进一步确定研究类型。根据研究目的和研究对象的范围，横断面调查一般可分为普查（census）和抽样调查（sampling survey）两种类型。

（一）普查

普查是指将特定的范围及时点（时期）内的全部人群（总体）作为研究对象的调查，故又称为全面调查，如对某地区人群进行新型冠状病毒肺炎病毒核酸检测。普查的目的包括：①了解人体生理指标的正常值范围，如青少年身高、成年人血压等；②了解当地居民的健康水平，如中国居民的膳食营养调查；③了解慢性病的患病以及急性传染病的疫情分布，如全国高血压普查以及新型冠状病毒肺炎患者的人口学分布；④早期发现、早期诊断和早期治疗患者，如对某市 18 周岁以上女性进行乳腺疾病普查。

（二）抽样调查

抽样调查是指通过随机抽样的方法，将特定范围及时点（时期）内的一个具有代表性的人群（样本）作为研究对象的调查，以此样本人群的统计量来估计总体参数的范围，进而推论总体的情况。与普查相比，抽样调查是一种更为常用的横断面研究类型，一般遵循如下原则：①随机化原则，即总体人群中的每一个个体被选择为抽样调查样本人群

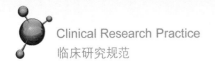

的概率是相等的；②样本大小适当的原则，即用于抽样调查研究的样本在满足研究需要的条件下不易过多或过少。

普查与抽样调查各具优缺点，两者优缺点的对比如表 2-1 所示。

表 2-1 普查与抽样调查的优缺点比较

优缺点	普查	抽样调查
优点	① 调查对象为全体目标人群，不存在抽样误差； ② 可以同时调查目标人群中多种健康或疾病的分布； ③ 可以发现目标人群中的全部病例，在实现早期发现、早期诊断和早期治疗的同时，可全面描述疾病分布特征，为病因研究提供线索	① 节省时间、人力及物力资源； ② 由于调查范围小，调查工作易于做得细致
缺点	① 患病率低及无简便诊断手段的疾病不适用此法； ② 工作量大而且不易细致，存在漏查问题； ③ 调查工作人员涉及面广，其掌握调查技术和检测方法的程度不一，对项目的理解存在差异，较难保证调查质量； ④ 耗费时间、人力及物力资源，费用高	① 抽样调查的设计、实施与资料分析比普查复杂； ② 资料的重复与遗漏现象不易被发现； ③ 变异过大的研究对象或因素和需要普查普治的疾病不适用抽样调查； ④ 患病率太低的疾病同样不适用抽样调查

抽样调查涉及多种随机抽样的方法，目前，在流行病学调查中使用的随机抽样方法包括单纯随机抽样、系统抽样、分层抽样、整群抽样和多阶段抽样。

1. 单纯随机抽样（simple random sampling）

单纯随机抽样也称为简单随机抽样，是一种最基本和简单的抽样方法。从总体的 N 个对象中，利用抽签或随机方法（如随机数字法）抽取 n 个对象构成一个样本，其最根本的原则是保证总体（N）中每个对象被抽到的概率（n/N）相等。单纯随机抽样是其他抽样方法的基础，但常存在总体数量大，编号、抽样麻烦以及个体分散而导致资料收集困难等问题，因此实际应用较少。

2. 系统抽样（systematic sampling）

系统抽样又称为机械抽样，是指按照一定的顺序机械地每间隔若干单位抽取一个对象的方法。具体方法是假设总体单位为 N，需要调查的样本数为 n，抽样比即为 n/N，抽样的间隔为 K，计算方法为 $K=N/n$；以每 K 个单位为一组，通过单纯随机方法在第一组中确定一个起始号，从此号开始每间隔 K 个单位抽取一个对象。若总体有 50000 人，拟抽取 500 人，抽样比为 1/100，K 为 100，根据单纯随机抽样选择 5 为起点，每间隔 100 号抽取一个，即抽取 5、105、205、305……系统抽样可以在不知道总体数量的情况下进行，也较易在现场实施，样本代表性也较好。但若抽取的间隔正好与总体周期性分布吻合，则可能导致抽取的样本产生偏倚。

3. 整群抽样（cluster sampling）

整群抽样是指将总体分成若干群组，抽取其中部分群组（如村、社区、班级、工厂车间等）组成样本。若将抽到的群组中的全部个体均作为研究对象，则称之为单纯整群抽样；若通过再次抽样后调查部分个体，则称之为二阶段抽样。整群抽样易于组织实施，节省人力、物力与财力；组间差异越小，需要抽取的群组越多，精确度也越高。但其抽样误差较大，通常需在单纯随机抽样样本量的基础上再增加 1/2。

4. 分层抽样（stratified sampling）

分层抽样是指先将总体根据某种特征分为若干次级总体（层），再从每一层内进行单纯随机抽样，组成一个样本。分层可以将内部变异很大的总体分成一些内部变异很小的层，因此可以提高总体指标估计值的精度，在样本相同时，其比单纯随机抽样、系统抽样和整群抽样的抽样误差要小。分层抽样可以分为两类：一类称为按比例分配（proportional allocation）分层随机抽样，即各层内的抽样比例相同；另一类为最优分配（optimum allocation）分层随机抽样，即各层的抽样比例不同，内部变异小的层，抽样比例少，内部变异大的层，抽样比例大。

5. 多阶段抽样（multistage sampling）

多阶段抽样是指将抽样过程分阶段进行，每个阶段使用的抽样方法不同，即综合应用上述抽样方法，其在大型流行病学调查中应用广泛。多阶段抽样可以充分利用各抽样方法的优势，避免各自存在的不足，节省人力、物力和财力，但其需要在抽样前掌握各级调查单位的人口资料和特点。

例如，在我国开展的一项针对全国哮喘患病率和危险因素的横断面研究中，通过采用多阶段分层抽样方法，抽取一个具有代表性的样本来评估中国人群的哮喘患病率。具体抽样方法为：第一阶段，从中国六个地理区域（华北、东北、西北、华东、中南、西南）抽取能够代表所有社会经济环境和生活方式的 10 个省份；第二阶段，在每个省份中随机选取一个大城市（>100 万人口）、一个中型城市（50 万 ~100 万人口）、一个发达的县和一个欠发达的县（按全省生产总值中位数划分）；第三阶段，从每个城市随机抽取两个城区，从每个县随机抽取两个乡镇；第四阶段，从每个城区选择两个城市居民社区，从每个乡镇选择两个乡村居民社区，这些社区均有 1000~2000 户。最后，根据 2010 年中国人口普查数据，按性别和年龄分布进行分层，从选定的社区中随机抽取年龄在 20 岁及以上的个人。每户选择一名参与者，共选择 160 个研究点（80 个城市居民社区和 80 个乡村居民社区）进行问卷调查。

四、确定研究变量与调查表

（一）确定研究变量

确定研究目的后，需要进一步将研究的问题转化为具体的一系列可测量的研究变量。横断面研究的研究变量一般包括以下几个方面：①一般人口学资料，包括姓名、联系方式、家庭住址、年龄、性别、民族、文化程度、婚姻状况、家庭人口与经济状

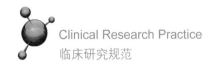

况等。②个人疾病状况，包括疾病种类、就诊情况、发病、患病、伤残、死亡、生活质量、疾病负担情况等。③临床诊疗相关信息，指在临床诊疗过程中产生的多种信息，如血常规检测、生化检查、影像学检查、医疗处方、手术记录、患者病历等，这些临床资料可以通过病例报告表（case report form，CRF）的形式进行数据的采集。④职业状况，包括职业类型、从事年限、职业暴露信息等。⑤生活行为习惯因素，包括吸烟、饮酒、口腔卫生、饮食习惯、运动与锻炼情况、饮茶等，同时可考虑对这些指标进行量化考评。⑥女性生育情况，为女性特有调查内容，包括月经史、绝经情况、口服避孕药情况、生育史、喂养状况等。⑦药物使用状况，包括药物种类、服用量、服用年限等。⑧家族史，包括家族慢性病史、肿瘤疾病史、精神类疾病史等。⑨精神、睡眠状况，包括精神状况、睡眠时间等。⑩环境资料，包括土壤、饮用水、工作环境、空气质量等客观测量数据。

此外，需要对一些变量进行严格、标准化的定义，以使数据收集更为准确和可信，如吸烟与饮酒的定义；同时，需通过检测获得的变量，应采用校准的标准仪器进行测量和数据采集。

（二）设计调查表

调查表，亦称问卷（questionnaire），是实现研究变量测量的重要载体，是获得流行病学研究原始资料的主要工具。调查表收集的信息直接影响整个研究的质量，因此，制订高质量的调查表，可以保证研究结果的真实性、可靠性。

1. 调查问卷编制步骤

调查问卷的编制一般先根据研究目的确定调查内容，将调查内容提炼为一系列变量，再将变量设置成各个指标，然后将这些指标根据调查对象应用相应的语言进行编译，进而拟订出调查表初稿。通过预调查对问卷条目和内容进行相应的修改，最终获得调查问卷终稿。

（1）准备阶段。准备阶段需要确定调查的主题与调查项目，列出问卷涉及的内容提纲，并进一步分析这些内容的必要性和主次。所列出的调查提纲与内容需要征求相关研究领域专业人员的意见，以使问卷内容完整，并能够满足研究目的和需求。

（2）问卷初步设计。在此阶段，需要确定问卷的结构，拟订问卷的编排。一般而言，一份标准的调查问卷应包括题目、知情同意、调查与填表说明、问卷主体内容以及核查项目等部分。需要依照研究目的撰写说明信，阐述研究发起单位或个人的身份、调查的研究目的及意义、匿名隐私保证、致谢等。也可以将填写问卷的说明、方法、要求、时间以及回收方式等具体事项写进说明信。说明信的语言要简单明了、通俗易懂、诚恳、谦虚，切勿啰嗦。

完成说明信部分后，需设计问卷主体部分。根据调查的内容，需要按照问卷设计的基本原则列出相应的问题，并考虑提问方式，再对其进行筛选和排序。对于每一个问题，要注意问题的设置是否有必要，问题答案选项是否合理全面。有时需要对某些较为特殊的问题进行特定的提示，如"该选项可以进行多选""请按照重要性进行排序""如果回答否，请跳转至第3个问题回答"等。需对问卷中可能出现的使被调查者不清楚、不理解的地方进行指导性的说明和解释。问卷主体完成后，最后部分是问卷的质量控制部分，如对每一部分问卷信息填写评价、调查日期、调查员姓名等。

问卷设置的基本原则：

①问卷拟订者需具备扎实的理论，充分了解研究问题的关键点，明确需要解决哪些问题，这些问题可以通过哪些调查项目解决，这是调查表的重要内容。

②问卷涉及的条目应以达到研究所需信息的最低限度为最佳，不应该遗漏必要的条目，而不必要的条目也不应列出。

③问卷拟定者应了解调查资料性质，并可预见资料分析时每个条目所起的作用。

④问卷中条目的含义、定义、标准必须明确，以保证资料分析结果的可靠，并可以做出合理的解释。如调查吸烟时，首先应明确定义什么情况算作吸烟，如何界定偶尔吸一支烟，每天吸烟的量如何计算等。

⑤问卷中所列条目应用词得当，简洁明了，通俗易懂，避免使用专业术语。

⑥提出的问题应确切、针对性强，避免出现含糊不清的问题，使被调查者产生误解。

⑦问卷条目需避免诱导性或者强制性的提问，以免获得的资料出现信息偏倚，或使被调查者产生反感而致信息失真。

（3）试用与修改。初步设计出来的问卷需在小范围内进行多次试用和修改，以评估问卷中的内容是否合理，问题答案是否全面，题目逻辑顺序是否恰当，问卷填写所需时间是否合适等。之后，应针对问卷所存在的问题进行相应的修改与完善。

（4）形成问卷。将最终定稿的问卷进行印刷或于网络平台进行构建，制成正式的纸质或者电子问卷。

2. 问卷设计的注意事项

（1）问卷问题的设计。参照问卷设计的基本原则，在问卷设计时需要注意如下细节问题，以保证信息收集的准确和真实。首先，问卷条目的问题应简洁明确，避免专业术语，如"您是否有盗汗现象？"，有些人不知道"盗汗"的含义，故无法给出正确的回答。其次，问题不应含有不确切的词汇，如"您是否经常吃辣椒？"，这里的"经常"较模糊，被调查者会难以回答，如更改为"您最近一周内吃过几次辣椒？"就较容易回答。同时，问题不能具有诱导性和暗示性，也要避免判定性问题，如"您正在服用的降脂药名称是什么？"，在调查研究对象尚未诊断是否患有疾病和服药的情况下，这种判定性的问题往往难以回答。此外，一个条目问题应避免涉及两种信息事件，如"您父母是否患有高血压？"，如父母仅有一方患有高血压，这个问题就无法回答。最后，要注意隐私敏感问题的信息收集的方式和问题提问方式，如涉及性生活史、收入等类型的问题，往往被调查者会感觉较为敏感而拒绝回答，这类问题的设计和提问方式，可以参阅相关书籍。

（2）问卷答案选项的设置。每一个问卷条目的问题都应对应一个答案，一般问卷答案的选项设置方式如表 2-2 所示。

表 2-2　问卷答案的选项设置方式

二项选择法	问卷答案仅有 2 个选项，即"是"或"否"、"有"或"无"。
多项选择法	问卷答案有 2 个以上的选项，如血型为"A 型""B 型""AB 型""O 型"。
矩阵法	将 2 个或 2 个以上的问题进行集中提问，如"您对某公司血压测量仪的评价是？" a.产品价格　A：优　B：良　C：中　D：差 b.产品使用体验　A：优　B：良　C：中　D：差 c.产品售后服务　A：优　B：良　C：中　D：差
序列法	将问卷答案按照程度进行排序，如"您对本次社区体检服务的评价是？" A：非常满意　B：较满意　C：一般　D：不太满意　E：不满意
尺度法	将答案设置成一条线段，以两边端点表示两种极端情况，如"您对自己身体健康状态的评价是？" 非常差　├──┼──┼──┼──┼──┼──┼──┼──┼──┤　非常健康 　　　　1　　　　　　　　　　　　　　10 其中 1 分代表非常差，10 分代表非常健康，被调查者可以根据自己的实际情况在相应的刻度进行勾选，这样可以获得更为丰富的信息。
填入式	被调查者可以直接将信息填入问卷内，如"年龄：_____岁。"
自由式	自由式也叫开放式，是指可以让被调查者自行填写的一类方法，如"您对该血糖检测仪的改进建议是？"_____
顺位法	顺位法是指由被调查者根据问卷题目要求，依照实际情况进行排序，如"您认为一款新型植入式人工关节最为重要的 3 个方面是什么，请依照主次进行选择。" A：价格　B：使用期限　C：合成材料　D：舒适度体验　E：副作用

（3）问题的数目和顺序。通常而言，一份合格的调查问卷所需的调查时间不宜过长，一般以 5~30 分钟为宜。临床上进行调查时，调查问卷时长以控制在 15 分钟内为佳；而在社区一般人群中，问卷时间可以适当延长，但也不宜超过 30 分钟，否则被调查者会因为问题繁多而产生厌恶反感情绪，进而使得信息收集不够准确、真实。调查问卷的问题排序需要条理清晰明确，便于被调查者理解，一般应遵循问题由简单到复杂，循序渐进；同类型、关联性问题放到一起编排；核心问题放在前面，具体细致、敏感的问题放到后面；开放性问题放到最后提问。

五、计算样本量

样本量大小是开展横断面研究时必须考虑的问题，样本量过多会导致人力、物力与财力的浪费，而样本量过少则会导致统计效能不足。决定横断面研究样本量大小的因素主要有：①预期现患率（p），可以通过文献查阅及小规模预调查得到，现患率越小，所需的样本量越大；②对调查结果精确性的要求，即容许误差（d），其越大，所需的样本量越小，一般采用$d=0.1 \times p$；③要求的显著性水平（α），要求的显著性水平越高，样本量越大。据抽样调查分析指标不同，横断面研究设计的样本量计算公式亦不相同。

当抽样调查的分析指标为计数资料时，其样本量可用以下公式估计：

$$n=\frac{Z_\alpha^2 \times pq}{d^2}$$ 式（2-1）

注：n为样本量，p为预期现患率，$q=1-p$，d为容许误差，Z为标准正态分布界值；$\alpha=0.05$时，$Z_\alpha=1.96$；$\alpha=0.01$时，$Z_\alpha=2.58$。此外，需要注意此样本量计算公式仅在$n \times p > 5$时适用；当$n \times p \leqslant 5$时，应采用泊松（Poisson）分布的方法计算样本量。

例：调查某地成年人糖尿病现患率，根据文献记载成年人糖尿病患病率为12.8%，容许误差$d=0.1 \times p$，$\alpha=0.05$，求n。

根据题意，$n=\frac{Z_\alpha^2 \times pq}{d^2} = 1.96^2 \times 0.128 \times 0.872/(0.1 \times 0.128)^2 = 2617$（人）

当抽样调查的分析指标为计量资料时，其样本量可用以下公式估计：

$$n=\frac{Z_\alpha^2 S^2}{d^2} \quad n=\frac{Z_\alpha^2 S^2}{d^2}$$ 式（2-2）

注：n为样本量；d为容许误差，S为总体标准差的估计值，若同时有几个数据可供参考时，通常选取S大一些的值，以保证样本量不至于偏小。α为显著性水平，Z为标准正态分布界值，当$\alpha=0.05$时，$Z \approx 2$。通常显著水平$\alpha=0.05$，上式也可以表示为：

$$n=\frac{4S^2}{d^2}$$ 式（2-3）

例：预调查某地区男性的身高水平，文献记载正常人群身高标准差为6 cm，现规定$d=0.2$ cm，$\alpha=0.05$，求n。

根据题意，$n=4S^2/d^2=（4 \times 6^2）/0.2^2=3600$（人）

六、确定资料收集方法

资料的准确与可靠是横断面研究成功的关键，在实施时采用科学合理的资料收集方法至关重要。目前，横断面研究的资料收集方法主要有以下三种：

1. 问卷调查

从问卷信息填写者角度而言，问卷信息可以通过以下途径收集：①调查人员填写：由调查者通过面对面询问的方式对被调查者进行问卷信息采集，调查者将答案写到调查

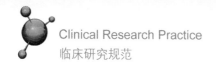

表内，此法可以提高被调查者对问卷题目的理解，保证问卷信息收集的准确性，但需要花费大量的人力物力，并且可能存在一定的信息偏倚。②被调查者自行填写：具有一定文化程度的人可自行填写问卷信息，将被调查者组织到一起，对问卷填写说明及注意事项进行简单的解释后，自行进行问卷填写并收回，填写有误和不清楚的地方可当场进行补充修改，该方式较为省时省力、实施方便，但其缺点是需集中调查对象进行调查，并且要求调查对象具备一定的文化程度，否则较难实施。③知情人填写：如被调查者是婴幼儿、文盲、伤残或精神疾病患者，自己不能填写或者填写问卷困难，可以由家人、邻居或者熟知被调查者情况者代为填写。

从问卷信息采集方式角度而言，问卷信息可以有面访、网络调查、信访、电话访问等多种方式。①面访：也称作访问调查法或访谈法，是较为古老和普遍采用的一种资料收集方式。访问调查是访问者以及被访问者通过面对面口头交流的方式进行问卷信息采集，访问者与被访问者互动，访问者可以调节和活跃调查氛围进而提高应答率，但面访耗费人力、物力和财力，也较为费时，且容易受到访问者诱导而产生偏倚。②网络调查：网络调查可以充分利用网络平台，对研究对象进行问卷信息采集，同时可以根据研究目的需要，进行基本的逻辑设置。网络调查可以避免后期数据录入时产生的错误，同时便于将所获得的信息进行整理与分析，节省人力物力，但需要注意网络调查的质量控制，以保证调查信息的准确。③信访：信访是指通过邮寄、派发等方式将问卷信息递交至被调查者手中，由被调查者对问卷内容进行填写后反馈给调查者。这种方式较为节省人力、物力和财力，但应答率往往较低。同时，随着互联网技术的发展，这种问卷信息采集方式也逐渐被淘汰和更替。④电话访问：系以电话通讯方式对被调查者进行问卷信息采集，既具备面访的灵活性，又有信访省时省力的特点，但电话访问因存在无人接听、通讯号码更改等问题而应答率可能较低。

问卷的质量控制是保证问卷信息准确和实现研究目的的关键所在，需要注意以下问题：①预调查：通过在小部分研究对象中进行预调查，可以发现调查问卷存在的问题，并对问卷进行相应修改，最终确定问卷。②问卷填写说明：需要在问卷开头部分对如何填写问卷及注意事项进行必要的说明，如果是面对面调查则可以进行口头说明，以提高调查者对于问卷的理解程度，进而更为准确地填写问卷信息。③调查员培训：调查员需熟知问卷内容，并且能够在合适的时间、地点与研究对象进行接触；同时，调查员还需具备一定的沟通和应变能力，因此，调查员的选择和培训是非常重要的环节。④取得被调查者的信任与配合：调查员需要取得研究对象的足够信任，并使研究对象愿意配合完成调查问卷信息采集。此时，要求调查员要亲切并有礼貌，言语温和，表达清晰；同时，问卷调查内容也要能够引起被调查者的兴趣。如果在实际进行调查时需要入户，最好由具有一定资历和威望的当地人员作为引导员带领入户，解释调查目的与引荐调查员，取得被调查者的信任，完成调查任务。

2. 体格检查和实验室检查

横断面研究中常需要进行体格和实验室检查的信息收集，如采集身高、体重、腰围、血压、血常规、血生化指标等，调查表、体格检查或一些特殊检查通常是联合应用的。

3.常规资料使用

在临床诊疗或疾病监测过程中，常会形成多种类型的常规资料，如疾病登记报告（如传染病、恶性肿瘤等）、健康查体、常规检查、疾病诊断治疗记录、患者病历等，这些资料经过合理的清洗与整理后可作为研究对象的资料。

七、收集资料

（一）掌握相关背景信息

横断面研究需收集的变量，如年龄、性别、文化程度、婚姻状态、收入、职业等要明确。同时，也需要根据研究可行性选择合适的资料收集方式。此外，进行调查时，应注意调查对象的"无应答率"问题，一般认为"无应答率"不应高于30%，否则样本的代表性较差。

（二）变量的测量

横断面研究往往样本量较大。收集疾病相关信息时，应该尽量采用简单、易行的检测技术，或者采用高灵敏度、高特异度的方法；在研究设计时需要有明确、严格、统一的诊断标准，并且易于在不同地区进行比较；同时，需要注意检查结果出现的假阳性问题，特别是对患病率较低的疾病进行横断面调查时，这个问题尤为重要。对于有恶化期或缓解期的疾病，需要额外注意询问现在或者过去是否出现过疾病相关的体征与症状，虽然无法确定这些研究对象是否有病，但在进行资料分析时可以将此部分人群分层，使研究结果更为准确。此外，研究变量与暴露因素需有明确的定义和测量方法，应尽量采用定量或半定量、客观的指标，如可以用调查表、记录、实验室检查、体格检查等方法来进行测量。

（三）调查员要求

调查员在横断面研究实施过程中发挥重要作用，决定了调查研究的成败。调查员需具备高度的责任心以及实事求是的态度，具备良好的沟通能力和应变能力，并严格按照要求进行问卷信息采集；同时，调查员需要接受严格的培训和考核，考核合格者方可录用，以实现调查信息收集的准确性和真实性，避免潜在偏倚的产生。

第三节　横断面研究的资料整理与分析

一、资料的整理

调查完成后，资料整理是取得准确研究结果的重要环节，需要先对原始资料进行核对和检查，提高原始资料的准确性、完整性；同时，对调查问卷信息进行相应的查漏补缺、剔除重复与无效问卷、纠正逻辑错误等工作，以进一步确保研究质量。最后，可根据研究目的来整理原始资料，如如何划分组别、如何生成新的变量等，以便进行统计学分析。

计算机的普及和应用使得资料的整理过程更为简洁，同时可进一步降低人工整理和计算存在的潜在错误影响。对于原始资料，如果使用电子问卷系统，则可以有效省略录

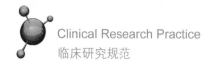

入的繁琐工作，并减少录入引起的错误，但要求电子问卷设置时有必要的逻辑纠错功能，且要求调查员认真进行问卷信息录入；若使用纸质问卷，则需要对原始资料进行录入，可以使用 EpiData 等数据录入软件进行双录入，最后配对核对录入信息，减少录入错误。在资料的整理阶段，可以使用数据管理与分析软件进行相关操作，纠正问卷逻辑问题，酌情填补问卷缺失信息，最终获得可用于分析的资料信息。

二、资料的分析

（一）常用分析指标

横断面研究中最常用的分析指标是患病率，分析时要将混杂因素纳入到考虑范围内，如比较不同地区的高血压患病率，直接进行比较往往会导致错误的结论，通常采取将患病率进行标准化（standardization）后（标化率）进行比较。除患病率外，横断面研究还可以计算感染率、病原携带率、抗体阳性率、因素流行率（如吸烟率）等指标，这些指标的计算方法与患病率相似。计算出这些指标后，还需要计算标准误以估计抽样误差。

同时，根据横断面研究所获得的信息，对定量资料，如年龄、身高、血压、血糖水平等，可以计算均数和标准差；而对分类资料，如性别、文化程度、职业类型、手术方式、血型等，则可以计算比或构成比。

（二）分析方法

获得横断面研究的数据后，一般先进行描述性分析，然后通过相关分析、单因素分析、多因素分析等对数据进行全面深入分析。

1. 描述性分析

将获得的横断面调查资料，按照不同的人口学、地区、时间等特征进行分组，描述研究对象的人数，计算和比较疾病的患病率，如描述某地区人群高血压患病率、性别比、诊断年龄（均数±标准差）、相关因素的暴露情况（如吸烟与饮酒者占比）。

2. 相关性分析

相关分析是描述一个变量随另一个变量变化而发生变化的关系，适用于双变量均服从正态分布的资料或者等级资料，如胸围和肺活量之间的相关关系、药物剂量与治疗效果之间的相关关系。

3. 单因素分析

单因素分析是比较采集的因素是否具有统计学差异。一般而言，对患病与未患病两组人群特征（如性别、年龄、吸烟饮酒状况等）进行比较分析时，对于计量资料，可以根据是否服从正态分布和方差齐性选择相应的参数和非参数检验，如 t 检验或秩和检验；对于定性资料，无等级性质的资料可以采用卡方检验，具有等级性质的资料则可以选择秩和检验，具体统计分析方法及其适用条件可参考相关统计分析书目内容。

4. 多因素分析

多因素分析是研究自变量与因变量关系时，在模型中放入其他变量进行校正。这些变量可以是本研究对象组间具有差异的变量，也可以是潜在的混杂因素，进行多因素校正后，可以更为准确地评估自变量与因变量之间的关系。多因素分析可以运用的统计学方法有多元线性回归、logistic 回归等，具体的统计分析方法可参考相关书目。

三、研究结果的解释

对于分析后获得的研究结果，需要对其进行合理的解释。首先，应说明本次研究对象样本代表性、应答率等基本情况；然后对研究涉及的偏倚以及其控制方法进行说明与解析；最后，对所发现的研究结果，需要结合常理逻辑以及生物学合理性做出判断，归纳健康或疾病的分布状况，并最终提供具有价值的病因线索。应用横断面研究调查疾病的分布时，可根据三间分布（时间分布、地区分布、人群分布）的特征，结合相关因素进行合理解释；应用横断面研究寻找病因线索时，则可以将研究对象根据疾病的有无进行划分，比较两组间因素分布的差异，进而寻找病因线索，但横断面研究仅能够发现因素与疾病之间的关联，无法进行因果关联的分析，后者还需要进一步通过分析流行病学研究来进行评估与验证（如病例对照研究或队列研究）。

第四节　横断面研究的偏倚及其控制

在流行病学研究过程中，保证研究结果的真实性是最为重要的内容，需要采取一系列措施保证结果的可靠真实。但在研究过程中，由于多种因素的影响，研究结果与真实情况可能存在一定差异，严重时甚至会得出完全错误的结论。导致差异产生的原因主要有两个，即随机误差与偏倚。随机误差是由于抽样导致，可通过统计学方法进行评估；偏倚则是随机误差之外所有导致差异产生的系统误差，可出现在研究的各个环节，包括研究设计、实施、资料收集、资料整理与分析等阶段。对潜在偏倚进行预判与评估，并采取一定措施减小和避免偏倚是流行病学研究的重要内容。

在横断面研究中，主要存在选择偏倚（selection bias）与信息偏倚（information bias），分析资料时也要考虑混杂因素的影响。

一、选择偏倚（selection bias）

选择偏倚是指纳入到研究中的对象与未被纳入的对象特征上存在差异所造成的系统误差，进而导致研究样本缺乏代表性、研究结果外推性不足。在横断面研究中，常见的选择偏倚包括无应答偏倚、选择性偏倚、幸存者偏倚。

（一）无应答偏倚（non-response bias）

无应答偏倚是指一些研究对象因为各种原因不合作或不愿意参加调查，这些不愿意参加调查的研究对象在基本特征、身体素质、健康状况、患病情况及生活习惯方面可能与参与调查者不同，由此产生的偏倚称为无应答偏倚。一般而言，若应答率低于70%，使用现有调查结果对整个研究对象的状况进行估计则较为困难。

（二）选择性偏倚（selection bias）

选择性偏倚是指在调查过程中，由于未严格按照随机化的原则或按照主观意念选择研究对象，从而导致研究样本偏离总体的情况。例如，根据出院号进行随机抽样时，更

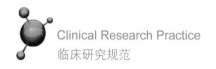
换抽样方法，改用入院号或其他方法进行抽样；或者被抽中的研究对象信息缺失，随意找其他研究对象进行替代，破坏了研究对象的同质性。

（三）幸存者偏倚（survivorship bias）

在研究过程中，由于研究对象均是幸存者，无法调查死亡的对象，因此无法全面评估实际情况，使得研究结果具有一定的片面性和局限性，这种误差称为幸存者偏倚。

二、信息偏倚（information bias）

信息偏倚，又叫观察偏倚（observational bias），是指研究实施阶段获取研究对象信息时产生的系统误差。在横断面研究中，可能发生的信息偏倚有调查对象引起的偏倚、调查员偏倚、测量偏倚。

（一）报告偏倚（reporting bias）与回忆偏倚（recall bias）

报告偏倚是指在对调查对象进行问卷信息采集时，调查对象因某种原因故意夸大或缩小某些信息而导致的偏倚，又称说谎偏倚。若调查对象对于自己既往的暴露或疾病史等因素回忆不清，特别是健康者由于未患病而容易遗忘暴露情况，就会导致回忆偏倚的产生。两者统称为调查对象引起的偏倚。

（二）调查员偏倚（investigator bias）

调查员偏倚是指在调查实施过程中，调查员有意识地引导或诱导研究对象对调查问题进行回答，或对某些研究对象的某些特征进行深入调查而不重视其他人的这些特征，而产生的偏倚，如反复询问患有食管癌者的烫食饮食习惯，而对健康者则一带而过。

（三）测量偏倚（measurement bias）

测量偏倚是指由于测量工具、检验方法不准确、检测技术操作不规范等原因引起的误差，又称为测量误差，如在对身高进行测量时，未提前对身高测量仪进行归零校正而导致身高测量出现差错。

三、偏倚的控制

偏倚是可以避免和减少的。在横断面研究中，为了保证研究质量，进而减少和避免潜在偏倚，需要在调查实施过程中实行严格的质量控制，主要方法：①研究对象的选择需要严格遵循随机化的原则；②应答率要保证在70%以上；③实行预调查；④对调查员进行统一培训，并且考核合格后方可纳为调查员；⑤调查或者检查的方法要标准并且前后一致；⑥调查完成后可抽样进行重测以评估研究质量。

※ 拓展阅读 ※

我国胃癌疾病形势严峻，根据国际癌症研究中心（International Agency for Research on Cancer，IARC）报告，2020 年我国新发胃癌病例数以及死亡数分别占全球的 43.9% 与 48.6%，分列我国恶性肿瘤发病的第三位以及死因的第三位。我国约 90% 胃癌患者在诊断时已处于进展期，5 年生存率低于 30%；而早期胃癌患者治疗后，5 年生存率超过 90%。我国于 2017 年出台了早期胃癌筛查流程专家共识意见，明确了筛查对象与筛查方法（包括血清学筛查与内镜筛查），为降低我国胃癌疾病负担、实现"健康中国 2030"目标、满足人民日益增长的美好生活需求奠定了扎实的理论基础。

目前，胃镜及其活检仍然是诊断胃癌的金标准，但是，胃镜检查的成本较高且具有侵入性，患者在检查时感觉痛苦，往往难以接受。因此，开发一种具有高灵敏度、便携式及成本低廉的内镜检查设备是亟待突破的关键技术瓶颈。胶囊内镜的问世切实解决了这一关键技术问题，弥补了传统消化内镜的不足。在国外胶囊内镜技术迅猛发展的同时，我国在胶囊内镜研究领域中也相继取得了一系列突破性成果，实现了从追赶到引领的跨越式发展。2004 年，由国家"863 计划"资助，重庆金山科技集团经过三年的科技攻关，研发的我国首款胶囊内镜于重庆问世。2004 年 10 月，胶囊内镜在北京大学第一医院和第三军医大学新桥医院启动临床试验，取得了良好的效果。我国首款胶囊内镜的问世，打破了国外对于胶囊内镜技术的垄断和封锁。2019 年，金山科技集团又在原有技术基础上，成功研制了全球首台智能导航胶囊机器人。金山科技集团负责人介绍，该款机器人采用胶囊内部传感器的智能感测技术和胶囊机器人控制姿态感测技术，结合人体腔道图像深度学习技术和胶囊距离感测技术，形成腔道模拟图，显示胶囊在腔道中的位置和 3D 姿态，进而实现胶囊的实时定位。胶囊机器人所涉及的核心技术与算法均是全球首创，成功走出了一条国产医疗器械的自主创新之路。

我国胶囊内镜的问世与发展是医工交叉的一个完美实践，面对"健康中国 2030"的战略需求，更需要多个学科共同参与，进行技术攻关，以科技创新驱动实现我国医疗器械与技术的赶超与跨越式发展。

参考文献

[1] 于冬梅，李淑娟，琚腊红，等 . 2010—2012 年中国成年居民高血压知晓率、治疗率和控制率现况 [J]. 卫生研究，2019，48（6）：913-918.

[2] 赵仲堂 . 流行病学研究方法与应用 [M]. 2 版 . 北京：科学出版社，2005.

[3] 詹思延 . 流行病学 [M]. 7 版 . 北京：人民卫生出版社，2012.

[4] 沈红兵，齐秀英 . 流行病学 [M].8 版 . 北京：人民卫生出版社，2013.

[5] 陈世耀，刘晓清 . 医学科研方法 [M]. 北京：人民卫生出版社，2015.

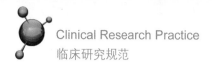
[6] 刘续宝，王素萍．临床流行病学与循证医学 [M]. 4 版．北京：人民卫生出版社，2013.

[7] 国家消化系疾病临床医学研究中心，中华医学会消化内镜学分会，中华医学会健康管理学分会，等．中国早期胃癌筛查流程专家共识意见（草案 2017 年，上海）[J]. 中华消化内镜杂志，2018，35（2）：77-83.

[8] SABANAYAGAM C，XU D，TING D S W，et al. A deep learning algorithm to detect chronic kidney disease from retinal photographs in community-based populations [J]. Lancet Digit Health，2020，2（6）：e295-e302.

[9] HUANG K，YANG T，XU J，et al. China Pulmonary Health （CPH）Study Group. Prevalence，risk factors，and management of asthma in China：a national cross-sectional study [J]. Lancet，2019，394（10196）：407-418.

（张同超，张媛）

第三章 病例对照研究

学习目的

1. 掌握病例对照研究的概念、基本原理、特点、偏倚及偏倚控制方法。
2. 熟悉病例对照研究的用途、优缺点、实施过程和数据分析方法。
3. 了解病例对照研究的研究类型。

案例

研究题目：结直肠息肉患者一级亲属的结直肠癌风险：瑞典的一项全国范围的病例对照研究。

研究背景：结直肠癌是世界范围内第二大肿瘤相关死因。内镜筛查可以通过切除前体病变（即结直肠息肉）来降低结直肠癌的发病率和死亡率。结直肠癌家族史是结直肠癌的一个确定的危险因素，有晚期结直肠息肉病史的个体发生结直肠息肉的风险更高，但是结直肠息肉家族史是否会增加结直肠癌发生风险仍有待进一步探索。本研究评估了结直肠息肉患者的一级亲属发生结直肠癌的风险。

研究方法：本研究设计为病例对照研究。在瑞典多代登记的胃肠道 Espresso 数据库中纳入结直肠癌病例，按做内镜时的年龄、性别、出生年份及居住地为每个病例匹配对照，每个病例至多匹配 5 个对照。采用条件 logistic 回归估计结直肠息肉家族史与结直肠癌发病风险间的比值比（odds ratio，OR）及 95% CI。回归模型调整了出生年份、家庭大小、收入水平、教育、既往就医总次数、既往内镜检查次数、Charlson 共病指数评分及患病率超过 1% 的主要合并症。依据患有结直肠息肉一级亲属的个数、息肉的病理类型、一级亲属获得诊断时的年龄、病例结直肠癌诊断的年龄进行分层分析。此外，还进行了结直肠息肉家族史和结直肠癌家族史的联合分析。

研究结果：本研究共纳入病例 68060 例，对照 333753 例。在调整了结直肠癌家族史和其他协变量后，一级亲属有结直肠息肉与更高的结直肠癌风险相关（OR=1.40, 95% CI：1.35~1.45）。OR 值范围从增生性息肉的 1.23 至管状绒毛状腺瘤的 1.44。根据瑞典 2018 年全国结直肠癌发病率，按照是否有结直肠息肉家族史估计结肠癌和直肠癌的年龄绝对风险。60~64 岁有或没有结直肠息肉家族史的人，结肠癌的绝对风险在男性中分别为 94.3/10 万和 67.9/10 万，女性中分别为 89.1/10 万和 64.1/10 万。息肉家族史与结直肠癌风险之间的相关性随着患结直肠息肉的一级亲属数量的增加而增加（≥ 2 个一级亲

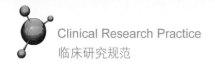

属：1.70, 1.52~1.90，$P_{趋势}$<0.001）。随着一级亲属结直肠息肉诊断年龄的降低，结直肠癌发病风险增加（<50 岁：1.77, 1.57~1.99，$P_{趋势}$<0.001）。在 50 岁前诊断的早期结直肠癌与结直肠息肉家族史有特别强的相关性（≥ 2 个一级亲属：3.34, 2.05~5.43，异质性P=0.002）。联合分析显示，研究对象有两位以上患有结直肠息肉的一级亲属但是没有患结直肠癌的一级亲属时，OR 值为 1.79（95% CI：1.52~2.10）；有一位一级亲属有结直肠癌但是没有患结直肠息肉的一级亲属时，OR 值为 1.70（95% CI：1.65~1.76）；当研究对象有两个及以上一级亲属有结直肠息肉及结直肠癌时，OR 值为 5.00（95% CI：3.77~6.63，$P_{交互}$<0.001）。

研究结论：在调整结直肠息肉家族史后，结直肠息肉患者的兄弟姐妹及子女发生结直肠息肉的风险仍较高，尤其是早发性结直肠息肉。对于息肉患者的一级亲属，可以考虑早期筛查结直肠癌。

思考题

上述研究是如何开展的？该研究有哪些优缺点？

第一节　病例对照研究概述

病例对照研究（case-control study）是分析流行病学最常用的研究方法之一，在识别罕见疾病相关病因中具有重要作用。在一些情况下，病例对照研究甚至是探索罕见疾病相关病因的唯一可行手段。早在 19 世纪 40 年代，病例对照研究的概念就被提出。20 世纪以来，病例对照研究的理论方法日臻完善，在经典的病例对照研究的基础上又衍生出多种新的方法，克服了经典病例对照研究的一些缺陷，大大丰富及发展了病例对照研究的方法与内涵，使之成为现代流行病学方法学研究的重要组成部分。近年来，随着统计学、计算机科学的发展与应用以及与其他学科的相互渗透，病例对照研究越来越显示出其独特的优势。从疾病及健康影响因素的研究到生物标志物与疾病关系的探讨，从疾病的预后研究到干预措施的效果评价，病例对照研究在生命健康领域的应用越来越广泛。

一、概念

病例对照研究根据有无所研究的疾病或是否发生某种研究者感兴趣的卫生事件，将研究对象分为病例组和对照组，分别追溯其发病或出现某种卫生事件前所研究因素的暴露情况，并进行比较，以推测研究疾病与暴露因素间有无关联及关联强度大小的一种观察性研究。这是一种回顾性的、由果及因的研究方法，是在疾病发生之后去追溯假定的病因因素的方法。例如，使用病例对照研究探索饮酒与肝癌之间的关系，可以选择一组肝癌患者作为病例组，再选择一组健康人或者患其他疾病的人如肺炎患者作为对照组，分别调查他们过去的饮酒情况，如果肝癌病例组既往饮酒的比例显著高于对照组，则提示饮酒与肝癌的发生有关。但在该研究中，饮酒与肝癌之间的联系不一定是因果联系，因为即使排除了系统误差和随机误差，可能还有其他未知因素影响饮酒与肝癌之间的关系。

二、基本原理

病例对照研究的基本原理是根据研究对象是否患有所要研究的某种疾病或是否出现研究者感兴趣的卫生事件，将研究对象分为病例组和对照组。通过询问、实验室检查或核查病史，收集两组人群过去某些因素的暴露情况，包括有无和（或）暴露程度等。通过比较病例组与对照组暴露比例或暴露程度的差别，探索暴露与所研究疾病之间的关联。如果病例组的暴露比例与对照组的暴露比例差别有统计学意义，则认为这种暴露与所研究疾病存在统计学关联。在估计各种偏倚对研究结果影响的基础上，分析暴露与所研究疾病的关联强度。

病例对照研究中的"病例"可以是某疾病的患者，或某种病原体的感染者，或发生某种研究者感兴趣的卫生事件（如健康、有效、痊愈、死亡、药物副作用等）的人，对照可以是未患该病的其他患者，或不具有研究者所感兴趣的事件的个体或健康人。病例对照研究收集的是研究对象过去的暴露情况，在时间顺序上是回顾的，因此又称为回顾性研究（retrospective study），但并不是所有的回顾性调查研究都是病例对照研究（图3-1）。

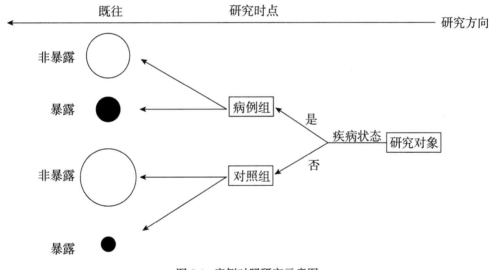

图 3-1　病例对照研究示意图

三、特点

（1）病例对照研究属于观察性研究。在研究过程中，病例对照研究客观地收集研究对象的暴露情况，收集的暴露因素是自然存在的，不是人为施加的。通过比较病例组和对照组某种因素暴露的比例进而分析该因素与所研究疾病或其他卫生事件的关系。

（2）病例对照研究必须设立对照。为给病例组的暴露比例提供参照，病例对照研究必须设立具有可比性质的对照组。

（3）病例对照研究是由果及因的。在研究开始时，研究对象已有确定的结局，如患

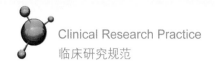
病或未患病，出现或未出现感兴趣的事件等。通过追溯可能与疾病或事件有关的因素，比较该因素在病例组和对照组暴露的比例，来探索该因素与研究者感兴趣的结局之间的关联。研究方向是从所研究的疾病或感兴趣的事件（果）到过去的暴露因素（因）的，即是由果及因的。

（4）病例对照研究因果论证强度较队列研究弱。病例对照研究无法观察到由因到果的发展过程，一般不能证实暴露因素与疾病之间的因果联系，因此因果论证强度较能观察到由因及果发展过程的队列研究弱，但病例对照研究提供的病因线索可为队列研究及干预性研究指引方向。

四、用途

病例对照研究可以用来广泛地探索某种疾病或卫生事件的影响因素。病例对照研究可以从众多与疾病或卫生事件发生相关的可疑因素中，筛选相关因素，特别是能对病因不明的疾病进行可疑因素的广泛探索，这是病例对照研究的优势。

病例对照研究可以深入检验某个或某几个病因假说。在描述性研究或探索性病例对照研究初步形成病因假说的基础上，可进一步运用病例对照研究加以检验假设。如在发现吸烟与肺癌有关的基础上，深入调查吸烟量、吸烟年限、吸烟方式、戒烟历史等有关吸烟的详细情况。

病例对照研究可以用来研究健康状态等事件发生的影响因素。病例对照研究可以将研究内容扩大到与疾病和健康状态相关的医学事件或公共卫生事件，如进行意外伤害、老年人生活质量、中学生问题行为、肥胖与超重等相关因素的研究，为制定相应卫生决策提供依据。

病例对照研究可以用来进行疾病预后因素的研究。同一疾病可有不同的结局。将发生某种临床结局者作为病例组，将未发生该结局者作为对照组，进行病例对照研究，可以分析产生不同结局的有关因素，从而采取有效措施，改善疾病的预后，对影响预后的因素做出正确的解释。

病例对照研究可以进行临床疗效影响因素的研究。同样的治疗方法对同一疾病的治疗可有不同的疗效反应，将发生和未发生某种临床疗效者分别作为病例组和对照组进行病例对照研究，以分析不同疗效的影响因素。

五、研究类型

病例对照研究可以按照研究目的、研究特点、研究设计等进行分类。按研究设计可以将病例对照研究分为非匹配病例对照研究和匹配病例对照研究，以及一些衍生的研究类型。

（一）非匹配病例对照研究

此类研究对于病例和对照之间的关系不做限制和规定。在设计所规定的病例和对照人群中，分别抽取一定数量的研究对象，一般对照人数应等于或多于病例人数。例如，欲探讨某社区30岁以上人群高血压发生的危险因素，可将该社区30岁以上的全部高血压患者和非患者或其随机样本作为研究对象进行研究。

（二）匹配病例对照研究

匹配（matching）又称作配比，是指所选择的对照在某些因素或特征上与病例保持一致。这些因素或特征被称为匹配因素或匹配变量，如年龄、性别、居住地等。根据匹配方式的不同，可分为成组匹配和个体匹配两种形式。

1. 成组匹配病例对照研究

成组匹配（category matching）又称频数匹配（frequency matching），指对照组具有某种（或某些）因素（或特征）者所占的比例与病例组一致或相近，即病例组与对照组之间某些因素（或特征）的分布一致或接近。例如，病例组男女各半，65岁以上者占1/5，则对照组也应如此。开展成组匹配首先应当知道或估计出匹配变量每一层的病例数；如性别匹配，应当知道男性和女性的病例数目，然后从备选对照中选择对照，直至达到每层所要求的数目。不一定要求绝对数相等，重要的是各层间比例相同。

2. 个体匹配病例对照研究

个体匹配（individual matching）是指以个体为单位使病例和对照在某种（或某些）因素（或特征）方面相同或接近。1个病例可以匹配1个对照，这种情况叫配对（pair matching）。如果对照易得而病例罕见，也可以1个病例匹配多个对照，如1∶2、1∶3、1∶4……这种情况称为匹配。

对于匹配变量的处理，有一些基本的经验。定量指标一般要求在一定范围内进行匹配，如对年龄进行匹配时，可以将病例按年龄进行分组，对照则按照相同的年龄界限进行匹配。如病例为20~29岁年龄组，则匹配的对照也应为20~29岁年龄组，或者要求在加减2岁、加减3岁范围内匹配对照组。确定匹配指标范围大小时应充分考虑可行性。预实验可以从较窄的范围开始探求合适的匹配范围。匹配范围越大，两组间的可比性就会越差，应当寻求可行性与可比性的平衡。

在病例对照研究中使用匹配主要是出于两个目的。其一是提高研究效率，其二是控制混杂因素的影响。因此，匹配的变量应该是已知的混杂因素，或者有充分理由被怀疑为混杂因素的变量。

匹配有一些优势，提高了研究效率，提高了检验无效假设所需的检验功效，也增加了比值比的精确度。

匹配也有一些不足。首先，匹配增加了选择对照的难度。其次，在对某一个因素进行匹配后，将不能再分析该因素与疾病的关系，也不能充分分析该因素与其他因素的交互作用。另外，将不必要的因素列入匹配，企图使病例和对照尽量一致，就可能徒然丢失信息，使工作难度加大，研究效率降低，这种情况被称为匹配过头（overmatching）。为避免匹配过头，应注意有两种情况不要使用匹配，其一是疾病因果链上的中间变量不应匹配，其二是只与可疑病因有关而与疾病无关的因素不应该进行匹配。

（三）衍生的研究类型

1. 巢式病例对照研究（nested case-control study）

巢式病例对照研究是将传统的病例对照研究和队列研究相结合而形成的一种研究方

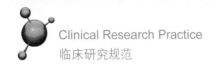

法，是在对一个事先确定好的队列进行随访观察的基础上，利用新发现的病例和队列中的非病例所进行的病例对照研究。由于巢式病例对照研究是在队列研究的基础上设计和实施的，因此，与队列研究相似，巢式病例对照研究也可分为前瞻性和回顾性两类。

与传统病例对照研究相比，巢式病例对照研究具有下述特点：①巢式病例对照研究的源人群是清楚的，有利于减少对照选择时可能的选择性偏倚；②一般的暴露信息和生物标本都是在疾病发生之前采集的，因而在病因推断时能明确暴露和疾病的时间先后；③进行详细调查和实验室检查的样本大大少于队列研究，与传统的病例对照研究相当。

巢式病例对照研究一般适用于有复杂的实验室检测、在研究开始时已经采集和保存生物标本、后期详细调查内容在研究期间一般保持不变的情况。

2. 病例队列研究（case-cohort study）

病例队列研究是一种队列研究与病例对照研究相结合的设计形式。其基本设计方法是在队列研究开始时，在队列中按一定比例随机抽样选出一个有代表性的样本作为对照组，观察结束时，队列中出现的所研究疾病的全部病例作为病例组，与上述随机对照组进行比较。

病例队列研究的主要特点：①对照是在随访开始之前随机选取的，不与病例进行配比。②随机对照组中的成员如在随访期患上所研究的疾病，在资料分析时既作为对照组，又同时作为病例组。由于病例和对照组的重叠，如果想要达到同样的检验功效，病例队列研究通常需要比同样病例数的病例对照研究选择更多的对照。当然，如果疾病的发病率低，则病例队列研究需要的额外对照数将很少。③病例队列研究可以同时研究几种疾病，不同的疾病有不同的病例组，但对照组都是同一组随机样本。

巢式病例对照研究与病例队列研究都是按队列研究设计进行，因此具有队列研究的优点，如资料收集与生物标本采集均在发病前，故因果关系清楚，而且没有回忆偏倚，资料可靠，对照组的选择偏倚小，论证强度高；而实验检测及资料的处理与分析又按病例对照研究的方式进行，即选择较小样本，节省费用和人力、物力，但所获结果与全队列研究结果无重要差异。因此，两者兼有病例对照研究与队列研究之优点，特别适合于精确性好但所需费用高的分子流行病学研究。

3. 病例交叉研究（case-crossover study）

病例交叉研究用以研究某些突发事件与随后发生的某些结果之间的可能关系。它是病例对照研究和交叉研究相结合的衍生类型。病例交叉研究的基本思想是比较相同研究对象在某急性事件发生前一段时间的暴露情况与未发生该急性事件时的同一时间内（更早时间内）的暴露情况，以分析该暴露与该急性事件之间的关系。如果该暴露与该急性事件（或疾病）有关，那么在该急性事件发生前一段时间内的暴露频率应该高于更早时间内的暴露频率。

经典的交叉研究是一类干预研究，即每一个研究对象按随机的次序接受两种干预，在每种干预后测量其对研究对象的效应，然后比较两种干预的不同效果。病例交叉研究类似于交叉研究的病例对照研究，即每一个病例的一个或多个发病前的时间阶段被选择为与病例配比的"对照"阶段，将疾病发生时病例的暴露状态与同一个体较早阶段暴露状态的分布相比较。

病例交叉研究还可以被视为是配对的病例对照研究，因为该设计中的每一个体都有一个事件（疾病）发生期和对照期，而且每个研究对象都有每个时期的暴露信息，所以这些病例的对照期就成为事件发生期的对照，即 1∶1 的自身对照。

病例交叉研究的应用有两个重要条件，一是整个时间里个体的暴露必须是变化的而不是保持稳定的，二是暴露必须有一个短的诱导时间和短暂的效应期。

病例交叉研究的一个重要优点就是每个病例及其配比的对照都自动地在个体不会改变的所有特征上配比（因为是自身前后对照），因而不管是否对它们作了测量，病例交叉研究都能控制所有这些不变化的混杂因素。

4. 单纯病例研究（case only study）

单纯病例研究也称病例病例研究（case-case study）。单纯病例研究的基本原理是从理论上构想一个源人群的暴露分布，并且用这个分布代替研究中的对照，然后选择一个病例组，按病例对照研究的资料分析方法估计某因素的效应。例如，在某些针对遗传和环境因素的流行病学研究中，常根据遗传的基本法则与某些假设相结合得到一个人群的或父母的特殊基因型分布，以此分布作为参照，然后研究一组病例的基因型分布，比较这两种分布可用来评价遗传和环境因素的联合效应（交互作用）。该法应用的前提条件是在正常人群中基因型与环境暴露各自独立发生，而且所研究的疾病为罕见病。

另一种情况是，如果对一种疾病的两个亚型的危险因素进行对比研究，如出血型脑卒中与缺血型脑卒中、*p53* 突变阳性基因型的食管癌与 *p53* 突变阴性基因型的食管癌的危险因素的比较研究，可以不另外设对照组，而采取两个亚组的直接比较。由于比较的两组均为病例，故称为病例病例研究。这种设计适用于研究两组病因的差异部分，但不能发现两组共同的危险因素的作用。

由于在某些病例对照研究中，特别是在分子流行病学研究中，从无疾病的对照中去获取某种生物标本可能受到医学伦理方面的制约，而单纯病例研究则可以免除这种制约，同时减少了研究的样本，节约了研究费用，因此该设计类型得到了发展。

5. 病例时间对照设计（case-time-control design）

病例时间对照设计是在病例交叉设计的基础上结合传统病例对照研究所设计的一种方法，可以解决暴露随时间推移可能变化的情况。病例时间对照设计主要应用于药物流行病学研究。

六、病例对照研究的优缺点

（一）优点

病例对照研究的优点：①特别适用于罕见病的研究，有时往往是罕见病病因研究的唯一选择，因为病例对照研究不需要太多的研究对象，此时队列研究常常不实际；②相对更省力、省钱、省时间，并且较易于组织实施；③该方法不仅被应用于病因的探讨，还可用于药物不良反应、疫苗免疫学效果评价及暴发调查，可以同时研究多个因素与某种疾病的联系，可以进行多种因素间交互作用的研究，对研究对象多无损害。

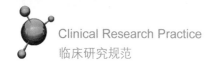

（二）缺点

病例对照研究的缺点：①不适用于研究人群中暴露比例很低的因素，因为需要很大的样本量；②选择研究对象时，难以避免选择偏倚；③难以保证信息的真实性，常常难以判断暴露与疾病的时间顺序，因此论证因果关系的能力没有队列研究强；④获取既往信息时，难以避免回忆偏倚；⑤不能测定暴露组和非暴露组疾病的率。

第二节　病例对照研究的设计与实施

一、提出假设

在广泛查阅相关文献的基础上，根据疾病发生的特点、既往研究的结果或临床工作中需要解决的问题，提出所研究疾病或者研究者感兴趣的卫生事件的病因假设。

二、明确适宜的研究类型

首先，在确定研究类型时应充分考虑研究目的，如果研究目的是广泛探索疾病的危险因素，可以采用不匹配或频数匹配的病例对照研究方法。其次，病例的数量也是选择研究类型时需要着重考量的因素之一，如果所研究的是罕见病，或所能得到的符合规定的病例数很少，则选择个体匹配方法。再次，应尽量以较小的病例样本量获得较高的检验效率，可选择 1 : R 的匹配方法，R 越大，效率越高，但根据 Pitman 效率递增公式 2R/（R+1），随着 R 的增加，效率增加的幅度越来越小，工作量却显著增加，因此 R 一般不宜超过 4。最后，根据对照与病例在某些重要因素或特征方面的可比性要求选择研究类型，如果病例的年龄、性别构成特殊，随机抽取的对照组很难与病例组均衡可比，应以个体匹配为宜。

三、确定研究因素

首先，研究因素（或变量）应根据研究目的或具体目标确定，尽可能保证"精而全"，即与目的有关的变量一个不少，与目的无关的变量一个也不纳入。一般可通过描述性研究、在不同地区和人群中进行的病例对照研究、临床观察或其他学科领域提出的研究线索等来确定研究因素。

其次，一旦确定研究因素以后，必须对每项研究因素的暴露或暴露水平做出明确而具体的规定，尽可能采取国际或国内统一的标准，以便日后交流和比较。某些生物学指标的测定方法、结果判断等也应有明确统一的标准。研究者也可根据实际情况做出具体且操作性较强的规定。

最后，应将所确定的研究因素归纳于调查表中。每个研究对象的暴露及疾病的信息均应准确记录于调查表中，病例和对照需采用相同的调查表。除死亡病例外，一般由研究对象本人来回答有关问题，并要求调查者采用同等认真的态度完成病例和对照暴露的测量和资料的收集。研究因素的收集方法主要有面访、电话访问、信访、查阅记录、现场观察及环境和人体生物学材料的检测等。收集的资料是否准确可靠关系到研究结果和结论的真实性。

四、确定研究对象

病例对照研究的研究对象主要包括患有所研究疾病的病例和未患有该病的对照，病例和对照的选择在病例对照研究中极为关键。

（一）病例的选择

1.选择原则

病例对照研究中的病例是指患有所研究疾病且符合研究入选标准的人。病例选择的基本原则有两个：①代表性：选择的病例应足以代表产生病例的靶人群中的全体病例；②诊断明确：必须对所研究疾病的诊断标准做出明确的规定，所有病例都应符合严格的诊断标准。疾病的诊断标准应客观、具体、可操作性强，尽可能按国际或国内统一标准执行，以便与他人的工作进行比较。对于无明确诊断标准的疾病，可根据研究的需要确定较为明确的诊断标准。此外，为了控制非研究因素对结果的干扰，可对研究对象的某些特征（如性别、年龄、民族等）做出规定或限制。

2.病例的类型

病例的类型一般包括新发病例（incident case）、现患病例（prevalent case）和死亡病例（death case）。不同病例的选择各有优缺点：选择新发病例的优点在于，由于病例患病的时间较短，对有关暴露的回忆比较清楚，提供的信息较为准确可靠，并可避免因临床预后的不同而引起选择偏倚，但收集新发病例花费时间长，费用高，尤其是发病率低的疾病；现患病例收集所需时间较短，但现患病例对暴露史的回忆因患病时间较长而易发生偏差，难以区分暴露和疾病的时间顺序，而且容易掺入疾病迁延及存活的因素；选择死亡病例进行研究，费用低，出结果快，得出的信息对进一步深入研究有一定的帮助，但因暴露情况是由询问亲属或其他人，或经查阅历史资料和记录获得，所获资料准确性较差。一般认为，如果条件许可，应尽可能选择新发病例。

3.病例的来源

病例既可以来自医院，即以医院为基础，也可以来自社区，即以社区为基础。从医院选择的病例，可以是门诊患者或住院患者，也可以是已经出院甚至死亡的患者。其优点是方便可行，节省费用，合作性好，信息较完整、准确，对于罕见病有时是唯一可行的方法，但从医院选择病例容易发生选择偏倚。从社区人群中选择病例时，可以利用疾病监测资料或居民健康档案选择合格的病例，对于常见病也可以组织专门的调查（普查、抽样调查），从社区居民中发现该病的病例。其最大优点是代表性较强，但不易得到，工作量和工作难度均较大。

（二）对照的选择

1.选择原则

对照必须是未患所研究疾病的人，即按照所研究疾病的诊断标准判定的非患者。选择对照应遵循代表性原则，即所选择的对照应能代表目标人群暴露的分布情况，最好是

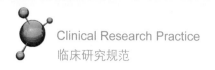
全人群的一个无偏样本，或是产生病例的靶人群中全体未患该病人群的一个随机样本，以保证对照与病例具有可比性。

2. 对照的形式

选择对照时主要采取匹配与非匹配两种方式。匹配可以提高研究效率，控制混杂因素的干扰。因此，在条件许可时应尽可能采取匹配的方式选取对照。当病例和对照的来源都较充分时，以配对为佳；如果病例少而对照相对易得，则可采用一个病例匹配多个对照的办法。

3. 对照的来源

在研究中，对照主要有以下几个来源：①同一或多个医疗机构中其他疾病的患者：实际工作中常采用这种对照，其优点为易于选取，研究对象比较合作，且可利用档案资料，缺点是代表性较差，容易产生偏倚。在实际工作中，为避免偏倚，应尽可能选择多个医院、多科室、多病种的患者作对照。同时还应注意，对照一般不应患有与所研究疾病有已知共同病因的疾病。②社区人口或团体人群中非该病病例或健康人：最大优点是代表性强，缺点是实施难度大，费用高，所选对照不易配合。③病例的邻居或所在同一居委会、住宅区内的健康人或非该病患者：这种对照的优点是有助于控制社会经济地位的混杂作用。④病例的配偶、同胞、亲戚、同学或同事等：这种对照的优点是易选且比较合作，缺点是代表性较差，但当考虑排除某些环境或遗传因素对结果的影响时，这种对照不失为一种可取方法。不同的对照各有优缺点，在实际工作中，可以选择多重对照，比如同时选择社区和医院对照，以弥补各自的不足。

以社区为基础的病例对照研究和以医院为基础的病例对照研究各自有其优点。以社区为基础的病例对照研究：①可以较好地确定源人群；②容易保证病例和对照来自于同一源人群；③对照的暴露史可以较好地反映病例源人群的暴露情况。以医院为基础的病例对照研究：①研究对象的可及性好；②研究对象更易合作；③比较容易从医疗记录和生物标本收集暴露信息。

五、估计样本含量

足够的样本含量是获得预期结果的必要条件和保证，样本含量估计是研究设计的重要步骤。

（一）影响样本量大小的因素及估计样本量时的注意事项

1. 影响样本量大小的因素

影响样本量大小的因素包括：①研究因素在对照人群（对照组）中的估计暴露率（p_0）；②研究因素与疾病关联强度的估计值，即相对危险度（relative risk，RR）或暴露的比值比；③假设检验的显著性水平，即Ⅰ类错误的概率（α）；④检验功效（$1-\beta$），β为统计学假设检验Ⅱ类错误的概率。

一般而言，α 或 β 越小，所需样本量越大；α、β 和 p_0 一定时，OR 或 RR 的估计值越远离 1，即因素对疾病发生的作用越强，所需的样本量越小；p_0 对样本含量的影响要结合病例人群（病例组）的暴露率（p_1）来考虑，两者差值越大，所需样本量越小。

2. 估计样本量大小时的注意事项

估计样本量大小的注意事项包括：①样本含量的估计是有条件的，而这些条件是有可能变化的，因此，估计的样本含量并非绝对精确的数值；②样本量并非越大越好；③在总的样本量相同的情况下，病例组和对照组样本含量相等时研究效率最高；④不同研究设计的样本大小的计算方法不同。

（二）样本量的估计方法

1.非匹配或成组匹配设计样本量估计

（1）病例数与对照数相等。

病例数与对照数相等时的病例数计算公式为：

$$n = 2\bar{p}\,\bar{q}\,(z_\alpha + z_\beta)^2 / (p_1 - p_0)^2 \qquad \text{式（3-1）}$$

$$p_1 = p_0 RR / [1 + p_0(RR - 1)] \qquad \text{式（3-2）}$$

$$\bar{p} = 0.5 \times (p_1 + p_0) \qquad \text{式（3-3）}$$

$$\bar{q} = 1 - \bar{p} \qquad \text{式（3-4）}$$

注：式子中，p_1 为病例组暴露率，p_0 为对照组暴露率，Z_α 和 Z_β 可以通过查标准正态分布的分位数表得到。

（2）病例数和对照数不等。

假设，病例组和对照组的数目之比为 $1:c$，则研究需要的病例数为：

$$n = \left(1 + \frac{1}{c}\right)\bar{p}\,\bar{q}\,(z_\alpha + z_\beta)^2 / (p_1 - p_0)^2 \qquad \text{式（3-5）}$$

$$\bar{p} = (p_1 + cp_0) / (1 + c) \qquad \text{式（3-6）}$$

$$\bar{q} = 1 - \bar{p} \qquad \text{式（3-7）}$$

p_1 的计算同前。对照数 $= c \times n$。

2.个体匹配设计样本量估计

（1）$1:1$ 配对设计。

在这种情况下，病例与对照暴露状况不一致的配对对分析是有意义的。研究者 Schlesselman 推荐的公式如下：

$$m = \left[\frac{z_\alpha}{2} + z_\beta \sqrt{p(1-p)}\right]^2 / \left(p - \frac{1}{2}\right)^2 \qquad \text{式（3-8）}$$

其中：$p = OR/(1+OR) \approx RR/(1+RR)$，$m$ 为暴露状况不一致的对子数，因此，需要的总对子数 M 为：

$$M \approx m / (p_0 q_1 + p_1 q_0) \qquad \text{式（3-9）}$$

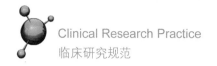
p_0 和 p_1 分别代表目标人群中对照组和病例组的估计暴露率：

$$p_1 = p_0 \text{RR} / [1 + p_0(\text{RR} - 1)] \qquad \text{式（3-10）}$$

$$q_1 = 1 - p_1 \qquad \text{式（3-11）}$$

$$q_0 = 1 - p_0 \qquad \text{式（3-12）}$$

（2）1∶R 匹配设计

当病例来源有限时，为了提高功效，可以增加病例与对照比达 1∶R，此时所需的病例数为：

$$n = \left[z_\alpha \sqrt{\left(1 + \frac{1}{r}\right)\bar{p}(1 - \bar{p})} + z_\beta \sqrt{\frac{p_1(1 - p_1)}{r} + p_0(1 - p_0)} \right]^2 / (p_1 - p_0)^2 \qquad \text{式（3-13）}$$

$$p = (\text{OR} \times p_0) / (1 - p_0 + \text{OR} \times p_0) \qquad \text{式（3-14）}$$

$$\bar{p} = (p_1 + rp_0) / (1 + r) \qquad \text{式（3-15）}$$

此时，所需要的对照数为 $R \times n$。

六、收集资料

对于病例对照研究，主要靠询问调查对象并填写问卷，有时需要辅助以档案查阅、采样化验、实验室检查、实地查看或向有关方面咨询获得。无论使用何种方法，都应实行质量控制，以保证调查质量，常见的措施包括但不限于：①抽取一定比例的样本进行复查，然后进行一致性检验；②在询问病史时，使用诸如门诊病历、住院病历、检验报告单等医疗档案来核对；③询问职业史的同时核查工厂档案；④使用仪器对暴露进行测量；⑤在询问男性吸烟量时，同时询问其配偶、子女，进行综合判定等。

七、病例对照研究实施过程中应注意的问题

病例对照研究实施过程中需要注意一些问题，具体包括：①对主要假设的说明和研究目的是否清楚、简明而且可以检验？②疾病和暴露变量的定义是否清楚明确？③病例组的来源决定了对照组的来源，病例组和对照组是否来自同一个源人群？病例的诊断方法，病例与对照的诊断程序是否一致，是新发病例还是现患病例？病例和对照的排出标准是否明确？④资料质量的可比性与病例和对照成员之间的可比性一样重要，应注意两组资料收集时质量的可比性。⑤抽样的技术方法与样本大小的估计是否明确，病例与对照是否匹配及匹配变量是哪些？⑥调查表是否完整，是否足够详尽，是否能够收集到需要的数据？⑦调查员、质控员、编码员等的工作手册是否编好，是否做了专门的培训？⑧组织机构、人员、设备、经费等是否已经落实，方法试剂是否符合标准？⑨资料数据的整理、统计处理方法及分析内容是否明确？如何控制或调整混杂及其他偏倚，结论的真实性如何？

第三节　病例对照研究的资料整理与分析

一、资料整理

所收集资料的准确性对病例对照研究至关重要，资料整理步骤主要包括原始资料的核查与原始资料的录入。

（一）原始资料的核查

研究收集的资料要经过核查、修正、验收、归档等一系列步骤，以尽可能保证资料的完整性和高质量。

（二）原始资料的录入

将收集的资料经过适当的编码后输入计算机。目前大多采用双人双录入的方法，以保证录入资料的准确性；也有相当一部分研究使用电子问卷，直接从后台导出经过编码的数据，既减轻了工作量，也保证了数据录入的准确性。

二、描述性统计

（一）对研究对象的一般特征进行描述

对研究对象的年龄、性别、职业、居住地等一般特征进行描述，一般使用均数或构成比。

（二）均衡性检验

在上一步的基础上，对病例组和对照组的一般特征进行均衡性检验，用来评价两组可比性的常见统计学方法有 t 检验、方差分析、χ^2 检验等，对于在两组间差异确有统计学意义的因素，在后续分析时应考虑其对研究结果的可能影响并加以控制。

三、统计性推断

（一）非匹配设计或成组匹配设计的资料分析

按照某个因素的暴露史，将病例对照研究的资料整理成如表 3-1 的模式，以便进行该暴露因素与疾病之间的关联性分析及关联强度分析。

表 3-1　非匹配或成组匹配病例对照研究资料整理表

暴露因素	病例组	对照组	合计
有	a	b	$a+b=n_1$
无	c	d	$c+d=n_0$
合计	$a+c=m_1$	$b+d=m_0$	$a+b+c+d=T$

1. 暴露与疾病的关联性分析

通过检验病例组某因素的暴露比例（a/m_1）与对照组该因素的暴露比例（b/m_0）之

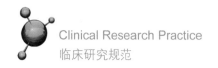

间的差异是否具有统计学意义来判断暴露与疾病之间是否存在关联。若病例组和对照组的暴露比例差异具有统计学意义，则说明该暴露与疾病之间存在统计学关联，检验此假设一般采用四格表 χ^2 检验。公式如下：

$$\chi^2 = \frac{(ad-bc)^2 T}{m_1 m_0 n_1 n_0}$$
式（3-16）

当总例数大于等于 40，且四格表中至少一个格子的理论频数大于等于 1 且小于 5 时，使用校正 χ^2 检验：

$$\chi^2 = \frac{(|ad-bc|-T/2)^2 T}{m_1 m_0 n_1 n_0}$$
式（3-17）

对应的 P 值可以通过查卡方界值表得到。

当总例数小于 40，或四格表中至少一个格子的理论频数小于 1 时，使用 Fisher 确切概率法。

2. 关联强度分析

病因学研究中资料分析的核心内容是关联强度（strength of association）分析，其目的是推断暴露因素与疾病关联的密切程度。相对危险度是表示关联强度最常用的指标，是暴露组发病率与非暴露组发病率或死亡率之比。在病例对照研究中，因为无法获得暴露组和非暴露组发病率，所以常通过计算比值比来反映暴露因素与疾病的关联强度。OR 是指病例组某因素的暴露比值与对照组该因素的暴露比值之比，反映了病例组某因素的暴露比例为相对对照组该暴露比例的倍数。

由表 3-1 可见，病例组的暴露概率为 a/m_1，无暴露的概率为 c/m_1，两者的比值（odds）为 $(a/m_1)/(c/m_1) = a/c$。同理，对照组暴露与无暴露的比值为 b/d。则：

$$OR = \frac{a/c}{b/d} = \frac{ad}{bc}$$
式（3-18）

在不同患病率和发病率的情况下，OR 值和 RR 值存在差异。一般而言，如果疾病的发病率较低，所选择的病例和对照代表性好，则 OR 接近于 RR。既往研究显示，当发病率低于 5% 时，OR 值可以较好地反映 RR。

OR 指暴露组的疾病危险性是非暴露组的多少倍。OR 为 1，表明暴露因素与疾病之间无关联；OR 大于 1，表明研究因素与研究的疾病间呈"正"联系，数值越大，该因素为危险因素的可能性越大；OR 小于 1，表明研究因素与研究的疾病间呈"负"联系，数值越小，该因素为保护因素的可能性越大。

3. 置信区间的计算

OR 值是一个样本的点估计值，它不能反映总体 OR 值，故需用样本 OR 推测总体 OR 所在范围。考虑到抽样误差，可按一定的概率，即置信区间，来估计总体 OR 的范围。

目前常用 Miettinen 卡方值法和 Woolf 自然对数转换法计算 95% CI。

（1）Miettinen 卡方值法。

$$OR\ 95\%\ CI = OR^{(1\pm 1.96/\sqrt{\chi^2})}$$
式（3-19）

计算时一般用不校正的 χ^2 值，也可以使用 χ_{MH}^2。

（2）Woolf 自然对数转换法。

$$\ln OR\ 95\%\ CI = \ln OR \pm 1.96 \times \sqrt{Var(\ln OR)} \qquad 式（3-20）$$

$Var(\ln OR)$ 为 OR 的自然对数的方差，$Var(\ln OR) = \dfrac{1}{a} + \dfrac{1}{b} + \dfrac{1}{c} + \dfrac{1}{d}$，取 $\ln OR\ 95\%\ CI$ 的反对数值即为 OR 95% CI。

上述两种方法的计算结果基本一致，Miettinen 卡方值法较 Woolf 自然对数转换法计算的置信区间范围窄，且计算方法简单，较常用。

OR 置信区间计算的意义在于用样本的 OR 来估计总体 OR 的范围，95% CI 表示有 95% 把握说明总体 OR 所在的范围。根据置信区间是否包括 1 来推断暴露因素与疾病间关联强度的可靠性。如果 95% CI 不包括 1（OR>1 或 OR<1），说明如果进行多次病例对照研究，有 95% 的可能 OR 不等于 1，该项研究中，OR 不等于 1 并非抽样误差所致，有理由认为研究因素是研究疾病的危险或保护因素；如果 95% CI 包括 1，说明如果进行多次病例对照研究，可能有 95% 的研究中 OR 等于 1 或接近 1，即研究因素与研究疾病无关。

（二）个体匹配设计资料的分析

以 1∶1 个体配对研究为例，根据每一个病例与其对照构成的每个对子的暴露情况，将资料整理为表 3-2 的形式。

表 3-2　1∶1 病例对照研究资料整理表

对照组	病例组		合计
	有暴露史	无暴露史	
有暴露史	a	b	$a+b$
无暴露史	c	d	$c+d$
合计	$a+c$	$b+d$	T

1. 暴露与疾病有无关联

用 McNemar χ^2 检验公式计算暴露与疾病有无关联。

$$\chi^2 = \frac{(b-c)^2}{(b+c)^2} \qquad 式（3-21）$$

当 $b+c$ 小于 40 或有理论数小于 5 但大于 1 时，用校正公式检验暴露与疾病有无关联。

$$\chi^2 = \frac{(|b-c|-1)^2}{b+c} \qquad 式（3-22）$$

2. 计算 OR 及 95% CI

$$OR = \frac{c}{b} \qquad 式（3-23）$$

95% CI 的计算方式同上。

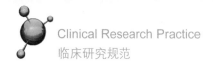

（三）剂量-反应关系（dose-response relationship）

病例对照研究中，往往在收集暴露有无的同时，经常可以获得某因素不同暴露水平的资料，需进行资料的分级分析。

分级分析是将不同暴露水平的资料由小到大分成多个有序的暴露等级，将不同水平的暴露与无暴露或最低水平的暴露分别作比较，以探究暴露与疾病或其他卫生事件之间是否存在剂量-反应关系，以增加因果关联推断的依据。通常将资料整理为表 3-3 形式的 $2 \times k$ 列联表。

使用 $R \times C$ 列联表 χ^2 检验病例组和对照组暴露水平分布。以不暴露或最低水平的暴露为参照，计算暴露水平的 χ^2、OR 及 95% CI。

表 3-3　病例对照研究分级资料整理表

| | 暴露分级 | | | | | | 合计 |
	0	1	2	3	4	……	
病例	$a_0(=c)$	a_1	a_2	a_3	a_4	……	m_1
对照	$b_0(=d)$	b_1	b_2	b_3	b_4	……	m_0
合计	n_0	n_1	n_2	n_3	n_4	……	T

（四）分层分析

1. 分层分析模式

分层分析（stratification analysis）是把病例组和对照组按不同特征（一般为可疑的混杂因素）分为不同层次，再分别在每一层内分析暴露与疾病的关联强度，从而在一定程度上控制混杂因素对研究结果的影响。

分层分析是将资料整理成如表 3-4 的形式。

表 3-4　病例对照研究分层资料整理表

| 暴露 | i 层 | | |
	病例	对照	合计
有	a_i	b_i	n_{1i}
无	c_i	d_i	n_{0i}
合计	m_{1i}	m_{0i}	t_i

使用非匹配设计或成组匹配设计的资料分析中 OR 值的计算公式计算各层资料的 OR。

当各层 OR 的计算结果出现不同情况时，其分析方法：

①当各层间 OR 接近或一致，即经齐性检验（homogeneity test）差异无统计学意义时，应计算总 χ^2，总 OR 及 OR 95% CI，以分析和判断可疑混杂因素是否起混杂作用。②当

各层间的 OR 相差较大，即经齐性检验差异有统计学意义时，提示各层资料不属同质资料，不宜计算总 χ^2 和总 OR，而应进一步分析分层因素与暴露因素间的交互作用（interaction）。齐性检验常用 Woolf 齐性检验法。

总 χ^2 和总 OR 的计算常用 Mantel-Haenszel 提出的计算公式，分别以 χ_{MH}^2 和 OR_{MH} 表示。

$$\chi_{MH}^2 = \left[\sum_{i=1}^{l} a_i - \sum_{i=1}^{l} E(a_i) \right]^2 \bigg/ \sum_{i=1}^{l} V(a_i) \qquad \text{式（3-24）}$$

注：式中，$E(a_i)$ 为 a_i 的理论值，即 $\sum_{i=1}^{l} E(a_i) = \sum_{i=1}^{l} \left(\dfrac{m_{li} n_{li}}{t_i} \right)$，$V(a_i)$ 为 a_i 的方差，

$\sum_{i=1}^{l} V(a_i) = \sum_{i=1}^{l} \left(\dfrac{m_{1i} m_{0i} n_{1i} n_{0i}}{t_i^2 (t_i - 1)} \right)$。

$$OR_{MH} = \frac{\sum_{i=1}^{l} \left(\dfrac{a_i d_i}{t_i} \right)}{\sum_{i=1}^{l} \left(\dfrac{b_i c_i}{t_i} \right)} \qquad \text{式（3-25）}$$

OR_{MH} 的 95% CI 的计算可用 Miettinen 卡方值法或 Woolf 自然对数转换法公式计算。

（五）多因素分析

病例对照研究往往涉及较多的研究因素，需要从多个因素中筛选出对疾病有重要影响的因素。前述有关暴露与疾病关联强度的分析多为单因素分析，分层分析虽能分析一个以上因素，但分层较多时各层例数可能会很少，不能满足统计分析的需要，使其应用也受到限制。因此，用简单的单因素分析及分层分析方法不可能判断多个因素与疾病的关系，也不可能同时对多个混杂因素加以控制。随着计算机技术及流行病学理论与方法的发展，许多方便快捷、操作简单、结果可靠的多因素分析模型应运而生，如多元线性回归分析、主成分分析及因子分析、logistic 回归分析、Cox 回归分析等，提高了研究的质量和效率。这些分析方法被应用于病例对照研究，用以探讨多个因素与疾病间的关系及控制混杂因素。

病例对照研究的多因素分析较常用的是 logistic 回归模型，其中，条件 logistic 回归模型可进行匹配病例对照研究资料的多因素分析，非条件 logistic 回归模型可进行非匹配或成组匹配病例对照研究资料的多因素分析。

第四节 病例对照研究的偏倚及其控制

病例对照研究是一种回顾性的观察性研究，比较容易产生偏倚，常见的偏倚有选择偏倚、信息偏倚和混杂偏倚。偏倚的存在歪曲了研究因素与疾病的关系，甚至导致得出完全错误的结论。一项研究很难做到完全没有偏倚，但可以通过严谨的设计和细致的分析来识别、减少和控制偏倚。

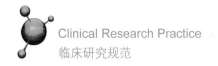
一、选择偏倚

一项研究所选择的研究对象只是源人群即产生病例的人群的一个样本，由于选入的研究对象在某些特征上存在差异而引起的系统误差称为选择偏倚。这种偏倚常发生在研究的设计阶段，常见的选择偏倚有入院率偏倚、现患病例－新发病例偏倚、检出症候偏倚和时间效应偏倚。

（一）入院率偏倚（admission rate bias）

入院率偏倚也叫伯克森偏倚（Berkson bias），在以医院为基础的病例对照研究中常发生这种偏倚。当利用医院患者作为病例组和对照组时，由于所选的对照仅是某种或某些疾病患者中的一部分，而不是目标人群的随机样本，病例也只是该医院或某些医院的特定病例，而且由于医院的医疗条件、患者的居住地区及社会经济文化等多方面因素的影响，患者对医院以及医院对患者都有一定的选择性，因此，作为病例组的病例也不是全体患者的随机样本。特别是因为各种疾病患者的入院率不同，极易导致病例组与对照组在某些特征上产生系统误差。在设计阶段应尽量随机选择研究对象或在多个医院选择研究对象以减少入院率偏倚。

（二）现患病例－新发病例偏倚（prevalence-incidence bias）

现患病例－新发病例偏倚也称奈曼偏倚（Neyman bias），病例对照研究中的研究对象如果选自现患病例，特别是病程较长的现患病例，所得到的暴露信息可能与存活有关，而与发病无关，或者是由于疾病而改变了原有的一些暴露特征（如生活习惯），与新发病例所提供的暴露信息有所不同，其结果可能将存活因素等作为疾病发生的影响因素，夸大或缩小了研究因素与研究疾病的真实关系。在调查时应明确规定纳入标准为新发病例，以减少现患病例－新发病例偏倚。

（三）检出症候偏倚（detection signal bias）

检出症候偏倚也称暴露偏倚（unmasking bias），某因素虽不是病因，但其存在使某些体征或症状更易被发现，患者常因这些与疾病无关的症状而就医，从而提高了早期病例的检出率，致使过高地估计了暴露程度，而产生系统误差。如果在收集的病例中同时包括早、中、晚期患者，则检出病例中此类暴露的比例会趋于正常，偏倚因此可得到纠正。

（四）时间效应偏倚（time effect bias）

对于肿瘤、冠心病等慢性病，从开始暴露于危险因素到出现病变，往往会经历一个较长的时间过程。因此，在开展病例对照研究时，那些暴露后即将发生病变的人、已经发生早期病变而不能检出的人，或在调查中已有病变但因缺乏早期检测手段而被错误地认为是非病例的人，都可能被选入对照组，由此产生了结论的误差。所以在调查中应尽量采用敏感的疾病早期检查技术，或开展观察期充分长的纵向调查，则可以尽可能地控制时间效应偏倚。

二、信息偏倚

信息偏倚（information bias）又称观察偏倚（observation bias）或测量偏倚（measurement bias），主要发生于研究的实施过程中。这种偏倚是在收集整理信息过程中，由于测量暴露与疾病的方法有缺陷而造成的系统误差，常见的信息偏倚有回忆偏倚和调查偏倚。

（一）回忆偏倚（recall bias）

回忆偏倚是由于研究对象对暴露史或既往史回忆的准确性和完整性存在系统误差而引起的偏倚。病例对照研究主要依据研究对象对过去暴露史的回忆获取信息，因此这种偏倚是病例对照研究中最常见和最严重的偏倚之一，多种因素均可导致回忆偏倚，如病程、所发生事件的重要性、调查者的询问方式、调查者的询问技巧等。充分利用客观的记录资料，选择不易为受访者忘记的重要指标做调查，同时重视问卷的提问方式和调查技巧将有助于减少回忆偏倚。

（二）调查偏倚（investigation bias）

调查偏倚可来自于调查者或调查对象。调查者调查病例与对照时，自觉或不自觉地采取不同的询问方式（方法、态度、广度、深度等）收集信息，产生的这种系统误差称诱导偏倚（inducement bias）；研究对象因某种原因有意报告非真实信息将导致报告偏倚（reporting bias）；对暴露情况及诊断结果划分发生错误则会引起错分偏倚（misclassification bias）。为尽可能地减少此类偏倚，在调查时，应尽量采用客观的指标，选择合适的人参与调查，认真做好调查的技术培训，采取复查等方法做好质量控制，检查条件尽量一致，尽量在同一时间内由同一调查员调查病例和对照，使用的检查仪器应当精良，使用前应校准，严格掌握试剂要求等。

三、混杂偏倚

疾病的发生是多因素综合作用的结果，因素与因素、因素与疾病之间的作用是非常复杂的。当探讨研究因素与某种疾病的关系时，某个既与疾病有关联又与暴露有关联的因素可能掩盖或夸大了研究因素与研究疾病之间的关系，这就产生了混杂偏倚（confounding bias）。在病例对照研究中常涉及众多研究因素，混杂偏倚的产生在所难免。通常在研究的设计阶段，可用随机化、限制和匹配的方法来控制混杂偏倚的产生；在资料的分析阶段，可用标准化、分层分析及多因素分析的方法分析和控制混杂偏倚。

※ 拓展阅读 ※

食管癌（esophageal cancer）是一种严重威胁人类健康的慢性非传染性疾病。据世界卫生组织年报（GLOBALCAN）2020 估计，2020 年，全球食管癌新发病例数在全球癌症新发病例数排名中位列第八位，死亡数在全球癌症死亡数中位列第六位，疾病负担沉重。中国是食管癌高发国家，发病例数约占世界的一半。据估计，在未来 25 年中，中国食管癌的疾病负担将继续上升约 30%。食管癌依据其病理分型可以分为食管鳞状细胞癌（esophageal squamous cell carcinoma）和食管腺癌（esophageal adenocarcinoma）。在中国，九成以上食管癌患者的病理分型为食管鳞状细胞癌。食管鳞状细胞癌早期症状不明显，致使很多患者确诊时已经处于中晚期。所以，了解食管癌的相关危险因素，将

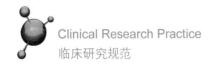
有助于实现食管癌的早诊早治，降低食管癌疾病负担。

病例对照研究设计作为一种常用的分析流行病学研究方法，在识别罕见疾病相关危险因素方面有着独到的优势。山东大学和复旦大学团队依托泰州队列，充分探索了环境暴露、不良生活习惯及遗传因素与食管鳞状细胞癌发病风险间的关联，相继发现过度饮酒、重度吸烟、高热饮、高身高、低体重、有食管癌家族史、低社会经济地位、口腔卫生较差（每天刷牙次数小于 2 次、牙齿脱落较多）等环境暴露及不良生活方式因素与食管鳞状细胞癌发病风险增加间的关联。利用加权 logistic 回归和列线图（nomogram）方法，综合年龄、教育、口腔卫生、食管癌家族史、吸烟、饮酒、经济状况等环境因素与生活方式因素，首次分性别构建简易便捷的食管鳞状细胞癌高危人群筛查模型，女性 AUC 为 0.76，男性 AUC 为 0.75。该研究团队的研究结果为助力慢性病的精准防控提供了重要依据。

参考文献

[1] 沈洪兵，齐秀英 . 流行病学 [M]. 8 版 . 北京：人民卫生出版社， 2013.

[2] 刘续宝， 孙业恒 . 临床流行病学与循证医学 [M]. 5 版 . 北京：人民卫生出版社，2002.

[3] 李立明 . 临床流行病学 [M]. 北京：人民卫生出版社，2011.

[4] SONG M，EMILSSON L，ROELSTRAETE B，et al. Risk of colorectal cancer in first degree relatives of patients with colorectal polyps: Nationwide case-control study in Sweden [J]. BMJ，2021，373：877.

[5] YANG X，NI Y，YUAN Z，et al. Very hot tea drinking increases esophageal squamous cell carcinoma risk in a high-risk area of China: a population-based case-control study [J]. Clinical epidemiology，2018，10：1307-1320.

[6] YANG X，SUO C，ZHANG T，et al. A nomogram for screening esophageal squamous cell carcinoma based on environmental risk factors in a high-incidence area of China: a population-based case-control study [J]. BMC Cancer, 2021, 21（1）：343.

（吕明，满金宇）

第四章 队列研究

学习目的

1. 掌握队列研究关联强度的常用指标、意义及计算方法。

2. 掌握风险比指标意义及计算方法。

3. 熟悉队列研究设计的原理、特点及类型。

4. 熟悉生存资料的分析方法。

5. 了解队列研究如何实施。

6. 了解队列研究常用结局指标及如何计算。

案例

研究题目：深度学习可实现 CT 肺气肿模式的自动分类。

研究目的：通过深度学习算法进行分类，确定患者的肺气肿模式是否可以预测损伤和死亡率。

研究方法：通过对 2007 年至 2011 年期间 COPD 遗传流行病学（COPD Gene）研究对象建立回顾性队列，主要分析变量包括基线 CT、目视肺气肿评分和截至 2018 年的生存结局。该数据集被分成包括 2407 个研究对象的训练数据集，用于算法训练；包括 100 个研究对象的调整数据集，用于参数调整；包括 7143 个研究对象的内部验证数据集，用于对算法进行内部验证。利用卷积神经网络和长短期记忆结构训练深度学习算法，根据 Fleischner 准则对肺气肿模式进行分类。将深度学习评分与视觉评分和包括肺功能测试在内的临床参数进行比较。Cox 比例风险模型用于评估肺气肿评分与生存之间的关系。ECLIPSE（Evaluation of COPD Longitudinally to Identify Predictive Surrogate End-points）队列中的 1962 个研究对象中进行了外部验证。

研究结果：在单变量分析中，深度学习肺气肿分类与受损的肺功能测试、6 分钟步行距离和圣乔治呼吸（St George's Respiratory）问卷相关（$P < 0.001$）。在 ECLIPSE 队列中进行的验证显示了类似的相关性（$P < 0.001$）。在 COPD Gene 测试队列中，与视觉评分相比，深度学习分类提高了线性混合模型对这些临床参数预测的拟合性（$P < 0.001$），与没有肺气肿者相比，被深度学习算法分类为肺气肿者死亡率更高。

研究结论：可以基于深度学习算法，根据 Fleischner 协会的标准在 CT 上对肺气肿模式进行自动客观分类。该算法可以帮助识别具有更高死亡风险的个人，在检测肺气肿的

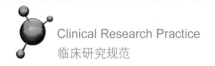
细微水平方面可能比视觉评估更敏感。

医工结合点：数字图像解析是用于指导临床诊疗的重要研究方向。当前临床诊疗产生了大量数字图像数据，包括心电图、脑电图、CT、MRI、超声、内镜等检查，但当前对这些数字信号的解析仍需进一步深入。机器学习已经被引入医学领域，目前，通过机器学习对数字图像进行解析是热点方向，两者结合可以对临床诊疗产生革命性的改变，从而实现早发现、早诊断、早治疗疾病的目的。

思考题

针对临床数字图像信息，可用什么方法进行解析，并如何验证其结果的真实性？

第一节　队列研究概述

一、概念

队列（cohort）原指古罗马军团中的一个分队，流行病学借以表示具有某种共同暴露或属性的一组人群。队列研究（cohort study）又称随访研究（follow-up study）或纵向研究（longitudinal study）。研究人员通过招募在观察期开始时尚未发生待研究结局（outcome）的研究对象（participant），并评估每个研究对象基线调查（baseline investigation）时各种潜在暴露因素（exposure）的暴露状态（exposure status）或暴露水平（exposure level）。研究者通过定期随访（follow-up）以获取研究对象的健康结局。基于基线调查数据对研究对象待研究的暴露因素进行分类，可研究不同暴露状态或暴露水平下待研究结局的发生率（incidence）、暴露因素与研究结局的关系及关联强度（strength of association）（见图 4-1）。

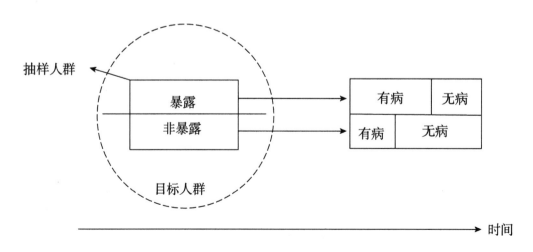

图 4-1　队列研究示意图

二、特点

队列研究属于观察性研究（observational study）。队列研究中的暴露因素不是研究者根据研究目的人为施加的，而是客观存在的或医务人员根据治疗目的施加的治疗措施。这是队列研究区别于干预性研究（interventional study）的一个重要方面。

队列研究在时间维度上是前瞻性的。队列研究开始时，招募的研究对象当时没有发生待研究结局，通过前瞻性地定期随访以获取待研究结局。

队列研究的研究对象按暴露因素进行分组。队列研究中将研究对象按照是否暴露于某因素或按照暴露因素的水平分为两组或多组，通常以非暴露组或低暴露组作为对照进行比较分析。

队列研究是从"因"到"果"的研究。队列研究是先收集了研究对象的暴露因素，而后前瞻性观察待研究结局的发生情况，符合病因学先因后果的逻辑推理顺序，能验证暴露与结局的因果关系。其证据强度高于病例对照研究（case-control study）和横断面研究（cross-sectional study）。

三、用途

（一）验证病因假设

研究暴露因素与结局关系时，通常根据描述流行病学的研究结果提出研究假设，然后进行分析流行病学研究，以验证提出的假设。队列研究是由因及果的分析性研究，能确定暴露因素与结局的因果关系，因此，队列研究是验证研究假设的主要研究类型之一。

（二）评价预防效果

有些暴露因素（如戒烟、蔬菜摄入、体育锻炼等）有预防某结局发生的效应，即具有预防效果，如戒烟可减少肺癌发生的风险，适量蔬菜摄入可预防结肠癌的发生，适当体育锻炼可减少 2 型糖尿病的发生风险等。这些暴露因素不是研究人员人为施加的，而是研究对象的自我行为，因此仍是观察性研究，而不是干预性研究。

（三）研究疾病自然史

临床上可以通过观察单个患者从发病到痊愈或死亡的过程来了解疾病的自然史。队列研究不但可以了解个体疾病的自然史，而且可全面了解疾病在人群中的发生发展过程。在队列研究开始时，研究对象只是具有某种暴露因素而不患有待研究的疾病，因此可以观察人群中不同个体暴露于某因素后，疾病逐渐发生、发展及结局的全过程，包括亚临床阶段的表现，同时还可以观察到各种自然和社会因素对疾病进展的影响。

（四）开展预后研究

疾病预后研究是指对疾病发展的不同结局的预测及其影响因素的研究。预后的结局包括痊愈、生存、复发、发生并发症等。在预后研究中，队列研究最为常用。根据某些临床治疗方式（如不同的手术方式）或患者的某些疾病特征（如肿瘤浸润深度、淋巴结状态）进行分组，比较有无这些因素或不同暴露水平与疾病结局（痊愈、生存、复发等）的发生率、发生时间的关联。

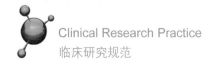
四、队列类型

（一）根据入组及结局判定时间进行分类

基于队列构建时研究对象进入队列的时间及待研究结局是否已经出现，队列可以分为前瞻性队列（prospective cohort）、回顾性队列（retrospective cohort）和双向性队列（ambispective cohort）（见图4-2）。

1. 前瞻性队列

研究者通过招募研究对象，收集研究对象的基线信息、查体指标及生物样本，并在未来时间定期前瞻性随访研究对象，收集暴露状态或暴露水平的改变以及待研究的结局指标。因在队列建设时，已经有良好的研究设计，包括严格的人群纳入、排除标准，以及可能需要的所有变量指标，同时，在数据收集时可以采取严格的质量控制措施，因此，数据的完整性和准确性能够得到保证。然而，对于某些慢性非传染性疾病的危险因素或长期预后研究而言，需要随访3~5年甚至更长时间以获取待研究结局，对时间和经费要求高；同时，长时间的随访会存在失访（loss to follow-up）现象，如果失访过多（一般要求失访率控制在10%以下），将严重影响研究质量。

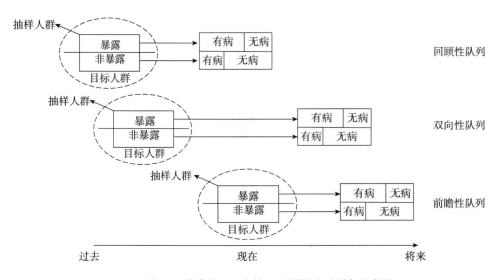

图4-2 前瞻性、双向性、回顾性队列研究示意图

2. 回顾性队列

研究者构思建设队列时，研究对象的待研究结局已经发生。研究人员通过在过去的某个时间点开始纳入研究对象，并回顾性收集研究对象的基线信息，但在此时间点研究对象待研究的结局尚未发生。因在回顾性队列研究开始时已经确定研究对象且已经存在基线数据，研究者无需通过招募研究对象收集数据，而且队列建立时待研究结局已经发生，无须通过随访获取相应的结局，因此该研究设计节约经费和时间。然而，由于基线数据产生时没有严谨的科研设计和质量控制措施，不能保证基线数据质量，而且可能存在某些重要变量指标缺失的情况，因此，其产生的证据级别低于前瞻性队列研究。

3. 双向性队列

双向性队列是将前瞻性队列和历史性队列结合起来的一种设计，即可以通过历史资料收集队列的暴露状态，然后前瞻性收集队列人群的结局。

（二）根据人群特征进行分类

基于纳入队列人群的特征，队列可以分为自然人群队列、专病队列、特殊人群队列等。

1. 自然人群队列

自然人群队列一般从社区招募研究对象，涵盖了不同特征的自然人群，如美国Framingham 心脏病研究队列、中国慢性病前瞻性研究（China Kadoorie Biobank，CKB）等。

2. 专病队列

专病队列一般招募患有某种或某类疾病的人群作为研究对象，如心血管疾病专病队列、食管癌专病队列等。

3. 特殊人群队列

特殊人群队列一般招募具有某种属性的人群作为研究对象，如美国护士健康研究（Nursing Health Study，NHS）等。

（三）根据队列人群的固定情况进行分类

基于研究对象进出队列的时间不同，队列又可以分为固定队列（fixed cohort）和动态队列（dynamic cohort）。

1. 固定队列

固定队列指研究者在一个较短的时间内招募研究对象，并收集基线资料或生物样本从而建立队列，随访期间不再招募新的研究对象，直至随访期结束，研究对象很少或几乎不会因为待研究结局事件以外的其他原因退出队列。

2. 动态队列

动态队列指新的研究对象可以随时加入，同时队列中原有的研究对象也可以自愿退出而不再接受随访，即整个随访期间队列成员不固定。

五、队列研究的优缺点

（一）优点

队列研究优点包括：①研究对象暴露资料的收集在待研究结局发生之前，而且基线数据往往是由研究者调查得到的，资料的回忆偏倚较小；②暴露在前，疾病发生在后，符合因果推断的逻辑顺序，其验证假说的能力强；③通过随访可以直接计算暴露组和非暴露组的待研究结局的发生率，进而可计算出相对危险度等反映暴露与待研究结局关联强度的指标，从而可以直接分析暴露的病因作用；④通过随访有助于了解疾病的自然史；⑤能同时观察一种暴露因素所致的多种疾病，从而研究一种暴露因素与多种疾病的关系。

（二）缺点

队列研究缺点包括：① 队列研究需投入的人力、财力和时间较多，不易实施；②不适合开展待研究结局发生率很低的研究，因为这需要的队列样本量会非常庞大；③由于随访时间长，研究对象不易保持良好的依从性，容易产生失访偏倚。

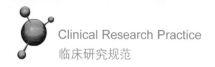
第二节 队列研究的设计与实施

一、确定研究对象

根据研究人群是否暴露于待研究因素，将研究人群分为暴露组和非暴露组（对照组），或根据暴露水平分为不同的暴露组。在研究开始时，所有的研究对象都应没有出现待研究的结局（如糖尿病）。研究目的和研究条件不同，研究人群也不同。

（一）暴露人群的选择

1. 自然人群

自然人群即某行政区域或地理区域范围内的全体人群，选择其中暴露于待研究因素者作为暴露组，而不暴露于待研究因素者作为非暴露组。在病因学研究中，自然人群队列代表性最好，研究结果也更具有普遍意义。例如，美国 Framingham 心脏病研究就是在自然人群中前瞻性观察年龄、性别、家族史、血脂水平、体力活动、吸烟、饮酒等因素与冠心病的关系。

2. 职业人群

如果研究某种可疑的职业暴露因素与疾病或健康的关系，应选择相关职业人群作为暴露人群。例如，研究粉尘与矽肺的关系可选择从事粉尘作业工人开展相关研究。通常职业人群的暴露史比较明确，暴露水平高，发病率也较高，而且有关暴露与疾病的历史记录较为全面、真实、可靠，故可采用回顾性队列研究进行分析，一般不宜进行前瞻性队列研究。

3. 特殊暴露人群

特殊暴露人群指对某因素有较高暴露水平的人群。如果暴露因素与疾病有关，则高度暴露人群中疾病的发病率或死亡率高于其他人群，可用于探索暴露与疾病的关系，有时是研究某些罕见暴露的唯一选择，如选择原子弹爆炸的受害者、核事故中高暴露人群，通常采用历史队列研究进行分析。

（二）对照人群的选择

设置对照的目的是为了通过比较，分析暴露因素与结局的关系。一般来说，选择对照的基本要求是尽可能保证其与暴露组具有可比性，即对照人群与暴露人群相比，除待研究的暴露因素外，其他各种可能影响结局的因素都应尽可能相同，这在观察性研究中是理想情况。通常，对照的选择有以下几种情况：

1. 内部对照（internal control）

在同一研究人群中，采用没有暴露的人群作为对照即为内对照，如在自然人群队列中，暴露于待研究因素的对象为暴露组，其余非暴露人群即为对照组（或非暴露组），这样暴露组与非暴露组来自同一个人群总体，可比性较好。美国 Framingham 心脏病研究即是此类对照。如果研究的暴露在人群中普遍存在，且为定量资料（如 BMI、握力）时，可按照暴露水平分成不同等级，采用最低或最高暴露组作为对照。

2. 外部对照（external control）

当选择职业人群或特殊暴露人群作为暴露组时，往往不能从这些人群中选出对照，常需在该人群之外寻找对照组，这样选择的对照称为外对照。例如，将具有暴露因素的某工厂全体工人作为暴露组，而无该暴露因素的其他工厂工人作为对照组。因为外对照与暴露组来自不同人群，所以需注意两组的可比性。

3. 总人口对照（total population control）

总人口对照也称一般人群对照，这种对照实际上并不是与暴露组平行设立的对照，而是以所研究地区一般人群现有的发病或死亡统计资料，即以总人口率作为对照。这种对照的优点是容易得到对照组资料，可以节省研究经费和时间，但是资料比较粗糙，对照组与暴露组在人口构成等方面可能存在差异，实际上并非严格意义上的对照，因为总人口中可能包含暴露人群。应用这种对照时应注意使用暴露人群所在地区的总人口率，而且在时间上应与暴露组资料一致或相近，以保证其具有可比性。在实际应用中，并不将暴露组和总人口的发病率或死亡率直接作比较，而是采用标化比，即用暴露组的发病或死亡人数与用总人口率算出的期望发病或死亡人数计算得到。在采用特殊暴露人群或职业人群作为暴露组时，由于人数较少，不便计算不同年龄、性别的发病率或死亡率，而计算标化比更为便捷，且意义明显。

二、确定暴露因素

队列研究是一项耗时、耗力且成本高的研究，因此合理、有科学依据且全面的队列研究因素的确定至关重要。研究因素也称为暴露因素（exposure），通常是在描述性研究提供的病因假设和病例对照研究初步检验病因假设的基础上确定的。

在基线调查收集数据时，必须给所要收集的暴露因素一个明确的定义，如研究吸烟与肺癌的关系时，必须对吸烟有一个明确的定义。1997 年，WHO 将"连续或累积吸烟 6 个月或以上"定义为吸烟；而有的研究也将"平均每天吸烟一支以上、时间持续一年以上"或"一年内吸烟总量达到 180 支以上"定义为吸烟。究竟如何定义暴露因素，可通过查阅文献或咨询相关的专家，同时结合研究目的、财力、人力以及对研究结果精确程度的要求等因素，综合考虑后确定。一般可从定性和定量两个角度考虑。若量化收集暴露因素，则应明确其单位，如以饮酒作为暴露因素的话，应注意区分啤酒和白酒的计量单位。如果不易获得准确的定量资料，可将暴露水平划分为等级，如以家庭收入作为暴露因素，可考虑将收入设置为不同的水平进行信息收集；除暴露水平外，还应考虑暴露时间的收集，以估计累积暴露剂量；同时，还要考虑暴露的方式，如连续暴露或间歇暴露、一次暴露或长期暴露、直接暴露或间接暴露等。研究一旦实施，不可更改暴露因素的定义。对于环境暴露剂量的测量，应考虑采用敏感、精确、简单和可靠的方法进行。

除了确定待研究的暴露因素以外，还应确定需同时收集的其他相关因素，如研究对象的人口学特征和各种可能的混杂因素，以便于在分析暴露因素和结局的关系时对混杂因素进行控制，从而降低混杂偏倚对结果的影响。

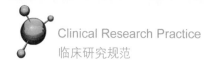
三、确定研究结局

研究结局也称结局变量，是指随访过程中预期出现的结局，即待研究的结局事件（如发病或死亡等）。结局是队列研究观察的终点，即研究对象出现预期结局后不再继续随访。

研究结局因研究目的不同而不同。在疾病病因学研究中，结局往往是所研究疾病的发生或患者死亡；在疾病预后研究中，结局可以是疾病的复发、转移或死亡等。结局不局限于出现某种疾病或死亡等硬性终点指标，也可以是中间结局如肿瘤客观应答率、恢复自主循环、血氧饱和度等，结局既可以是定量的也可以是定性的。

结局的判定应有明确统一的判定标准，并在研究的全过程中严格遵守该标准。如果以某种疾病发生为结局，一般采用国际或国内通用的疾病诊断标准，并采用国际疾病分类标准（ICD-10）进行编码，以便对不同地区的研究结果进行比较。

队列研究的优点是一次研究可以同时收集多种结局资料，分析一因多果的关系，提高研究的效率。因此，在队列研究中，除确定主要研究结局外，可考虑同时收集可能与暴露有关的多种结局，如在 Doll 与 Hill 关于吸烟与肺癌的队列研究中，还同时观察了吸烟与其他多种疾病（如其他癌症、其他呼吸道疾病、冠状动脉栓塞等）的关系。

四、估计样本量

（一）影响样本量的因素

队列研究样本量取决于随访期内暴露组和对照组两组人群待研究结局的发生率（p）、统计学检验水准 α、统计效能（$1-\beta$）以及两组人群的数量比例。其中暴露组和对照组人群待研究结局的发生率可通过查阅相关文献或预调查获得，估计的两组结局发生率的差越小，所需要的样本量越大；α 和 β 由研究者设定，α 和 β 越小，所需要的样本量越大，通常来说，α 为 0.05，统计效能一般不低于 0.8，即 β 不应大于 0.2。一般来说，两组人群的样本量为 1:1，也可以为 1:2 或 1:3 或 1:n，但样本量为 1:1 时所需要的总的样本量最少。

（二）样本量的计算

在暴露组和对照组样本量相等的情况下，可用公式（4-1）计算出各组所需的样本量。

$$n=\frac{\left(Z_\alpha \sqrt{2\bar{p}\ \bar{q}}+Z_\beta \sqrt{p_0 q_0+p_1 q_1}\right)^2}{\left(p_1-p_0\right)^2} \qquad 式（4-1）$$

注：式中 p_1 与 p_0 分别代表暴露组与对照组待研究结局的发生率，$\bar{p}$ 为两组结局发生率的平均值，$q=1-p$，Z_α 和 Z_β 分别为 α 与 β 对应的标准正态分布的临界值，可查表获得。

例：采用队列研究放射线暴露与白血病的关系。已知一般人群白血病发病率为 0.0001，有放射线暴露的人群白血病发病率为 0.001。设 α =0.05（双侧检验），β =0.10。则 Z_α =1.96，Z_β =1.282，p_0 =0.0001，q_0 =1- p_0 =0.9999，p_1 =0.001，q_1 =1- p_1 =0.999，$\bar{p}$ =（0.0001+0.001）/2=0.00055，$\bar{p}$ =1-0.00055=0.99945。

将上述数据代入式（4-1）：

$$n = \frac{(1.96 \sqrt{2\times0.00055\times0.99945} + 1.282 \sqrt{0.0001\times0.9999+0.001\times0.999})^2}{(0.001-0.0001)^2} = 14266$$

即暴露组和对照组各需要 14266 人。考虑失访的影响，失访率估计 10%，则两组各需 14266/（1－10%）=15851 人。

（三）其他问题

队列研究通常对研究对象随访观察一段时间，少则几个月，多则几年甚至几十年，期间会存在研究对象失访问题。因此在计算样本量时，需要将失访率考虑在内，在少量研究对象失访后，剩余的样本量仍然能实现研究目的。例如，假设失访率为 8%，则招募的研究对象不应低于 $n/(1-8\%)$，n 为依据式（4-1）计算得到。

五、资料的收集与随访

（一）基线资料的收集

因队列研究开展成本高，而且一个建好的队列可以研究多种暴露因素与多种待研究结局的关系，故在建设阶段开始招募研究对象时，一般应详细收集每个研究对象的基本情况，作为比较分析的基础，这些数据称为基线资料或基线信息（baseline information）。基线信息一般包括暴露资料、研究对象身体健康状况、人口学资料（如年龄、性别、职业、学历、婚姻等）、生活行为资料（如吸烟、饮酒、锻炼等）以及体格检查数据等。基于基线资料可以判定研究对象是否暴露于待研究因素或暴露水平，同时可以排除已患有待研究结局的研究对象。

获取基线资料的方式有多种：①研究者制定详细的调查问卷对研究对象开展面对面调查；②查阅研究对象的医疗记录、医保记录和健康档案；③对研究对象进行体格检查、实验室检测等；④研究对象所处的环境因素，如气温、空气污染情况、化学或物理等暴露因素，可通过现场环境监测或国家环境监测网站获取。

（二）随访

当队列基线资料收集完成之后，需定期或不定期收集研究对象后续的重要资料，包括研究对象的结局事件发生情况和暴露资料的变化情况等。

1. 随访内容

随访内容通常包括三种：①采用与基线调查内容一致的问卷开展重复基线调查；②提取重要的暴露因素或混杂因素以及结局事件，制成调查问卷；③单纯随访结局事件发生情况。

2. 随访方法

随访方法通常分为主动随访与被动随访。主动随访包括面访、电话随访等。其中面访可收集较多的暴露资料和结局事件资料，但投入的人力、物力和财力最大；电话随访成本低，但若研究对象更换电话号码，容易发生失访。被动随访的主要形式是利用各种类型的监测系统进行随访，如采用基于已有的疾病监测系统、医疗系统和医保系统等获

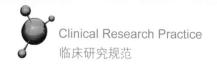

取结局事件发生情况，失访现象较少，但对当地的信息化要求高。

3. 观察终点和终止时间

观察终点指研究对象出现了预期的研究结局，可以是发病、死亡、复发、转移等，也可以是某些指标出现变化，如血清抗体的出现、尿糖转阳等，依研究目的不同而不同。如果研究对象出现了预期的研究结局，即达到了观察终点，就不再对该研究对象继续随访，否则应继续随访到观察终止时间，即整个研究工作计划随访的时间。若因为人口流动或研究对象死于非预期结局，使一些研究对象尚未达到观察终点时即失去了联系，无法获得研究结局的相关信息，则视为失访，这在历时较长的大型队列中较为常见。过多失访会对研究造成失访偏倚，目前一般认为应将失访率控制在 10% 以内。

4. 随访期和随访间隔

随访期的长短通常取决于疾病的潜伏期和暴露因素与疾病的关联强度。一般来说，疾病的潜伏期短则随访期短，慢性病的潜伏期长，随访时间则长；暴露因素导致的发病率或死亡率越大，随访时间越短，反之，随访时间越长。对于随访期较长的队列研究，通常需要随访多次，其随访间隔与随访次数应视研究结局出现的速率、研究的人力、物力和财力等条件而定。一般慢性病的随访间隔期可定为 2~3 年。

六、质量控制

质量控制是任何研究不可或缺的重要环节，队列研究因其样本量大和随访等特点，需投入大量人力、财力和时间巨大，因此质量控制尤为重要，一般来说质量控制措施包括调查员招募、调查员培训、制定调查员手册。

（一）调查员招募

队列研究在数据收集阶段往往持续较长时间，且工作性质单一，在重复性的工作中获取真实的科研数据对调查员要求很高。一般招募具有大专及以上学历的调查员，同时要求调查员具有严谨、务实的工作态度和吃苦耐劳的优良品质。考虑到调查对象语言的多样性（各地方言），在调查员具备以上要求的基础上如果能够招募与当地调查对象语言匹配的调查员最佳。

（二）调查员培训

调查问卷中的调查条目以书面化语言进行组织，而且专业性强，需对调查员进行如何以通俗易懂的表达方式获取相关信息的培训。调查问卷往往条目较多，甚至涉及调查对象部分隐私信息，通过培训获得调查技巧，可以使调查员在不引起调查对象反感的情况下获取必要的信息。除了问卷调查外，体格检查和生物样本收集同样需要进行标准化操作培训，防止收集的数据存在系统误差。

（三）制定调查员手册

队列研究往往涉及问卷调查、体格检查和生物样本采集等内容，需获取的信息量大，为了保证数据收集的可靠性和一致性，编制调查员手册是队列研究必要的环节。调查员手册包含对调查问卷每个条目的解释、标准化的操作程序及注意事项等内容，是调查员的一本工具书，有助于调查员深入、彻底、正确地了解待收集的信息。

第三节　队列研究的资料整理与分析

一、率的计算

（一）累积发病率（cumulative incidence）

当队列研究对象无不定时退出或加入情形时，以队列开始时的人口数为分母，整个随访时间内发病人数为分子，计算该随访期内累积发病率；如果研究结局为死亡，同样方法可以计算累积死亡率。

（二）发病密度（incidence density）

当队列中的研究对象处于动态变动的情形时，每个研究对象的随访时间不一致，以建立队列时总人数为分母计算发病率不合理。可用人时（person time）为单位计算，即以观察人数乘以观察时间，此时计算的率即为发病密度。时间单位可根据随访时间长短选用年、月、日等。

（三）标化比（standardized ratio）

当研究对象数量较少，或待研究结局事件发生率比较低时，无论随访时间长短，都不适合直接计算发生率。此时可将全人口的待研究结局发生率（如发病率或死亡率）作为标准，计算出该研究人群的理论发病或死亡的人数，即预期发病或死亡人数，计算研究人群中实际发病或死亡人数与预期发病或死亡人数之比，即标化发病或死亡比（standardized morbidity/mortality ratio, SMR）［式（4-2）］。

$$SMR = \frac{实际发病或死亡人数}{预期发病或死亡人数} = \frac{实际发病或死亡人数}{全人口发病或死亡率 \times 队列研究人数} \qquad 式（4-2）$$

> 例：从某地级市抽样建成 1 万人的自然人群队列，随访 10 年后共新发食管癌患者 20 例。选用该省全人口的食管癌发病率作为标准发病率，计算得到预期食管癌患者为 15 例，求其 SMR。
>
> $SMR = \dfrac{实际发病或死亡人数}{预期发病或死亡人数} = 20/15 = 1.33$，即该市人群食管癌的发病风险是该省发病风险的 1.33 倍。

二、人时的计算

人时是观察人数与观察时间结合的综合指标。它是研究人群中所有个体暴露于所研究因素的时间的总和，即人数 × 暴露时间 = 人时数，时间可以是日、月、年中任何一种单位，通常多用人年。计算人时的方法很多，步骤也比较复杂，下面分别介绍以个人为单位计算暴露人年、以近似法计算暴露人年及以寿命表法计算暴露人年的方法。

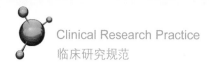
（一）以个体为单位计算暴露人年

该方法较精确，但费时间，如样本不太大，可用此法计算，如表4-1、表4-2。现在已有专用于人年计算的计算机软件，如"PYRS""OCMAP"等。

表4-1　3个研究对象的出生日期与进出研究时间资料

对象编号	出生日期	进入研究时间	退出研究时间
1	1927年3月21日	1966年7月19日	1977年9月14日（迁居外地）
2	1935年4月9日	1961年11月11日	1973年12月1日（死亡）
3	1942年11月12日	1970年2月1日	1981年1月1日（随访结束时尚在）

表4-2　以个人为单位计算暴露人年

年龄组/岁	对象1 1927年3月21日出生	对象2 1935年4月9日出生	对象3 1942年11月12日出生	暴露人年
25~29	—	1961年11月11日至1965年4月8日，共3年4个月27天，即3.41人年	1970年2月1日至1972年11月11日共2年9个月10天，即2.78人年	6.19
30~34	—	1965年4月9日至1970年4月8日，共5.00人年	1972年11月12日至1977年11月11日，共5.00人年	10.00
35~39	1966年7月19日至1967年3月20日，共8个月即0.67人年	1967年4月9日至1973年12月1日，共3年7个月22天，即3.65人年	1977年11月12日至1981年1月1日，共3年1个月20天，即3.14人年	7.46
40~44	1967年3月21日至1972年3月20日，共5.00人年	—	—	5.00
45~49	1972年3月21日至1977年3月20日，共5.00人年	—	—	5.00
50~54	1977年3月21日至1977年9月14日，共5个月24天，即0.48人年	—	—	0.48
累计	1966年7月19日至1977年9月14日，共11.15人年	1961年11月11日至1973年12月1日，共12.06人年	1970年2月1日至1981年1月1日，共10.92人年	34.13

（二）以近似法计算暴露人年

如果不清楚每个研究对象进入与退出队列的具体时间，就无法直接计算人年数。此时可用平均人数乘以观察年数得到总人年数。平均人数取相邻两时段人口平均数或年中人数，如表 4-3 所示。

表 4-3　以近似法计算暴露人年

年龄组／岁	观察人数						暴露人年
	1951年11月1日	1952年11月1日	1953年11月1日	1954年11月1日	1955年11月1日	1956年4月1日	
35~44	8886	9149	9287	9414	9710	9796	41211.75
45~54	7117	7257	7381	7351	7215	7191	32156.25
55~64	4094	4212	4375	4601	5057	5243	19909.33
合计	20097	20618	21043	21366	21982	22230	93277.33

例：表 4-3 中，35~44 岁年龄组的人年数 =（8886+9149）÷2 +（9149+9287）÷2 +（9287+9414）÷2 +（9414+9710）÷2 +（9710+9796）÷2 × 5/12 = 41211.75

（三）以寿命表法计算暴露人年

当观察对象人数较多时，利用寿命表法计算人年较为简便。下公式计算中，当年进入队列的人按 0.5 人年计算，失访或出现终点结局的亦按照 0.5 人年计算。

$$L_x = I_x + 1/2(N_x - D_x - W_x) \qquad 式（4-3）$$
$$I_{x+1} = I_x + N_x - D_x - W_x \qquad 式（4-4）$$

式中 L_x 为 x 时间内暴露人年数；I_x 为 x 时间开始时的人数；N_x 为 x 时间内进入队列的人数；D_x 为 x 时间内出现终点结局的人数；W_x 为 x 时间内失访的人数。以表 4-4 为例计算如下：

表 4-4　以寿命表法计算暴露人年

观察时间／年 x	年初人年 I_x	年内进入人数／人 N_x	年内发病人数／人 D_x	年内失访人数／人 W_x	暴露人年 L_x
1	1403	79	4	30	1425.5
2	1448	45	2	11	1464.0
3	1480	60	3	8	1504.5
4	1529	5	2	19	1521.0
5	1513	10	7	25	1502.0
6	1419	18	8	29	1481.5

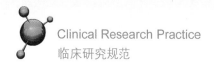
续表

观察时间/年 x	年初人年 I_x	年内进入人数/人 N_x	年内发病人数/人 D_x	年内失访人数/人 W_x	暴露人年 L_x
7	1472	13	3	73	1440.5
8	1409	12	5	74	1375.5
9	1342	9	2	467	1112.0
10	882	3	1	819	473.5
11	65	0	0	57	36.5
合计	—	—	37	—	13336.5

例：第一年的暴露人年为：

$L_1 = I_1 + 1/2(N_1 - D_1 - W_1) = 1403 + 1/2（79 - 4 - 30）= 1425.5（人年）$

$I_2 = I_1 + N_1 - D_1 - W_1 = 1403 + 79 - 4 - 30 = 1448（人）$

$L_2 = 1448 + 1/2（45 - 2 - 11）= 1464（人年）$

以此类推，合计得 13336.5 人年。

三、暴露与疾病的关联强度

将队列研究资料整理如表 4-5。

表 4-5 队列研究资料整理归纳表

	病例	非病例	合计	发病率
暴露组	a	b	$a+b=n_1$	a/n_1
非暴露组（对照组）	c	d	$c+d=n_0$	c/n_0
合计	$a+c=m_1$	$b+d=m_0$	$a+b+c+d=m$	—

（一）相对危险度（relative risk，RR）

该指标反映了暴露因素与待研究结局（如发病、死亡）的关联强度，又称作危险比（risk ratio）或率比（rate ratio，RR）。

$$RR = I_e / I_o = (a/n_1)/(c/n_0) \qquad 式（4-5）$$

其中，I_e 与 I_o 分别为暴露组与非暴露组待研究结局的发生率，RR 指暴露组发生待研究结局的风险是非暴露组的多少倍。

RR 为根据样本做出的暴露与疾病关联强度的点估计值，用点估计推断总体时因存在抽样误差，需计算其 95% CI。Woolf 法计算 RR 95% CI 的方式如下：

$$Var(\ln RR) = 1/a + 1/b + 1/c + 1/d$$

$$\ln RR\ 95\%\ CI = \ln RR \pm 1.96\sqrt{Var(\ln RR)}$$ 式（4-6）

取（式 4-6）反自然对数即为 RR 的 95% CI。

注：RR 大于 1 且其 95% CI 不包括 1，表明暴露组待研究结局发生率高于非暴露组，该暴露因素为危险因素，解释为暴露组待研究结局的发生风险是非暴露组的 RR 倍，或暴露组待研究结局的发生风险与非暴露组相比增加（RR-1）×100%；RR 小于 1 且其 95% CI 不包括 1，表明暴露组待研究结局发生率低于非暴露组，该暴露因素为保护因素，解释为暴露组待研究结局的发生风险与非暴露组相比降低（1-RR）×100%；RR 的 95% CI 包括 1，表明暴露因素与待研究的结局不存在统计学关联。

（二）归因危险度（attributable risk，AR）

AR 也称率差（rate difference，RD）、超额危险度（excess risk）或特异危险度，为暴露组待研究结局的发生率与未暴露组待研究结局的发生率之差，表示因为暴露因素的存在使待研究结局的发生率增加或减少的量。

$$AR = RD = I_e - I_o = a/n_1 - c/n_0$$ 式（4-7）

AR 的 95% CI 可用式（4-8）计算：

$$AR\ 95\%\ CI = AR \pm 1.96\sqrt{\frac{a}{n_1^2} + \frac{c}{n_0^2}}$$ 式（4-8）

RR 与 AR 均表示暴露因素与研究结局的关系强度，但这两个指标反映的意义不同。RR 反映个体暴露于该因素后发生待研究结局的风险增加的倍数（RR-1）；AR 反映群体暴露于该因素后，待研究结局增加的超额危险。二者的具体区别如表 4-6 所示。

表 4-6　吸烟者与非吸烟者的 RR 与 AR

疾病	吸烟者 /（1/10 万人年）	非吸烟者 /（1/10 万人年）	RR	AR/（1/10 万人年）
肺　癌	48.33	4.49	10.8	43.84
心血管疾病	294.67	169.54	1.7	125.13

表 4-6 表明，吸烟者与非吸烟者相比，肺癌的发生风险比心血管疾病的发生风险大得多（10.8∶1.7），而 AR 指标说明吸烟使心血管疾病的发生率增加的更多（125.13∶43.84）。前者具有病因学意义，后者更具有疾病预防和公共卫生意义。

（三）归因危险度百分比（attributable risk percent，AR%）

AR% 也称病因分值（etiologic fraction，EF），指暴露组人群中待研究结局的发生归因于暴露因素占全部待研究因素发生的百分比。

$$AR\% = (I_e - I_o)/I_e \times 100\%$$ 式（4-9）

（四）人群归因危险度（population attributable risk，PAR）与人群归因危险度百分比

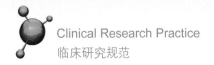
（population attributable risk percent，PAR%）

PAR 指整个人群某时期因为暴露于某因素而引起的待研究结局的率；PAR% 指人群中因为暴露于某因素而引起的待研究结局占整个人群待研究结局的比例。

$$PAR=I_t-I_o \qquad\qquad 式（4-10）$$

$$PAR\%=（I_t-I_o）/I_t×100\% \qquad\qquad 式（4-11）$$

> 例：吸烟者肺癌年死亡率（I_e）为 0.96‰，非吸烟者肺癌年死亡率（I_o）为 0.07‰，全人群中肺癌年死亡率（I_t）为 0.56‰，则 RR=I_e/I_o=0.96‰/0.07‰=13.7，说明吸烟者肺癌的死亡风险是非吸烟者的 13.7 倍；AR=I_e-I_o=0.96‰ − 0.07‰=0.89‰，说明戒烟可使吸烟人群肺癌死亡率降低 0.89‰；AR%=（I_e-I_o）/I_e×100%=（0.96‰ − 0.07‰）/0.96‰×100%=92.7%，说明吸烟人群中因吸烟引起的肺癌死亡占所有肺癌死亡的 92.7%，即吸烟人群中有 92.7% 的肺癌死亡由吸烟引起；PAR=I_t-I_o=0.56‰ − 0.07‰=0.49‰，说明如果戒烟后，可使全人群减少 0.49‰ 的肺癌死亡；PAR%=（I_t-I_o）/I_t×100%=（0.56‰ − 0.07‰）/0.07‰×100%=87.5%，说明全人群中因吸烟引起的肺癌死亡占全部肺癌死亡的 87.5%，即全人群中有 87.5% 的肺癌死亡是由吸烟引起的。
>
> 从以上指标可以看出，吸烟是肺癌死亡的重要危险因素，戒烟可使全人群的肺癌死亡率大大降低。

四、剂量反应关系分析

队列研究的暴露因素可以为定性资料（是否暴露），也可以为定量资料，对于后者，可以按照一个截断值将定量资料分为高暴露和低暴露两组（等价于是否暴露），也可以按照多个截断值将定量资料分为不同暴露水平的亚组，分别计算不同暴露水平组相对于最低暴露水平组的 RR。如果暴露的水平越高且 RR 越大，则暴露与效应之间存在剂量反应关系，说明该暴露作为病因的可能性越大。如表 4-7 所示，女性冠心病发病密度和 RR 随体质量指数（body mass index，BMI）的升高而增大，两者存在剂量反应关系，说明 BMI 很可能是女性冠心病发生的原因，同时可对 RR 进行趋势性检验，从统计学角度检验其剂量反应关系。

表 4-7　女性人群中 BMI 与冠心病的关系

BMI	病例数	人年	发病密度 /（1/10 万人年）	RR
≥ 29.0	312	166 729	187.1	4.1
25.0~28.9	317	271 832	116.6	2.6
23.0~24.9	242	307 905	78.6	1.7
21.0~22.9	239	410 891	58.2	1.3
<21.0	182	403 121	45.1	1.0

第四节　队列研究的偏倚及其控制

一、选择偏倚（selection bias）

队列研究基于抽样人群开展病因学研究。在开展前瞻性队列研究招募研究对象时，招募对象遵循自愿参加的原则并签署知情同意书，因此会存在部分研究对象不愿参加的情况；除此之外，在农村开展自然人群队列研究时，因人口流动性增加，农村多为留守儿童、老年人和妇女，在开展回顾性队列研究时，会存在有些人的记录不全而不被纳入。基于以上种种情形建立的队列，得出的研究结论会因为选择偏倚的问题在研究结论外推到全人群时受限。

二、失访偏倚（loss to follow-up bias）

队列研究往往需要对研究对象随访观察很长一段时间，期间有的研究对象可能因为种种原因脱离了观察，研究者无法获取其研究结局，从而造成失访现象，因失访对研究结果产生的影响称为失访偏倚。研究对象虽签署知情同意书，但仍可以随时退出队列；此外，因人口流动性增大，研究对象外出务工甚至移居外地是造成失访的主要原因。失访造成偏倚的大小主要取决于失访率的大小、失访人群的特征等，失访率一般不应超过10%。随着信息化系统的完善，基于疾病监测系统、医疗系统、医保系统等建立的随访系统可大大降低失访率。

三、信息偏倚（information bias）

信息偏倚主要为错分偏倚（misclassification bias）。研究者主要通过问卷和查体获取研究对象的基线信息和体格检查数据，由于调查人员询问技巧欠佳或具有倾向性诱导问答、仪器未经校准、检验技术不熟练、诊断标准不明确或不一致、质量控制不严格等原因致使获取的信息失真，从而造成暴露错分、研究结局错分以及暴露和结局的联合错分。对调查人员和结局判定人员进行培训，并采取严格的质量控制措施可降低信息偏倚。

四、混杂偏倚（confounding bias）

在研究暴露因素与待研究结局的关系时，除了待研究的暴露因素以外，其他因素同样可能影响结局的发生，这些除待研究的暴露因素以外的因素被称为混杂因素（confounding factor），由混杂因素导致的偏倚即为混杂偏倚。如研究饮酒对食管癌发病的影响，饮酒为本研究的暴露因素，食管癌为研究结局，吸烟、年龄、性别等可能为本研究的混杂因素。混杂因素是相对于暴露因素来说的，当研究吸烟对食管癌发病的影响时，吸烟变为本研究的暴露因素，饮酒则可能成为本研究的混杂因素。在收集基线数据时，应尽量充分考虑可能影响结局的因素，在数据分析时，可以采用分层、匹配、多因素分析等方法对混杂因素进行控制，以降低混杂偏倚对结果的影响。

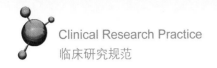
第五节　疾病预后研究

一、概念

疾病预后（prognosis）是指疾病发生后，对疾病未来病程和结局（痊愈、复发、恶化、伤残、并发症和死亡等）的预测或估计。疾病预后研究内容主要包括对疾病不同结局发生概率估计和研究影响预后的因素两个方面。

二、疾病预后因素

（一）概念

预后因素（prognostic factor）是指影响疾病结局的因素，如果患者具有这些因素，则患者某种结局出现的概率就可能发生改变。预后因素区别于危险因素，危险因素是使患病风险增加的因素，往往研究对象为"健康人"，而预后因素研究对象往往是患有某种具体疾病的患者。虽然某些疾病的一些危险因素也同样可能是预后因素，如年龄，但两者的应用目的不同，危险因素一般被应用于病因学研究，而预后因素则被应用于预后研究。

（二）常见种类

1. 疾病本身特征

疾病本身特征主要包括疾病的病情、病期、病程、类型、合并症等方面，如食管癌的 TNM 分期、生长部位、组织分化、组织类型、肿瘤大小等。

2. 患者机体状况

患者机体状况主要包括体质强弱、营养状况、心理状况、免疫状况等。如体质状况较好的癌症患者相较于体质差的癌症患者能耐受有效剂量的放化疗治疗，从而有较好的预后。

3. 医疗条件

医疗条件的优劣也直接影响疾病预后。针对同一严重程度的疾病，医疗条件好的医院往往具有丰富的治疗经验和先进的治疗方案，从而能有效地改善患者预后。如心脏骤停患者出院生存率在二级和三级医疗机构间存在明显差异。

4. 早诊早治

早期诊断和治疗对疾病的预后往往影响非常大，如早期食管癌患者，其 5 年生存率可达到 60% 以上，而晚期食管癌患者的 5 年生存率为 20%~30%。

5. 患者、家庭及社会因素

患者的年龄、性别、依从性，家庭经济状况、成员关系，社会医疗、保险制度等也会影响患者预后，如年龄大者、依从性差者、家庭经济困难者的预后往往比较差。

三、疾病预后研究常用方法

观察性研究（observational study）和干预性研究（interventional study）均可用于开展疾

病的预后研究，而队列研究和随机对照临床试验分别是其中最常用的临床研究设计方案。

（一）队列研究

根据是否暴露于某因素可将研究对象分为暴露组和非暴露组，或低暴露组和高暴露组，并随访观察不同组患者预后结局的差异。例如，研究淋巴结转移对食管癌的预后影响，可根据是否有淋巴结转移将食管癌根治术患者分为暴露组（有淋巴结转移）和非暴露组（无淋巴结转移），随访观察 5 年后，统计分析两组总生存率是否存在差异。

1. 队列研究的起始点

采用队列研究设计方案开展预后研究时，应明确队列起始点，又称零点时间（zero time），此点为研究对象被随访的开始时间。采用的起始点不同，对预后的影响不同，如对癌症的预后研究可采用确诊日期、手术日期、出院日期等作为研究的起始点，但应保证队列中的所有癌症患者的起始点一致，如均采用癌症的确诊日期，否则无法客观评价其预后。

2. 研究对象来源

病例来源会直接影响研究对象的代表性，进而影响结果的外推性。研究对象要代表目标疾病的源人群。不同级别医疗机构所收治患者的严重程度往往存在差异，如三级医疗机构重症患者比例较高，二级医疗机构多为病情较轻的患者，因此，如单独采用二级或三级医疗机构患者开展预后研究，可能会得出二级医疗机构患者预后较好，而三级医疗机构患者预后较差的结论。此时，可通过招募不同级别医疗机构的患者建立多中心队列，以使研究对象具有良好的代表性。同时，在研究设计阶段，应明确研究对象的纳入标准、排除标准，各种标准要客观、具体、为国际所公认，从而保证良好的内部一致性和外部一致性。

3. 随访和失访

往往通过随访获取研究对象的预后结局，因此，随访是预后研究的关键环节之一，如何有效控制失访对预后研究成败起到关键作用。通常来说，如果失访率控制在 10% 以内，因失访造成的偏倚较小。因此，如何提高随访成功率以获取每个研究对象的结局是预后研究的重要工作之一，如可以通过提高门诊随访或建立专门的随访办公室，安排专职人员定期进行随访。随访的时间长短对研究结局的获取也会产生重要影响。如果随访时间较短，在有限的队列人群中，预期阳性结局较少，统计效能较低，无法获得预期的研究结果；如果随访时间过长，则可能产生大量失访，从而造成失访偏倚，严重影响结果的真实性。

（二）随机对照试验（randomized controlled trial，RCT）

随机对照试验通过随机分组、设立对照或实施盲法等手段使混杂因素在试验组和对照组平衡后，随访观察不同组患者预后结局的差异。例如，评估新辅助放化疗术后纳武利尤单抗辅助治疗对食管或胃食管交界处癌治疗效果，将研究对象按照纳入排除标准招募后随机分为试验组（纳武利尤单抗治疗组）和对照组（安慰剂治疗组），随访观察 5 年后统计分析两组总生存率是否存在差异。随机对照试验和前瞻性队列研究有相似的地方，两者都属于前瞻性研究，且都需随访。两种研究设计的最大区别在于

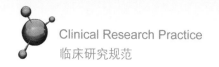

待研究的预后因素是否是根据研究目的人为施加的。

四、疾病预后研究常用结局指标

（一）病死率（case-fatality rate）

病死率指某病患者中因该病而死亡的频率。

$$病死率 = \frac{死于该病的患者人数}{患该病的患者总人数} \times 100\%$$ 式（4-12）

（二）疾病别死亡率（cause-specific mortality）

疾病别死亡率指某一人群在一定时期内因某病死亡的人数所占的比例。

$$死亡率 = \frac{某期间内死于某病人数}{同期平均人口数} \times 100000/10\,万$$ 式（4-13）

（三）治愈率（cure rate）

治愈率指患某病治愈的人数占该病接受治疗患者总数的比例。

$$治愈率 = \frac{患某病治愈的患者人数}{患该病接受治疗的患者总人数} \times 100\%$$ 式（4-14）

（四）缓解率（remission rate）

缓解率指给予某种治疗后，进入疾病临床消失期的病例数占总治疗病例数的比例。

$$缓解率 = \frac{治疗后进入疾病临床消失期的病例数}{接受该治疗的总病例数} \times 100\%$$ 式（4-15）

（五）复发率（recurrence rate）

复发率指疾病经过一定的缓解或痊愈后又重复发作的患者数占接受观察患者总数的比例。

$$复发率 = \frac{复发的患者人数}{接受观察患者总数} \times 100000/10\,万$$ 式（4-16）

（六）总生存率（overall survival rate）

总生存率指从疾病临床过程中的某一点（如发病、确诊、治疗等）开始，到某时点的生存概率，如癌症患者1、3、5年的生存率。

$$n年生存率 = \frac{活满n年的总病例数}{n年内观察的总病例数} \times 100\%$$ 式（4-17）

（七）中位生存时间（median survival time）

累积生存率为50%时所对应的生存时间，即50%的患者存活的时间，如食管鳞癌的中位生存时间为40个月，说明诊断为食管鳞癌后只有50%的患者可以活过40个月。

五、疾病预后研究分析方法

预后研究不仅要考虑研究对象的结局（如发病或未发病、死亡或存活等），还要考虑出现结局所经历的时间。这类既要考虑发生结局又要考虑结局出现时间的资料称为生存资料（survival data），将研究的结局和结局出现时间结合起来进行分析的统计方法为生存分析（survival analysis）。

生存时间（survival time）是从某起始点开始到某终止事件所经历的时间跨度，如癌症患者从确诊到死亡之间的时间间隔。生存时间的度量单位可以是小时、日、月、年等。在生存分析中，生存资料分为两种类型：一种是完全数据（complete data），它提供了结局（如死亡、复发等）和结局出现的时间；另一种是截尾数据（censored data），此数据因为研究对象失访或死于其他原因，或者在规定的随访期结束时研究对象未出现待研究的终止事件，因此也被称为不完全数据（incomplete data）。

生存分析内容包括描述性统计，描述生存过程，比较生存过程和分析影响预后的因素等方面。

（一）描述性统计（descriptive statistics）

描述性统计描述研究人群的基线信息，包括人口学特征（年龄、性别、种族、婚姻状况等）、待研究的预后因素以及可能的混杂因素（confounding factor）等可能影响结局发生的因素。例如，研究食管癌肿瘤长度对食管癌患者预后的影响，食管癌肿瘤长度为本研究的预后因素，而肿瘤的状态包括 TNM 分期、肿瘤分化、肿瘤位置、肿瘤切缘等传统的影响肿瘤患者预后的因素，以及肿瘤患者的年龄、性别等为本研究的混杂因素。

通过描述研究人群的基线信息，不仅可以反映研究样本人群的重要变量的收集情况，同时还可以反映样本人群对研究总体人群的外推代表性。

（二）描述生存过程

描述生存过程研究生存时间的分布特点，估计生存率、估计中位生存时间、绘制生存曲线等。例如，根据食管癌患者术后的生存资料，可以估计食管癌患者 1 年、3 年、5 年等不同时间点的生存率。

Kaplan-Meier 法和寿命表（life table）法是两种常用的非参数分析方法，其应用不需要对被估计的资料分布做任何假定。Kaplan-Meier 法又称乘积极限法（product-limited method），是以时间（t）为横轴，生存率（P）为纵轴，表示时间与生存率关系的函数曲线，故应用此方法估计的生存曲线称为 Kaplan-Meier 曲线（如图 4-3）。它既可应用于小样本研究，也可用于大样本研究。寿命表法是利用概率论的乘法定律估计各个观察组在任一特定随访时期患者的生存率，通常应用于样本较大的研究。

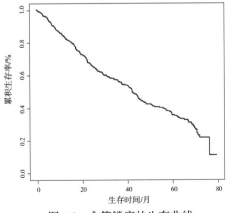

图 4-3　食管鳞癌的生存曲线

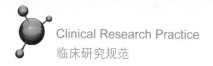

（三）比较生存过程

通过对待研究的预后因素进行分组（两组或多组）并计算生存率，可以绘制按照预后因素不同分组的生存曲线，并可对不同组间的生存曲线进行比较，常用方法有 log-rank 检验（图 4-4）。

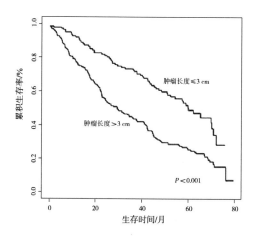

图 4-4　食管鳞癌不同肿瘤长度生存曲线

（四）分析影响预后的因素

Cox 比例风险模型（Cox proportional hazard model）是目前生存分析多因素预后评价中应用最为广泛的一种方法。Cox 比例风险模型是半参数模型，适用于许多分布未知的资料数据。Cox 比例风险模型如下：

$$h(t,x)=h_0(t)\exp(\beta_1 x_1+\beta_2 x_2+\cdots+\beta_n x_n) \qquad 式（4-18）$$

x_1，x_2，$\cdots$，x_n 是影响预后的 n 个因素。$h(t,x)$ 表示在预后因素 x 的影响下，在时刻 t 的风险率，即 t 时刻存活的患者在 t 时刻后一瞬间的死亡速率。$h_0(t)$ 表示不受预后因素 x 的影响下，在时刻 t 的风险率，即所有预后因素 x 取值为 0 时的风险函数，称为基线风险函数。β_1，β_2，$\cdots$，β_n 为 Cox 模型待估的回归系数。

风险比（hazard ratio，HR）是反映预后因素与疾病结局关联强度的效应指标。

$$HR_j=\exp(\beta_j) \qquad 式（4-19）$$

HR_j 的 95% CI 为：

$$\exp[\beta_j\pm1.96SE(\beta_j)] \qquad 式（4-20）$$

注：HR_j 大于 1 且其 95% CI 不包括 1，表明待研究预后因素 x_j 存在时，终点事件的发生风险增加（HR_j–1）×100%；HR_j 小于 1 且其 95% CI 不包括 1，表明待研究预后因素 x_j 存在时，终点事件的发生风险降低（1–HR_j）×100%；HR_j 的 95% CI 包括 1，表明待研究预后因素 x_j 与待研究的结局不存在统计学关联。

（五）注意问题

Cox 比例风险回归模型的前提条件是假定风险比值 $h(t)/h_0(t)$ 为固定值，即各研究变量对生存率的影响不随时间的改变而改变，只有满足该条件时，Cox 比例风险模型的结果才准确。通常检验这一假定条件的方法包括 Schoenfeld 残差法和图示法。当检验发现比例风险的假定条件不成立时，即某些因素的作用强度随时间而变化，可采用时依变量模型（time-dependent model）进行分析，也称为非比例风险模型（non-proportional hazard model），具体分析方法请参考相关统计学书籍。

※ 拓展阅读 ※

中国慢性病前瞻性研究（China kadoorie biobank，CKB）是北京大学、中国医学科学院与英国牛津大学联合开展的慢性病国际合作研究项目。项目旨在通过建立中国健康人群队列和基于血液标本的基础健康数据库，从遗传、环境和生活方式等多个层次和水平深入研究危害中国人群健康的各类重大慢性病的主要致病因素、保护性因素、发病机理、流行规律及趋势，为有效地制定我国慢性病预防和控制的策略和措施、开发新的治疗和干预手段，提供中国人群的科学依据。CKB 项目基线调查完成了 51 万余人的生理、心理与社会行为状况的调查，心肺功能等健康状况的体检，保存了全部调查对象的血液样本。它建立了在全世界范围内样本量规模最大的一般成年人群健康情况基础数据库和血液样品库，为我国和世界范围内人群主要慢性病病因和危险因素研究提供了科学价值巨大的基础人群。基线调查在全国 5 个城市和 5 个农村项目点各建立了平均 5 万人口的长期流行病学随访队列，为我国经济社会转型期人群健康状况的发展与变化、疾病谱的改变及其影响因素研究提供了宝贵的人群现场。基线调查工作积累了一套在中国城乡利用先进技术，高效、有序地开展大型现场调查工作的全方位经验，培养了一支在城乡现场开展大规模流行病学调查和质量控制的卫生防病队伍，为今后开展类似项目积累了丰富的经验。它还带动和提高了项目省和项目地区的慢性病防治工作，许多项目省卫生行政部门把项目地区作为本省慢性病综合研究的示范基地，将项目与常规工作相结合，加大了对我国慢性病防治的支持力度，提高了慢性病防治的整体水平。

截至 2022 年 4 月，项目制定了包括《大型人群队列研究数据处理技术规范》(T/CPMA 001-2018)、《大型人群队列研究数据安全技术规范》(T/CPMA 002-2018)、《大型人群队列现场调查管理技术规范》（T/CPMA 001-2019）、《大型人群队列终点事件长期随访技术规范》（T/CPMA 002-2019）、《队列生物样本库建设管理规范》（T/SZGIA 5-2019）在内的 5 项队列建设标准，并出版《大型人群队列研究调查适宜技术》《大型人群队列研究随访监测适宜技术》和《大型人群队列研究技术规范》3 部专著，为国内同行开展队列研究提供了宝贵经验。

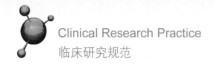
参考文献

[1] 耿贯一 . 流行病学 [M]. 4 版 . 北京：人民卫生出版社，1996.

[2] 李立明 . 临床流行病学 [M]. 北京：人民卫生出版社，2011.

[3] HUMPHRIES S M，NOTARY A M，CENTENO J P，et al. Deep learning enables automatic classification of emphysema pattern at CT [J]. Radiology，2020，294（2）：434-444.

[4] KELLY R J，AJANI J A，KUZDZAL J，et al.Adjuvant nivolumab in resected esophageal or gastroesophageal junction cancer [J]. N Engl J Med, 2021, 384（13）：1191-1203.

[5] LI Y，SCHOUFOUR J，WANG D D，et al. Healthy lifestyle and life expectancy free of cancer，cardiovascular disease，and type 2 diabetes：prospective cohort study [J]. BMJ，2020，368：l6669.

[6] WILLETT W C，MANSON J E，STAMPFER M J，et al. Weight, weight change, and coronary heart disease in women. Risk within the 'normal' weight range [J]. JAMA，1995，273（6）：461-465.

[7] ZHANG X, WANG Y, LI C, et al.The prognostic value of tumor length to resectable esophageal squamous cell carcinoma: a retrospective study [J]. Peer J，2017，5：e2943.

[8] COX D R. Regression models and life-tables [J]. J Royal Stat Soc （B），1972, 34（2）：187-202.

[9] CHEN Z，LEE L，CHEN J，et al. Cohort profile：the Kadoorie Study of Chronic Disease in China（KSCDC）[J]. Int J Epidemiol, 2005，34：1243-1249.

（桑少伟, 张同超）

随机对照试验

学习目的

1. 掌握随机对照试验的设计原则。
2. 熟悉随机对照试验资料的整理和分析。
3. 熟悉随机对照试验资料的评价原则。
4. 了解随机对照试验的定义和主要用途。

案例

研究题目：用于排卵女性的新鲜胚胎移植和冷冻胚胎移植的比较。

研究背景：体外受精（IVF）技术自 40 年前出现以来发展迅速，该技术包括采用促性腺激素的控制性促排卵（使获卵数倍增）和胚胎冷冻保存，使保存剩余胚胎供进一步使用成为可能，从而提高 IVF 周期后的累积活产率。观察性研究和小型的随机对照试验显示，与新鲜胚胎移植相比，冷冻胚胎移植的妊娠率较高，围生期结局较好。有人提出假设，通过避免促排卵后发生的超生理状态，冷冻胚胎移植可以为胚胎植入和胎盘形成提供更有利的宫内环境。但关于冷冻胚胎移植是否能够提高衡量辅助生殖技术周期成功率的"金标准"——活产率，在此之前并没有大型的多中心随机对照试验证实。已有研究显示，在患多囊卵巢综合征的无排卵女性中，选择性冷冻胚胎移植的活产率高于新鲜胚胎移植。尚不确定冷冻胚胎移植是否可提高患不孕症的排卵女性的活产率。

研究方法：在这项多中心的随机试验中，研究者将 2157 名进行第一次体外受精周期的女性随机分配，分别进行新鲜胚胎移植，或胚胎冷冻保存后进行冷冻胚胎移植。每名参与者最多移植两个卵裂期胚胎，主要结局是第一次胚胎移植后活产率。

研究结果：冷冻胚胎组和新鲜胚胎组的活产率差异无统计学意义（分别为 48.7% 和 50.2%；RR 为 0.97；95% CI：0.89~1.06；$P=0.50$）。此外，生化妊娠率（62.3%：64.4%；RR 为 0.97；95% CI 为 0.91~1.03；$P=0.30$）、临床妊娠率（54.4%：56.9%；RR 为 0.96；95% CI 为 0.89~1.03；$P=0.24$）、植入率（41.1%：42.3%；RR 为 0.97；95% CI 为 0.90~1.05；$P=0.50$）、持续妊娠率（50.1%：53.1%；RR 为 0.95；95% CI 为 0.87~1.03；$P=0.18$），两组之间也无显著差异。事后分析显示，冷冻胚胎组的中期妊娠丢失率低于新鲜胚胎组（1.5%：4.7%；RR 为 0.33；95% CI 为 0.16~0.68；$P=0.002$）。冷冻胚胎组和新鲜胚胎组平均出生体重无显著差异。冷冻胚胎移植导致的卵巢过度刺激综合征风险显著低于新

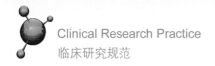

鲜胚胎移植（0.6%：2.0%；RR 为 0.32；95% CI 为 0.14~0.74；*P*=0.005）。产科和新生儿并发症及其他不良结局的风险在两组之间的差异无统计学意义。

研究结论：在患不孕症的排卵女性中，新鲜胚胎移植和冷冻胚胎移植的活产率的差异无统计学意义，但是冷冻胚胎移植导致卵巢过度刺激综合征的风险较低。

思考题

对于随机对照试验，哪些医工交叉进展能更好地促进该类临床研究的实际应用？

第一节　随机对照试验概述

随机对照试验（randomized controlled trial，RCT）是指研究者根据研究目的，按照预先确定的研究方案将符合条件的研究对象随机分配到试验组和对照组，进而分别接受相应的处理措施，并在一致的条件或环境下，同步地进行研究、观测和比较组间效应，从而确认试验效果的一种试验性研究。评价指标包括治愈率、有效率、复发率、病死率和存活率等。经统计学检验，如果试验组结局优于对照组，则可认为待评价的新药或新疗法优于常规治疗措施或安慰剂治疗；如果两组结局没有差别，则可认为新药或新疗法与常规治疗措施或安慰剂治疗的疗效相同；如果对照组结局优于试验组，则可认为待评价的新药或新疗法差于常规治疗措施或安慰剂治疗（图 5-1）。RCT 常用于评价药物、治疗技术或其他医疗服务的效果和安全性。

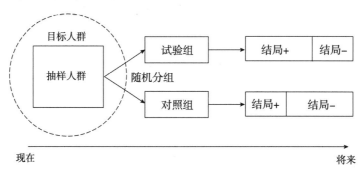

图 5-1　随机对照试验示意图

随机对照试验属于干预性研究，无论是在预防医学研究，还是在临床研究，都可以解决很多问题，其在临床研究中的应用主要有以下几个方面：①药物上市前的疗效研究：新药在上市前必须要经过Ⅰ~Ⅲ期临床试验，确认安全有效并通过新药审批后方能上市。②对当前临床治疗方案进行评价：某种治疗措施或药物能否应用于临床实践，过去，主要取决于专家或顾问的意见，而临床医生选择治疗措施也主要基于个人既往治疗患者的成功经验或对疾病的病理生理学机制的理解。鉴于疾病发病机制的复杂性和对疾病认知的局限性，单纯根据疾病的病理生理机制、实验室研究结果推断某种干预措施在人体的疗效，有时可能会产生误导。随机对照试验能够科学评价某种治疗措施的真正疗效或副作用及其影响因素。③药物上市后再评价及卫生技术评估：随机对照试验同样适用于真实世界研究，对上市药物或新的卫生技术在真实临床环境下的实际效果或长期安全性及其相关因素等展开全面、系统、科学的评估。

第二节　随机对照试验的设计与实施

一、随机对照试验的设计

临床试验设计的三大要素是对照组（control）的设立、随机化（randomization）分组和盲法（blinding）试验的原则。

（一）对照组的设立

设立对照组是指在进行研究过程中，设立条件类似、诊断一致的可供相互比较的组别。两事物之间有比较才能鉴别，"比较"为各种科学研究的基本方法。欲比较，必须设置对照，且应为有可比性的对照。

临床试验的目的就是观察干预措施是否能改变疾病的自然进程，使之向痊愈方向发展，或延缓自然发展。评价干预措施效果是根据比较组间效应差别来判定的，如果不设立对照组，就得不出效应差；若不设立对照组，而用比较患者治疗前后临床状况的方法评价疗效，就可能产生误解。而设立对照组可以抵消受以下因素对效果判定的影响。

1. 抵消疾病自愈趋势的影响

一种病的临床过程如果可以完全预料，则设立对照组的重要性就小些，如亚急性细菌性心内膜炎不予治疗，后果是极差的，肠梗阻不做手术就不会恢复。不同患者之间，临床经过极不相同，采用治疗前后病程、病情改变来评价疗效是不可靠的。某些疾病常会自然好转，许多急性自限性疾病，如上呼吸道感染、甲型肝炎或胃肠炎，患者往往在症状最严重时求医，在诊治后即可开始恢复。这时疾病的好转仅仅是因为疾病的自然发展过程，而可能与医生所给予的治疗关系不大，此时若无对照组，很难区分是自然康复或是治疗效果。

2. 抵消安慰剂效应

安慰剂效应是指患者受到医生特别的关心，包括接受一种被评价的新药，与疾病毫无关系的、无治疗作用的药物（如维生素 C、生理盐水等），从而改变了他们的行为，或使其心理上、精神上得到了安慰，使所患疾病得到了改善，而这种改善与他们正在接受的干预性措施无关。在做治疗试验时，医生总希望自己的试验得到阳性结果，从而使得试验组患者的治疗、检查不同于其他患者。另一方面，患者感觉受到了医生的特殊关照，从而自觉疾病的症状好转，即所谓霍桑效应（Hawthrone effect）。霍桑效应是指人们因成为研究中特别感兴趣和受关注的对象而产生一种生理效应，这种效应与他们接受的干预措施无关。从许多应用安慰剂对照治疗试验的结果可以看出，安慰剂确有一定的效应。

3. 抵消影响疾病预后的其他因素干扰

一个患者的病情好转，除受试验措施影响外，还受到很多个体的生物学变异和社会、

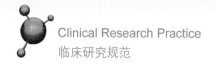
心理因素等其他因素的影响，如试验开始时疾病的轻重、病程，患者的基本情况（如年龄、性别），附加治疗措施的影响（如辅助治疗措施、护理措施、心理治疗等措施的影响），外科手术措施的效果还受到手术者技术操作水平的影响等。如果不设对照，仅根据治疗前后病情变化来评价治疗措施的效果，如果所选择的患者病情轻，年轻体壮，有良好的护理措施或有类似评价措施的附加措施，病情自然预后好，不一定是评价的试验措施的作用；反之，预后差也不一定是治疗措施效果不好。如果设立了对照组，则要求患者年龄、病情、附加治疗措施、护理措施都均衡可比，自然抵消了这些干扰因素的影响，而显示出所评价的干预措施的真实效果。

由此可见，治疗的特异作用、非特异安慰作用、疾病自然转归作用以及回归中位作用共同影响疾病的转归。在一组受试患者中，无法将这些因素的作用彼此区分开。为了确定治疗特异作用的存在和大小，只有通过对照的方法，设立相对于治疗组的对照组，使两组非特异作用大小相当，相互抵消，组间临床结局之差才能真实反映治疗特异作用的大小。可以说，对照是准确测量治疗作用的基础。

（二）随机化分组

影响转归的因素在组间可比是准确估计和比较干预效果大小的前提。要获得组间的可比性，分组的程序必须与任何已知和未知的可能影响患者转归的因素无关，这种分组方式就是常说的随机分组。随机分组是获得组间可比性最可靠的方法，目的是使非研究因素在组间分布均衡，以减少偏倚，增加试验结果的正确性。随机化分组是随机对照试验的重要的科学基础之一。例如，比较新疗法与旧疗法的疗效，把那些症状轻的新病例分到新疗法组，而把那些久治不愈的老病例分到旧疗法组，比较结果必然使得新疗法的效果被高估。正确的分组应遵循随机化的原则。随机化是将临床试验的受试对象随机分配到所设的治疗组和对照组的方法，在分组前，无论研究者和患者都不能预料到每个具体患者将被分到哪一组。随机分组时，每一受试对象均有完全相同的机会被分配到治疗组或对照组。当样本量足够大时，随机化可保证治疗组和对照组病例具有相似临床特征和可能影响疗效的因素，即具有充分的可比性。同时，随机化是正确运用统计学方法的基础，因为临床试验中常用的统计学方法是以处理随机化研究所取得的数据资料为前提的。

目前常用的随机化分组方法包括以下几种：

1. 简单随机（simple randomization）分组

简单随机分组是最简单易行的一种随机化分组方法，可先将病例编号（如按入院顺序号或就诊序号编号），再利用随机数字表或按计算器随机键出现的随机数字等方法进行分组。绝大多数临床治疗试验的受试者是逐个进入试验的，实际上是根据受试者进入试验的序号（门诊或住院顺序），在试验前就预先分好，一旦患者进入临床，只要符合纳入研究条件，即可进行试验，不得随意更改。

简单随机化分组不能保证两组例数相等，如果样本大于200，两组悬殊概率较小，如果发现相差悬殊，可以重新制定随机化分配表，或用随机化方法，从例数较多的一组中随机抽取一部分补充到例数较少的一组，使两组例数相等。

2. 分层随机（stratified randomization）分组

在正式做 RCT 前应对入选者测量基线指标。为了确保比较组间基线一致，当发现某因素（如病情、年龄等）对疗效影响较大时，可根据影响因素不同类别将病例先分为若干层，然后在每层内再将患者简单随机分配至试验组和对照组。分层随机化的目的是使治疗组和对照组患者具有相同分布的临床特点和影响预后的因素，可比性强。在受试对象数量较多的临床试验中，简单随机化即足以保证治疗组和对照组的可比性，则不需要进行分层随机化。而对于中小样本量的临床试验，最好分层随机分组，但分层因素不宜太多，一般 2~3 个。应当看到，在临床实践中，患者是陆续就医的，不可能待患者都集中后再分组治疗，而应在研究开始前按就医的序号分好组，一旦患者就医并符合入选条件，就应知道患者是分在试验组还是对照组。可参照下列模式在试验前分好组（图 5-2），使患者入院后立即得到治疗。

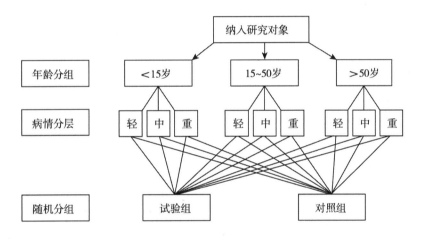

图 5-2　分层随机分组示意图

3. 区组随机（block randomization）分组

所谓区组随机分组是将研究对象按一定的数目编成一个个小组，通常以 4 位为一组者多见，这 4 位依顺序排列为 1~4，再查随机数字依次相匹配。分组法常用于较为稀有疾病的临床随机对照试验，由于病例来源有限，又需要组织多中心试验，因而采用区组随机分组法分配对象，有利于多个研究单位在较短期内收治对象的分配，于组间能维持数量上的平衡。

4. 整群随机（cluster randomization）分组

整群随机分组是指在源人群中，随机抽取人群数量较少但仍具明确范围的一个或多个群体作为样本。简言之，整群随机分组将单位群体（如学校或班级，医院或科室，社区或街道，乡或村，团或连等）作为抽样样本。样本内所有成员，凡符合纳入和排除标准的均作为研究对象。此法抽样简易、方便，适于大样本观察性研究；但相同条件下，其抽样误差较大，代表性较差，可比性不好，故在临床试验中几乎不用整群随机分组。

综上所述，随机化分组的特点包括：①分到哪一组完全由随机数字决定；②分组隐匿是随机分组不可缺少的组成部分；③每人在分组前有同等或特定的机会被分到任何一

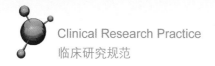

组;④随机分组无选择地平衡所有可能的混杂因子;⑤样本越大,组间可比性越好;⑥无须知道混杂因子,无须收集资料,无须做统计调整。

（三）盲法试验

盲法的意义:临床科研需收集的很多资料,常是通过询问病史、观察患者反应、测定一些指标获得。为此,易出现信息偏倚,尤其在研究者、医生、患者、检验人员等有倾向性时,更易产生此种偏倚。研究者希望自己的研究取得阳性结果,如研究一种止痛药物,其期望患者的疼痛减轻或消失,所以在询问患者时会自觉或不自觉地暗示患者;而患者为取悦医生,或知晓此药为止痛药,将有意或无意地反映疼痛减轻了。凡此种种,均可因为研究人员与研究对象的主观心理作用,造成不真实的结果。因此,为避免测量偏倚,增强结果的真实性,在临床试验中应实行盲法观察和评价。

根据"盲"的对象不同,临床试验分为以下几种:

1. 非盲试验（open trial）

非盲试验又称开放试验,在这种临床试验中,研究人员和患者都知道治疗的具体内容。非盲试验的优点是容易实行,进行中出现意外变化容易判断原因,并可决定是否终止试验;缺点是研究人员和受试者易产生偏性,另外分配在对照组的患者往往对治疗丧失信心而中途退出临床试验。有些临床试验只能是非盲的,如比较手术治疗和保守治疗对某种疾病的疗效,改变生活习惯如节食、增加运动、戒烟等是否对某病发生影响,只能公开试验。

2. 单盲试验（single blind trial）

单盲试验仅研究者知道每个患者用药的具体内容,而患者不知道。单盲试验可以避免来自患者主观因素的偏倚,但不能防止来自研究者方面的影响。有的研究者在判定疗效时,总希望或主观认为治疗组疗效好,而在判定疗效时,治疗组标准掌握得松,对照组严,这显然影响试验结果的正确性。

3. 双盲试验（double blind trial）

双盲试验指研究者和患者都不知道每个患者分在哪一组,也不知道何组接受了试验治疗。此法的优点是可避免来自受试者与研究者的偏倚,但双盲试验的实行较复杂,执行也较困难。例如,试验的药物与安慰剂在外形、颜色、气味、溶解度和包装上都必须高度相似,但即使这样也经常会被识破,所以要有一整套完善的代号和保密制度,还要有一套保证安全的有效措施,一旦发生意外,能立即查出代号的真实内容,以便及时采取对策。

4. 三盲试验（triple blind trial）

研究对象、观察者与研究者及论文撰写者均不知道研究对象的分组情况,仅研究者委托的人员掌握着密码编号,直至试验结束、结果统计分析完毕,在论文报告初稿完成后才当众揭晓。三盲法的效果与双盲法类似,且可避免研究者或论文撰写者在统计分析结果时可能出现的倾向性,使结果与分析结论更客观。

二、研究对象的选择

根据研究的目的确定研究对象,首先要确定病例的来源,包括来自哪一个地区,哪一级医院,是门诊患者还是住院患者;如果是研究某一疾病的药物治疗效果,则对该疾病的诊断依据（或标准）、病情程度或病期都要有明确的规定。

在此基础上，为了维持研究对象主要特点的相对均质性，根据研究的要求制订出研究对象的入选标准和排除标准。在排除标准中，应特别列出不宜使用该药的情况，如心、肺、肝、肾功能不全者，小儿、孕妇、哺乳期妇女等均不应选作受试对象；对该类药物过敏和有其他不宜参加这项研究的情况者，如依从性差、刚结束其他药物的临床试验的对象不宜作为研究对象等。此外，根据医学伦理学的原则，对参加临床试验的对象，要征得本人的同意。

为了提高两组病例分配的均衡性，减少分配误差，应该尽量减少与试验关系不大的因素，如限定患者年龄和病变程度等。在分层、配对、随机区组设计中，当进行某种特定的配对区组随机对照试验时，有时要把不符合分层或配对条件的病例也排除。但是，纳入标准的制订也不宜过严，排除标准亦不宜过多，否则就可能影响研究结果的代表性及适用性，有时也可能造成在研究期内不能获得足够的合格研究样本。

（一）对照的选择

根据对照组所采取的措施，对照可分为安慰剂对照、标准对照和空白对照三种。

1. 安慰剂对照（placebo control）

安慰剂通常以乳糖、淀粉、生理盐水等成分构成，不加任何有效的药物，但经加工后，其外形、包装、大小、味道与试验药物极为相近。安慰剂虽对人体无害，但亦无疗效，必须注意其使用范围。因此，使用安慰剂应以不损害患者的利益为前提，只在研究的疾病尚无有效治疗药物或对该病病情、临床经过、预后不利影响小或无影响时使用，一般与盲法观察结合使用。

2. 标准对照（standard control）

标准对照常称药物对照或有效对照，是临床试验中最为常用的一种对照，是以常规或现行的最好疗法做对照，适用于已知有肯定治疗方法的疾病，如抗高血压的新药试验，可以洛汀新、氯沙坦等为对照，而不以疗养或一般对症药物做对照。以一种低疗效的方法做对照来提高试验疗法的效果是毫无意义的，甚至是有害的。当比较几种疗法或不同剂量药物对某病疗效差别时，可将合格的研究对象分为几个比较组，各组间可互为对照。

3. 空白对照（blank control）

空白对照即不施加处理措施的对照组。一般不设空白对照，仅用于对不便于实施盲法的研究或尚无有效疗法时的探索性措施的效果进行评价。

三、试验药物或措施的选择与标准化实施

（一）试验药物或措施的选择

治疗性试验所应用的药物或措施，首先要有科学的证据，要有临床前期的观察，证明其具有有效性和安全性，同时具有一定的创新性。如果没有这些最基本的科学依据，任何药物或措施是不被允许用于临床治疗性试验的，因为临床治疗性试验的对象是患者，研究者务必遵循《世界医学大会赫尔辛基宣言》的规范原则。对照试验如应用阳性对照

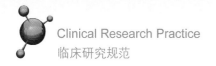
药物或安慰剂，应该在外观、色泽、气味和制剂等方面与试验组药物一致，服用方法和疗程也需要一致，否则会影响结果的真实性。

（二）随访观察期的确定

随访是在一定时间范围内对研究对象的追踪观察。随机对照试验随访的主要目的包括：①提高患者对治疗的依从性；②减少患者的退出和失访；③收集有关资料；④发现和处理治疗的不良反应。

随访时间的长短需要兼顾科学性和可行性，观察期过长会造成不必要的浪费，过短则可能会使药物或措施产生假阴性效果。必须根据研究的目的选择治疗观察期，并在基础研究的基础上，参考临床达到治疗最佳水平的时间而定，如骨质疏松的防治性研究，应考虑到骨代谢的周期较长，少于1年很难得出结果，而研究抗肿瘤药物的临床效果，观察半年就可能看到药物的效果。但如果要观察该药物提高肿瘤患者总生存时间的长短，随访时间可能需要几年甚至更长。

一般情况下，临床试验应该在预先计划的终止时间结束。但是，如果中期分析发现试验组和对照组结局事件发生的频率已出现显著差异，可以考虑提前结束试验。试验中出现严重的毒副作用，也是提前终止试验的一个常见原因。相反，在研究计划的随访时间结束时，两组比较提示治疗可能优于对照，但又不足以做出肯定的结论，这时可以考虑适当地延长随访时间。总之，观察时间的长短与临床结局有密切关系，观察时间内要有足量的临床结局出现。

（三）干预措施的标准化与实施

干预措施的标准化对干预效果的评价很重要。统一的干预方案是干预效果评价的前提，标准化的目的就是为了统一。对某药物的疗效评价，涉及该药的剂型、剂量、疗程与患者的依从性、失访、沾染和干扰等问题。对一组干预措施的效果评价，除上述因素外，还必须有统一的干预方案，一旦规定了统一的干预方案，一般情况下不应更改。在临床试验中，应尽量按规定的标准方案实施，在评价时，应如实报告干预方案执行情况。

统一干预方案：在试验设计时，应明确规定干预措施实施的起点、终点、强度、持续时间、实施方法。治疗药物：应明确规定药物的剂量、剂型、给药途径、疗程或操作方案等。对有的药物治疗试验，在正式试验前应有一个导入期。如用过有类似效果的药物，应有一个洗脱期，在洗脱期间服安慰剂。洗脱期的长短视原用药物的半衰期长短而定。例如，一般抗高血压药洗脱期为2周；必要时洗脱期为4周；抗心律失常药应为5个半衰期，即一般为2周，如原服用过长效胺碘酮，则至少需有5个月的洗脱期。

试验组与对照组除附加治疗措施相同外，还要求护理方案、护理措施也相同，以抵消因护理措施不同对疾病预后引起不同的影响。如果拟评价某手术材料的治疗效果，除了患者情况均衡外，还需抵消手术医生的技术操作水平、护理措施等影响。

四、结局的确定和测量

结局特指干预可能影响或改变的事件、指标或变量，如痊愈和死亡，它们是随机对照试验用来估计效果必须收集的资料。一项干预措施的实施可能影响的结局是多种的，有些是与疾病和健康有直接相关的结局，如生存时间和生活质量；有些是干预产生的间接结果，如患者的满意程度、资料的消耗以及资源分配的公平性。一种疾病有很多可能的结局，一种干预措施可能会影响一种、多种或所有相关的结局。如果只考虑某一种结局，忽略其他方面的作用，可能会导致偏颇甚至错误的结论，从而造成不恰当的决策。

临床试验中，干预措施产生的结局可能有很多方面，一项临床试验不可能测量所有相关的结局，一般会挑选一项关键的结局终点事件作为主要结局指标，而将其他相关的指标作为次要结局指标。主要结局指标一般是那些最能代表临床意义，且最能说明研究问题的指标。例如，对于降压药来讲，降压的最终目的是为了降低心脑血管等不良事件的发生率，那么评价降压药是否能使患者临床获益的最直接的指标应当是这些相关的心脑血管事件的发生率。如果有充分的证据表明降低血压与降低心脑血管不良事件强相关，那么血压也可以考虑作为主要结局指标。本章节案例中主要结局指标为第一次胚胎移植后活产率，也就是接受冷冻胚胎组和新鲜胚胎组活产率的差异有无统计学意义。这个案例中的结局指标比较容易确定，且产妇都是在医院中分娩，容易获得随访结局，是一项比较好的结局指标。除此之外，主要结局指标通常还具有如下特点：①易测量；②客观性强，不易受主观影响；③在临床上已经有过充分的验证。这些特点都是为了保证主要结局能够真正地说明研究问题。应当事先在研究方案中明确定义主要结局指标，一旦研究开始，或数据揭盲，改变主要结局的定义或测量标准将带来不可评估的偏倚，将导致研究结论的可信性大大降低，研究论文自然不容易被高水平期刊接收。研究结局的选择需根据具体研究的目标和研究角度来定，应尽可能选择灵敏度高、特异度高的明确的终点事件（存活、病死、复发等）作为试验结果测量指标。除非研究有特殊需要，一般不采用生化检查结果等"中间结局"指标作为临床试验结果测量指标。

次要结局指标的设置目的一般有两个：一个是对主要结局进行支持，例如要评价化疗药的抗肿瘤效果，研究的主要结局指标——总生存期获得阳性结果，此时如果该药物在无进展生存期、客观缓解率、疾病控制率等次要指标上也获得阳性结果，那么将更充分地证明该药物确实有效。设置次要结局的另外一个目的是为了回答研究的次要研究问题，临床试验的成本比较高昂，研究者往往希望在一个研究中尽可能多地获取信息，回答尽可能多的问题，或为进一步的研究提供线索，因此会有一些额外的测量指标。次要结局指标不能过多，应仅限于要回答的次要研究问题，否则将引起过高的假阳性率。

临床试验中的主要结局指标一般只有一个，整个临床试验应当围绕这个主要结局指标来设计，首先要保证主要结局的分析具有较高的科学性，因此样本量应当基于主要结局指标来计算，以保证主要结局分析具有足够的检验功效。另外，主要结局指标的分析必须要对假阳性率进行严格控制，如主要结局指标有多个，或者设置期中分析时，要对显著性水平 α 进行校正。次要结局指标分析一般不强制要求控制假阳性率。

五、样本量估计

为控制Ⅰ、Ⅱ型错误率，在试验设计阶段，就应估计研究所需的样本量。一般情况下，

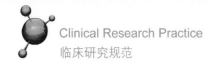

样本量越大，Ⅰ、Ⅱ型错误率就越低；但样本量过大，不仅导致人力、物力、财力和时间的浪费，而且会给试验的质量控制带来诸多困难。随机对照试验的样本量估算应基于主要结局指标来进行。

（一）样本量大小的主要影响因素

1. 干预措施的预期效应大小

干预措施的效应越大，试验组和对照组的目标事件（疾病）发生率的差异越大，所需样本量越小，反之越大。

2. Ⅰ型（α）错误出现的概率

Ⅰ型（α）错误出现的概率即出现假阳性错误的概率。确定的 α 越小，所需样本量就越大，通常将 α 定为 0.05。

3. 检验功效或把握度（$1-\beta$）

β 为出现假阴性错误的概率（Ⅱ型错误概率），$1-\beta$ 为把握度。把握度越高，则所需样本量越大，通常将 β 定为 0.20。

4. 单侧检验或双侧检验

单侧检验比双侧检验所需样本量小。倘若研究者凭借专业知识有充分把握排除两种可能中的一种（如试验组的效果优于对照组），就用单侧检验，否则就用双侧检验。

5. 资料类型

计数资料以治愈率、生存率、病死率等为分析指标时，基础发生率（p）越低，所需的样本量越大。而计量资料需要考虑总体的标准差，标准差越大，所需样本量越大。

（二）样本量的估计

1. 计数资料的样本量估计

如果结局变量是计数资料指标，如发病率、感染率、病死率和治愈率等，则可按式（5-1）计算样本量。

$$n = \frac{\left[Z_\alpha \sqrt{2\bar{p}(1-\bar{p})} + Z_\beta \sqrt{p_1(1-p_1)+p_2(1-p_2)} \right]^2}{(p_1-p_2)^2} \qquad \text{式（5-1）}$$

注：p_1 为对照组某结局的发生率；p_2 为干预组某结局的发生率；$\bar{p}=(p_1+p_2)/2$；Z_α 为 α 水平相应的 Z 值；Z_β 为 β 水平相应的 Z 值；n 为计算所得一个组的样本大小。

2. 计量资料的样本量估计

如果结局变量是计量资料指标，如血压、血糖等，则可按式（5-2）计算样本量。

$$n = \frac{2(Z_\alpha+Z_\beta)^2 \sigma^2}{d^2} \qquad \text{式（5-2）}$$

注：σ 为估计的标准差；d 为两组结局变量均值之差；Z_α、Z_β 和 n 同公式（5-1）。

（三）注意事项

以上计算所得到的 n 是一组人群（试验组或对照组）的样本量。如果两组人数相等，则全部试验所需要的样本量为 $2N$。此外，试验中 α 和 β 值一般由研究者根据需要确定，如果希望结果更可靠，可选择数值较小的 α 和 β 值，则样本量就会大些。失访对试验结局及统计学检验都会产生影响，确定样本量时，实际应用的样本量在计算样本量的基础上增加 10%~15%。

六、资料的整理与分析

研究收集的资料不一定都是完整、真实和规范的，需要进一步核实，核对无误后，研究者将资料录入、归类，便于下一步分析。研究者应根据研究目的设计不同的病例报告表（case report form，CRF），在实施过程中仔细记录调查表中的各项内容。病例报告表中的数据来自原始文件且与原始文件一致，试验中的任何观察、检查结果均应及时、准确、完整、规范、真实地被记录于病历和正确地被填写至病例报告表中，不得随意更改。若确因填写错误，做任何更正时应保持原记录清晰可辨，由更正者签署姓名和时间。

整理资料时需特别注意三种情况：

（一）不合格的研究对象

不合格的研究对象，即不符合纳入标准，未参与试验者或无任何数据者，一般要剔除。但需注意的是，研究者往往对试验组对象的观察和判断更加仔细，使得剔除的试验组不合格人数多于对照组，造成结果出现误差。因此，有研究者建议将"合格者"和"不合格者"两个亚组的基线资料分别进行分析，如果两者结果不一致，则在下结论时应慎重。

（二）不依从的研究对象

不依从的研究对象，即研究对象不遵守试验所规定的要求。研究对象不依从的原因：①研究对象对试验不感兴趣；②试验或对照措施有副作用；③研究对象病情加重，不能继续试验；④其他特殊原因，无法继续进行试验研究。

对于这类资料，在整理资料时，可以根据研究对象的依从性进行分组并分析，有四种情况：①未完成 A 治疗或改为 B 治疗；②完成 A 治疗；③完成 B 治疗；④未完成 B 治疗或改为 A 治疗。对此，一般有三种处理方法，即意向性分析、遵循研究方案分析、实际接受干预措施分析。

1.意向性分析（intention to treat，ITT）

意向性分析比较①组、②组与③组、④组，它反映了原来的试验意向。该种分析往往会造成效果被低估，但如果 ITT 分析表明 A 干预措施有效，则基本可以确认 A 措施有效。

2.遵循研究方案分析

遵循研究方案分析只比较②组和③组，而不分析①组和④组。它只对试验依从者进行分析，能反映试验药物的生物效应，但剔除了不依从者，可能高估干预效果。

3.实际接受干预措施分析

实际接受干预措施分析比较①组、③组和②组、④组，对实际接受了干预措施者进行分析，鉴于研究对象未遵守试验规程，偏离或违背方案，两组缺乏可比性，结果可能失真。

（三）失访的研究对象

失访的研究对象是指研究对象因迁移、与本试验无关的死亡等其他原因造成无法随访的现象。对于失访人群，要弄清楚失访的原因和各组的失访率，若两组失访率接

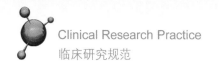

近且原因和未失访者特征大致一样，其对结果的影响一般较小；若失访率不同，则会产生偏倚。

七、评价指标的确定

常用的评价指标包括有效率、治愈率、病死率、不良事件发生率、生存率等。此外，评价指标还有相对危险降低、绝对危险降低和需要治疗人数等。

（一）有效率（effective rate）

$$有效率 = \frac{治疗有效例数}{治疗的总例数} \times 100\% \qquad 式（5-3）$$

（二）治愈率（cure rate）

$$治愈率 = \frac{治愈例数}{治疗总人数} \times 100\% \qquad 式（5-4）$$

（三）病死率（case fatality rate）

$$病死率 = \frac{一定期间内因某病死亡人数}{同期患某病的人数} \times 100\% \qquad 式（5-5）$$

（四）不良事件发生率（adverse event rate）

$$不良事件发生率 = \frac{发生不良事件病例数}{可供评价不良事件的总病例数} \times 100\% \qquad 式（5-6）$$

（五）生存率（survival rate）

$$n\,年生存率 = \frac{随访满 n 年尚存活的病例数}{开始随访的病例数} \times 100\% \qquad 式（5-7）$$

（六）相对危险度降低（relative risk reduction，RRR）

$$RRR = \frac{对照组事件发生率 - 试验组事件发生率}{对照组事件发生率} \times 100\% \qquad 式（5-8）$$

（七）绝对危险度降低（absolute risk reduction，ARR）

$$ARR = 对照组事件发生率 - 试验组事件发生率 \qquad 式（5-9）$$

（八）需治疗人数（number needed to treat，NNT）

$$NNT = \frac{1}{ARR} \qquad 式（5-10）$$

此外，还可采用卫生经济学指标进行评价，如成本效果比、成本效益比、成本效用比等。

八、统计分析

收集资料后要对资料进行仔细核对，然后按照统计分析计划进行统计分析，并给出统计分析报告。

（一）不同性质的资料要用不同的统计学方法

治疗性研究资料包括计数资料、计量资料和等级资料。计数资料主要是试验组与对照组的各种百分率，如有效率、治愈率、病死率等，常用的统计分析方法为 χ^2 检验；计量治疗是测量所得的记录，如身高、体重、血压、各项血液生化指标的定量测定数值及体液内微量物质或药物测定数值等。计量资料需先计算出均数与标准差或中位数与四分位数间距，然后进行显著性检验，常用的显著性检验方法包括 t 检验（小样本）、u 检验（大样本）、F 检验（多因素方差分析）、非参数检验；等级资料是将某一指标划分为若干等级，常用的显著性检验方法为 Ridit 分析及非参数检验等。如果试验记录了发病到结局事件出现的时间的信息，可采用 Cox 回归分析评价两组间治疗效果的差异，并计算风险比（hazard ratio，HR）。

（二）多组间的比较

若治疗性研究本身有两组以上的结果比较，必须先做多组间差异的显著性分析，只有多组间差异存在显著性时，才能做多组间的两两比较。

（三）配对与非配对的比较

治疗性研究设计中，试验组和对照组的研究对象，有的是配对的，有的是非配对的。由于两种设计的原理不同，分析处理的方法也不同，两者不可混淆。

（四）单侧检验或双侧检验

若确定试验新药（或措施）疗效比对照老药（或措施）效果好，则用单侧检验；如不能确定，则采用双侧检验。如果对照组采用的是阳性对照药物，则需要进行非劣效性检验，此时用单侧检验即可。

（五）治疗效果的多因素分析

任何治疗效果的产生，除了治疗措施本身的效力之外，还与患者的生理及病理状态以及诸多因素有关，如年龄、营养状态、病情、药量、疗程、并发症等。它们与疗效反应几乎都有关系。为明确治疗措施和其他因素对疾病的影响，应在单因素分析的基础上，联合临床常用的有关变量做多因素分析，进一步评价疗效。

（六）意向性分析

如果在试验过程中出现了退出和失访者，应该进行 ITT 分析。在 ITT 分析中，所有纳入随机分配的患者，不管最终是否接受分配的治疗，在最后资料分析时都应被包括在内。该方法可以保证结论更真实、更可靠。

在随机对照试验中研究结果以"2×2"表格表示，其中行代表试验分组情况，列代表试验结局情况（表 5-1）。a 代表试验组结局事件发生例数，c 代表对照组结局事件发生例数，$a+b$ 与 $c+d$ 分别代表试验组与对照组的总例数。比较试验组结局事件发生率 $[a/(a+b)]$，与对照组结局事件发生率 $[c/(c+d)]$。这两个率可以用自由度为 1 的 χ^2 检验比较。试验组和对照组的均数或连续变量结局指标可以通过 t 检验或非正态变量的非参数检验来比较。

表 5-1　随机对照试验结果表达的 2×2 表

试验分组	结局终点事件		
	发生	未发生	合计
试验组	*a*	*b*	*a+b*
对照组	*c*	*d*	*c+d*
合计	*a+c*	*b+d*	*N*

在本章案例研究中，冷冻胚胎组和新鲜胚胎组的活产率分别为 525/1 077（48.7%）和 542/1 080（50.2%）。我们采用 2×2 四格表的方式进行分析（表 5-2）。

表 5-2　不同胚胎组的活产率比较的 2×2 表

试验分组	结局终点事件		
	活产	未活产	合计
冷冻胚胎组	525	552	1 077
新鲜胚胎组	542	538	1 080
合计	1 067	1 090	2 157

此外，应注意临床治疗性研究资料的分析应主要包括：详细列出主要和次要的数据分析方法，详细列出各个亚组的分析方法；在分析中如何处理缺失的数据，如何解释结果的意义，详细比较进入试验组和对照组患者的基线特征；失访、退出和脱落病例的情况；试验结果的有效性和安全性；等等。不要夸大研究结论，尤其对亚组分析更是如此，不管结果如何，都要如实报告。

第三节　随机对照试验的优点与局限性

一、优点

随机对照试验的优点包括：①前瞻性的对照设计，在研究开始时，研究因素和研究目的已经确定，试验过程中可人为控制研究对象的条件和暴露情况，同时两组同步，同条件下观察，且两组观察指标相同，外部因素干扰较小，属于前瞻性研究，可以验证因果推断。②组间可比性好，随机化可使每个研究对象入组概率相同，从而保持组间基线均衡可比，特别是分层随机化，若控制某些影响大的因素，组间可比性更强。③偏倚控制较好，采用随机分组可控制选择偏倚和混杂偏倚，采用盲法、标准化评价和测量指标等可有效避免信息偏倚，采用对照可进一步排除非处理因素对试验结果的影响。④病例诊断和干预措施标准化是随机对照试验结果质量的保证，采用严格一致的诊断、纳入和排除标准，有利于防止各种主观、人为因素干扰，确保研究结果的客观性，使研究结果更接近事实。此外，高质量的随机对照试验可作为系统综述的可靠资源和重要素材，一个高质量的 RCT 所提出的问题往往会成为该领域的研究导向。

二、局限性

（一）成本高

随机对照试验需要严格的质量控制，实施条件严格，往往对研究对象质量、试验条件和观察指标等要求严格，耗费人时、物力、财力。

（二）外部真实性受限

随机对照试验往往是在小范围内开展的，其研究对象一般是按照研究者拟定的标准选择，具有良好的同质性，内部真实性较高，但良好的同质性难以代表人群的差异性，其外部真实性相对受限。

（三）存在伦理问题

在随机对照试验中，研究者为了达到试验目的，会有意无意地使研究对象暴露于可能的危险因素下，或隐藏试验信息，又或使病情加重者继续参与试验，给研究对象带来伤害，违背伦理。

三、影响随机对照试验的研究质量的常见因素

（一）伦理问题

随着现代医学快速发展，临床研究中的伦理问题也日益突出。医者不仅要有高超的技术和职业操守，还要有一颗仁爱之心。无论是临床试脸还是其他干预性研究，凡涉及人身安全问题，都应遵循医学伦理原则，一切以研究对象的健康安全为重。

（二）研究对象的选择问题

在设置入选和排除标准时，最好选择新发且发作频率较高的患者。这类患者对干预措施的效应反应明显，易于观察记录，且具有较好的反应性和敏感性。而孕妇、幼儿、老年人则一般不宜被选为研究对象，确有必要时，应结合这类人群的身体情况加以选择。

（三）试验过程的质量控制问题

开展临床试验的目的，就是为了探讨安全、有效、廉价、适宜的治疗方案，促进临床医学的进一步发展。在试验过程中，可能会出现研究对象不依从、失访等现象，对于这些研究对象的处理，需要一套严格的方案。此外，对于试验过程中的未知突发情况，也需要事先设定好预案。

（四）可行性问题

一项研究能否得以成功实施，应进行可行性分析。特别是大型随机对照试验，需要先在小范围内做试点，以评价设计方案的可行性。

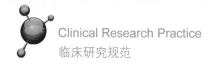

在临床实践中，要求全部患者完全依从，常常是不容易办到的，患者可因种种心理、经济和社会因素影响，忘记服药、中断治疗；也可因病情变化，需要调整治疗。在治疗试验设计时，应当充分考虑到依从性的影响，并制订提高依从性的措施。在治疗方案实施过程中，要对依从性进行核查估计，发现不依从时要采取补救措施。在结果分析时对不依从情况做出相应的交代，对依从程度做分析，估计其对研究结果的影响，以保证结论的准确性。

解决依从性问题最主要的方法是使患者充分理解试验目的、要求及参加这项试验的意义，使患者在理解的基础上给予合作。此外，在增强研究人员的责任感，改善服务态度和方法的基础上，还必须同时加强试验工作的管理，从客观上减少不依从的可能性。在临床治疗试验中，可采取以下措施提高依从性：①改进治疗方案，提高效力。②减少检测次数，避免损伤性检查。③选择依从性好的患者作为试验对象，如住院患者比门诊患者依从性好。④改善医疗服务质量，促使患者依从。⑤对参加试验的患者，若负担医疗费用有困难，可酌情减免，避免患者因经济原因不坚持治疗。

第四节　随机对照试验的评价原则

随机对照试验的质量评价包括真实性、重要性以及临床治疗的实用性。

（一）真实性评价

1. 是否为真正的随机对照试验

随机对照试验的设计要求最为严格，结果的真实性优于其他设计方案，这是因为设计严谨的随机对照试验可有效地控制已知或未知的偏倚的干扰，确保研究结果真实、可靠，故为治疗研究"金方案"。在评价随机对照试验时要考虑以下问题：

（1）是否真正采用了随机方法：要注意试验是否交代了具体的随机方法，是否存在随机分配隐匿，是随机还是随意。对于分层随机对照试验，要注意分层因素的数量、试验组和对照组的样本量及分层后各亚组的病例分布是否一致。

（2）是否采用了盲法：要注意是否交代了具体的盲法，实施的是单盲、双盲还是三盲，阐明试验过程是否按盲法操作等。

（3）组间基线状态的可比性如何：要注意是否描述了组间基线的状态并作了比较，如果存在组间基线状态的不一致性，则要注意是否做了分层比较或校正。

（4）伴随的辅助治疗是否对结果有影响：在某些较为复杂疾病的治疗性研究中，有时是在"基础治疗"的基础上进行试验干预的。在试验中，某些病例出现新症状需要辅以相关的临床用药，因此，组间辅助或基础治疗应注意差异；此外，还要注意考证有无干扰及沾染的影响。

2. 是否报告了全部研究结果

凡在研究设计中涉及治疗效应，如疗效及可能产生的不良反应，均应如实报道。

（1）疗效：应具有疗效判断的客观标准，要有相应的测试指标及具体的数据表明疗效的程度，如有效率、其近期和（或）远期的价值等，应具有客观、真实的全部研究证据。

（2）药物不良反应：研究资料应如实记录任何程度的不良反应，缺乏者则视为真实性差，因为任何试验药物，包括安慰剂在内，都不可能没有不良反应。

3. 纳入对象是否全部完成了所有治疗

临床试验应在报告中反映被纳入研究的全部病例，如各组完成全部试验的病例数、不依从的失访者和试验中因不合格被剔除者的例数，以及发生这类情况的原因。为了保证研究质量，丢失及不依从的病例应该尽量控制在 10% 以内。对于试验组和对照组丢失的病例，可分别采用以下方法处理：①可以将试验组的丢失病例全部作为"无效"病例计算；②将对照组的丢失病例全部作为"有效"病例计算。这样两组试验有效率的差值将会减小。此时再进行临床及统计学差异性检验与评价，如仍有显著性意义，则可下肯定的阳性结论，否则，需要进一步研究。

除上述方法外，还可以使用 ITT 分析，也可以对试验组和对照组丢失的病例采用末次观察值结转（last observation carried forward, LOCF）处理。

（二）重要性评价

经过真实性评价，临床试验的研究成果被确认真实性好之后，则应分析评价它的临床重要性，即对提高临床治疗水平究竟有多大的意义和价值。其中应注重三个方面的内容，即临床价值、统计学意义和卫生经济学意义等。

1. 临床意义的评价

临床试验设计的终点指标（常规指标包括治愈率、有效率、好转率、病死率、复发率、致残率等），可反映组间治疗效果及差异，从而评价试验结果的临床价值。为了更能反映出试验结果的临床意义，绝对危险降低率、相对危险降低率、需治疗人数等指标现被广泛应用。

2. 试验结果的统计学检验与临床意义

当临床试验的结果具有临床意义时，则应做统计学的显著性检验，以帮助判断临床意义差异的真实程度。假定组间的临床差异无意义，在一般情况下则不必做统计学显著性检验。

3. 卫生经济学评价

试验研究的结果能否被临床应用，除了取决于它是否具有临床价值之外，还要做经济学分析与评价，重点是成本与效果、成本与效用以及成本与效益的评价，最重要的是成本要低，效果要好，患者在经济上可承担，能在解决"看病贵"的方面显出实效；否则，若价格昂贵（如冠心病安置冠脉支架治疗），即使临床价值高，其临床意义也是有限的。

（三）实用性评价

一项研究具有了真实性和重要性，并不代表它可以立即被用于患者，因为还要进行可行性评价，看是否适用于患者和所处的环境。

1. 研究对象的特点是否仔细描述

纳入治疗对象的临床特点如病情的程度、病程的长短、并发症的有无等，社会及人口学的特点如社会经济水平、性别、年龄、种族等，要尽可能地详述，以便其他医生对

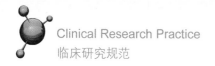

照自己的患者状况及医疗环境合理应用。

2. 治疗方法和措施是否可行

对于试验治疗的方法或措施,要做详细说明,如药物治疗除了说明其药物代谢及药物动力学的生物学依据外,对于用药途径、剂量、疗程、药量的增减条件,可能出现的药物不良反应及其对策,以及中止试验的标准,都应清楚写明。

对于某种特殊试验治疗措施,如冠心病经皮冠状动脉内成形术(PTCA),一定要交代患者的适应证和禁忌证,手术程序与方法,术中和术后注意事项以及某种意外事件处理等。只有将试验治疗方法与措施交代清楚了,他人才可能根据这些具体的描述判断在自己的实践中是否可行。研究的科学性(真实性和可靠性)及临床的应用价值是重要基础,只有具备了真实性和可靠性,同时具有重要意义,才能考虑实用性的问题。

第五节　随机对照试验的衍生类型

一、交叉试验

(一)概述

交叉试验(cross-over design)指试验中的试验组和对照组在整个试验过程中通过前后两个阶段互相交叉的方式完成,即试验对象分别先后接受两种不同试验措施的处理,最后评价试验结果的一种临床干预性研究。它属于随机对照试验的一种特殊类型,兼有随机对照试验和自身前后对照试验的优点,可以采用完全随机化和分层随机化来分配受试者。在试验正式开始之前,符合标准的试验对象先进入筛选观察期,以了解入选对象是否处于一个相对稳定的状态。经过一段时间的观察后,进入第一阶段试验。将符合标准的研究对象随机分为试验组和对照组,如试验组首先接受方案 A,而对照组接受方案 B,经过一段时间的干预后,观测并获得相应的结果,此后交叉试验进入洗脱期(washout period)。洗脱期旨在消除第一阶段的效应影响,即剩余效应(carry-over effect)或携带效应。经过洗脱期后方可交叉进入第二阶段试验,即两组干预方案交叉互换,试验组改为接受方案 B,对照组接受方案 A。按照第一阶段设置的指标和测量方法,观测第二阶段的治疗反应。当试验结束时,将第二阶段的结果与第一阶段的结果进行综合分析和评价。

设计交叉试验时要注意前后两个试验阶段的间隔期,即药物洗脱期设置要合理,其长短取决于药物在血清中的衰减度,一般要求不少于 5 个半衰期。

(二)应用范围

一般而言,交叉试验仅适用于不易根治并需要药物长期维持治疗的慢性疾病,如高血压病、心绞痛、冠心病、肿瘤等,而对于那些一经治疗就能痊愈者则不能采用交叉试验设计方案。此外,在上市前新药临床试验中,为减少样本含量,Ⅰ期临床试验常采用交叉试验来观察药物的不良反应,以减少或消除个体间差异的影响。

(三)设计模式

交叉试验先将受试者随机分成两组,然后进入两个试验阶段,第一阶段中试验组接受方案 A，对照组接受方案 B，两组同时进行随访观察。经过一定洗脱期后进入第二阶段，甲乙两组交叉互换 A、B 方案。最后对两个阶段观察到的结果进行综合比较（图 5-3）。

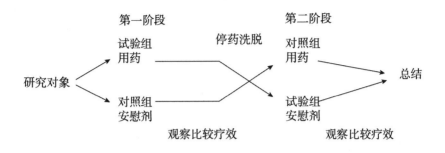

第一阶段　　　　　　　　　　第二阶段

试验组　　　停药洗脱　　　对照组
用药　　　　　　　　　　　　用药

研究对象　　　　　　　　　　　　　　　　　　总结

对照组　　　　　　　　　　试验组
安慰剂　　　　　　　　　　安慰剂

观察比较疗效　　　　　　　观察比较疗效

图 5-3　交叉试验设计模式图

（四）优缺点

1. 优点

（1）交叉试验具有随机对照试验的优点：交叉试验作为随机对照试验的特例，采用随机分组、盲法测量和同期对照的方法，有效控制了选择偏倚、信息偏倚和混杂偏倚，试验结果真实可靠。

（2）设计特点：每个受试对象先后接受两种方案处理，具有自身前后比较的特点，消除了个体差异，同时也获得组间比较的结果，可减少样本量。

2. 缺点

（1）交叉试验的应用范围受到限制，只适用于慢性、复发性疾病。

（2）交叉试验的试验过程包括一定洗脱期，如洗脱期过短则难以避免两种措施互相的干扰和沾染，过长则影响试验周期，甚至使患者长时间得不到应有的治疗，影响预后。

（3）如果试验周期长，容易发生失访、退出、依从性下降等问题。

（4）每个病例在接受第二阶段治疗时，很难保证病情处于试验第一阶段开始时的相似状态，因而降低了阶段之间的可比性，影响疗效评估。

二、自身前后对照试验

（一）概述

自身前后对照试验（before-after study in the same patient）指每一个受试对象，先后接受试验和对照两种不同措施进行试验研究，最后将两次先后观测的结果进行比较的一种设计方案。自身前后对照试验是以个体自身为对照，它可避免个体差异对结果的影响。在研究过程中，试验和对照两种措施的先后安排可以是随机的，也可以是非随机的，最好采用随机方法选择试验措施或对照措施作为第一阶段的试验。例如，使方案 A 随机地进入第一阶段研究，受试者先接受方案 A 的干预，当完成试验观测任务后，则停止用药并总结前阶段的试验结果。然后进入消洗期，消洗期（洗脱期）结束后，更换为方案 B，开始第二阶段的试验研究。同样按照第一阶段方案 A 的测试指标观测相应的结果，完成后则将前后两阶段的结果进行分析和比较。

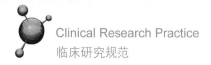

（二）应用范围

每例受试者均要在前后不同阶段接受试验和对照两种措施，因此，自身前后对照试验和交叉试验一样适用于慢性反复发作疾病的防治性研究，如比较用药前后体内某些指标的变化情况，以判断药物的疗效；或研究同一机体不同部位对不同药物的反应，分析何种药物疗效更佳。

（三）设计模式

自身前后对照试验属于前瞻性研究设计，符合研究的纳入对象随机在第一阶段接受一种措施的试验，然后经过一定的洗脱期后，受试者开始接受第二阶段的第二种措施。当完成试验后，将前后的试验结果进行分析比较（图5-4）。

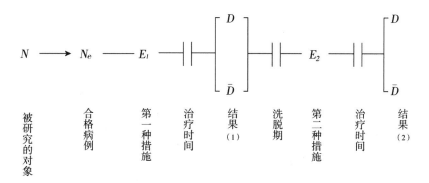

N：公认的诊断标准的患者总数或人群总数；
N_e：该人群或患者中符合纳入标准又不具备排除标准的人数；
E_1：未露可疑致病因素或未接受防治措施的对照组；
E_2：暴露可疑致病因素或接受防治措施的试验组；
D：发病人数，有效人数，生存数等；
$\bar{D}$：未发病人数，无效人数，死亡数等；–‖–：随访期或观察期。

图5-4 自身前后对照研究设计模式

（四）优缺点

1. 优点

（1）受试者以自身为对照，可消除个体差异，节省样本量、时间和成本。

（2）每例受试者均有接受试验和对照两种措施的机会，具有公平性。

（3）减少了自愿者偏倚和研究人员意愿偏倚。

（4）可实现试验措施的标准化。

（5）试验中采用盲法并用随机方法安排前后干预措施，提高了结果可信度。

2. 缺点

（1）自身前后对照试验分前后两个阶段，难以保证两阶段起始点的研究对象完全一致，难以排除时间因素的影响，这降低了两个阶段的可比性。

（2）试验的应用范围有限，只适用于慢性、复发且不能自限自愈的疾病。

（3）试验过程包括一定洗脱期，如过短则难以避免两种措施的互相沾染和干扰，过长则影响试验周期，甚至使患者长时间得不到应有的治疗，影响预后。

三、基于单个患者的随机对照试验

单个患者的随机对照试验（number of one randomized controlled trial， n-of-1 trial） 是基于患慢性疾病的单个个体，进行一种多轮、多阶段随机对照试验，以确定多种治疗措施中哪一种措施对该患者有效，从而避免联用多种药物，减少浪费以及避免误服某些无效甚至有害药物。

基于单个患者的随机对照试验的方法是将所有"有效"的药物与其安慰剂配对，以每对药物为一个单位，采用随机分配的方式决定每对药物的使用顺序；对每对药物，同样以随机分配的方式决定试验药物和安慰剂的使用顺序；进而根据药物疗效发生和达到稳定所需的时间来决定药物的观察期，所有试验药物的观察期应保持一致；通常采用双盲法，以利于试验结果的评价。基于单个患者的随机对照试验适用于慢性复发性疾病，如偏头痛、心绞痛、支气管哮喘等慢性病，同样也适用于药物筛选，探讨何种药物对患者有效。

四、非等量随机对照试验

非等量随机对照试验（unequal randomized controlled trial） 指将试验对象按一定比例（通常为 2：1 或 3：2）随机分配入试验组或对照组，各组例数不等量。非等量随机对照试验主要应用于新药疗效验证研究，特别是患者来源和研究经费有限而研究者希望尽快获得结果的情况。但需要注意的是，试验组和对照组的例数不能相差过大，如超出 1：4 或 4：1 比例，检验效能反而会有所下降。

非等量随机对照试验虽能快速地获得试验结果，但在人数上试验组远多于对照组，可能会出现选择偏倚。

五、整群随机对照试验

整群随机对照试验（cluster randomized controlled trial） 与多数随机对照试验的以患者个体为随机分配单位不同，而是在某些特殊情况下，以多个个体组成的小群体作为分配单位，进行随机分组。例如，设计一种预防糖尿病的特殊膳食食谱，拟与普通饮食比较，观察预防糖尿病发生的效果。假若一家 4 口人中有 3 人入选，有可能其中 1 人分到特殊膳食组，另 2 人分到普通饮食组。而在日常生活中，一家人不可能长期做两种不同膳食，即使做到了，沾染或干扰现象也难以避免，从而影响研究结果。显然单个个体不宜作为试验的分配单位。于是就可以一个家庭、一对夫妇、一个小组，甚至一个乡镇等作为随机分配单位，将其随机分到试验组或对照组，分别接受相应的措施，此类试验称为整群随机对照试验。

整群随机对照试验在设计上与一般随机对照试验一样，不同之处在于随机分配的单位不同，它是以群体为单位进行随机干预、随访观察，虽易于组织、实施方便，节省人力、物力，但当以群体水平上得出的研究结果与该人群中的个体真实情况有出入时，特别是群体内个体变异大而群间变异小时，所需样本量较大。此外，资料的统计分析也应采用基于整群随机分组的统计分析方法。

※ 拓展阅读 ※

　　自 1978 年世界第一例"试管婴儿"在英国诞生，国内外辅助生殖技术（assisted reproductive technology, ART）在近 50 年内发展迅速。而对于新鲜胚胎移植和冷冻胚胎移植的持续争议，至今尚未有明确的定论。冷冻胚胎移植是指在一个 ART 周期中，将部分或全部胚胎进行冷冻保存，待患者经历后续的自然或人工月经周期时，解冻胚胎并将其植入子宫腔内。1984 年，在澳大利亚墨尔本的维多利亚女王医学中心，一名体重 2.5 kg，叫 Zoe 的女婴成为世界上第一个由冷冻胚胎发育成的宝宝。近年来，关于冷冻胚胎移植的研究层出不穷，研究者们进一步发现冷冻胚胎移植能够降低重度卵巢过度刺激征（ovarian hyperstimulation syndrome, OHSS）的风险。同时，对于卵巢低反应的患者，可以通过多次累积冷冻胚胎后进行移植，以提高妊娠率。冷冻胚胎移植也为胚胎移植前遗传学诊断或筛查等需要时间窗进行胚胎检测的技术提供了便利条件。此外，关于卵巢刺激治疗与子宫内膜容受性等方面的机制研究表明，冷冻胚胎移植能够避免子宫内膜受本周期卵巢刺激的影响，为胚胎着床提供全新且更接近自然状态的子宫内环境。

　　山东大学生殖医学团队完成的大型多中心随机对照试验，从很大程度上解决了冷冻与新鲜胚胎移植间的众多争议：在排卵功能正常的不孕患者中，冷冻胚胎移植无法改善妊娠和新生儿结局，但能够降低 OHSS 的发病风险。因此，对于有适应证的人群，如卵巢过度刺激高风险（如 PCOS 患者）、孕酮水平提前升高、因子宫内膜因素或者输卵管积水不能接受鲜胚移植的患者，可酌情使用冷冻胚胎移植，以降低卵巢过度刺激的发生风险，并改善部分妊娠结局。但值得注意的是，关于冷冻胚胎移植带来的母体和胎儿的安全性问题，仍需更多的临床和基础研究进行深入的探讨。与此同时，全胚冷冻会增加患者治疗的费用和时间，可能增加患者的心理压力及经济负担，这也是医疗实践中需要考虑的问题。所以，对于临床上普遍治疗策略的推广，还需要慎重。要根据每一个患者的临床特点，充分进行评估后选择最适合患者的临床方案，这也是精准医疗的意义所在。

参考文献

[1] 詹思延 . 临床流行病学 [M]. 2 版 . 北京：人民卫生出版社，2015.

[2] 刘旭宝，孙业桓 . 临床流行病学与循证医学 [M]. 5 版 . 北京：人民卫生出版社，2018.

[3] 詹思延 . 流行病学 [M]. 8 版 . 北京：人民卫生出版社，2017.

[4] 陈世耀，刘晓清 . 医学科研方法 [M]. 北京：人民卫生出版社，2015.

[5] 郑丹妮，龙晓宇，乔杰 . 对于排卵功能正常的不孕患者，移植冷冻还是新鲜胚胎效果更好 [EB/OL].（2018-1-19）[2022-6-28].https://nejmqianyan.cn/article-info?permalinks=YXQYoa1705334&sg=AbW1NGsHw3NxPd6F.

[6]ZHANG X，MA C，WU Z，et al. Frozen-thawed embryo transfer cycles have a lower incidence of ectopic pregnancy compared with fresh embryo transfer cycles[J]. Reprod Sci，2018，25（9）：1431-1435.

[7]WONG KM，VAN WELY M，MOL F，et al. Fresh versus frozen embryo transfers in assisted reproduction[J]. Cochrane Database Syst Rev，2017，3（3）：CD011184.

[8]SHI Y，SUN Y，HAO C，et al.Transfer of fresh versus frozen embryos in ovulatory women[J]. N Engl J Med，2018，378（2）：126-136.

（陈浩，桑少伟）

第六章 医疗器械临床试验

1. 掌握实施医疗器械临床试验的基本规范。
2. 熟悉开展医疗器械临床试验的决策内容。
3. 熟悉医疗器械临床试验机构和主要研究者备案条件。
4. 了解医疗器械临床试验的设计。

案例

研究题目：一项评价单间室膝关节假体应用于单间室膝关节置换手术恢复膝关节生理功能的有效性和安全性的临床试验。

研究背景：目前，膝关节置换中的单间室置换开始受到国内医生的重视，对于单间室的骨关节炎，单间室置换具有微创、手术时间短、并发症少、不需要输血、术后恢复快、更接近正常膝关节功能的优点，患者在术后膝关节屈曲范围更大，并且步态更加接近于正常，特别是像上下楼梯这一类活动。此外，单间室置换相对于全膝关节置换有着更短的住院时间，这使其成为了更具成本效益的选择。某公司研发出单间室膝关节假体系统，并发起临床试验进行系统性研究，目的是确定单间室膝关节假体系统的安全性和有效性，从而申请医疗器械上市注册。

研究方法：本临床试验的研究方法如下所述。

试验方法选择及其理由：本试验采用多中心、单臂、开放式的研究方案。牛津单间室膝关节假体为国际、国内广泛使用的膝关节置换器械，本次临床试验产品参照第三代牛津单间室膝关节假体进行设计。由于设计及生产工艺未发生实质变化，故采用目标值法进行临床试验。

受试者选择：入选标准为年龄在 18~80 岁，性别不限；具有与本产品适应证相一致病征；自愿受试并签署知情同意书；能够与研究者良好交流及遵照整个试验要求；患者愿意并能够按照临床试验要求进行定期随访；患者自参加该临床试验起，12 个月内不得参加其他临床试验。排除标准：具有与禁忌证相一致的病征病例；药物或酒精滥用；不能按期随诊或因其他原因不能与研究者配合者；处于妊娠期的患者以及计划在 12 个月内妊娠的女性；精神疾病患者；自参加该临床试验前 6 个月参加过其他临床试验的患者；研究者认为不适宜进行临床试验者。中止试验标准：由于合理原因不能坚持治疗者；试验中出现严重不良反应者；试验中其他并发疾病症状恶化，急需紧急处理者；试验中出现金属过敏者；患者因合理原因主动退出临床试验；研究者提出终止试验；伦理委员会提出终止试验；主管政府部门（食品药品监督管理部门）提出终止试验。

临床试验的预期总体持续时间及其确定理由：预期参与持续时间，即人工关节植入术后的病例随访观察时间最长为 12 个月（加减 30 天），6 个月和 12 个月（加减 30 天）时对有效性和安全性进行综合评价。这样做的理由为：根据国内外文献报道，人工关节植入体内的安全性评价周期大致为 3 个月，因为绝大多数影响安全性的因素均在 0~8 周内显示出来，3 个月随访可以较为客观地反映产品的安全性，而大量人工膝关节临床有效性验证试验的随访时间都在 6 个月及以上，因为临床普遍认为人工关节植入体内后，6 个月内发生并发症概率较以后要高。因此，随访观察时间定为 6 个月和 12 个月（加减 30 天），6 个月时评价短期安全性和有效性。为了最充分地验证本产品的安全性和有效性，同时依据国家药品监督管理局对临床试验可靠性的相关要求，继续进行术后 12 个月随访观察。经过统计学方法计算得出，临床试验所需的受试者数量共 95 名。有效性评价方法：主要评价指标采用在膝关节临床疗效研究中广泛认可的 HSS 评分法。膝关节功能的美国纽约特种外科医院（HSS）评分为详细记录术前、术后、术后 6 周、3 个月、6 个月、12 个月患者膝关节功能评分。次要评价指标为分别在术后即刻、6 周、3 个月、6 个月、12 个月拍摄放射影像学 X 线片对假体植入情况分别进行评估并评分，以观察假体植入后的状况。安全性评价方法为所有入选受试者，从签署知情同意书开始至接受试验末次随访（术后 12 月或受试者退出试验时）的时间内，均需进行安全性评估，具体如下：①血生化将在筛选时，术后 7 天内，术后 6 周、3 个月、6 个月、12 个月随访访视时进行检查，包括谷丙转氨酶（ALT）、谷草转氨酶（AST）、总胆红素（TBIL）、直接胆红素（DBIL）、碱性磷酸酶（ALP）、谷氨酰转肽酶（γ-GGT）、尿素（Urea）、肌酐（Cr）、钾（K^+）、钙（Ca^{2+}）。②全血细胞计数和分类计数将在筛选时和术后 7 天内，术后 6 周、3 个月、6 个月、12 个月随访访视时进行检查，包括白细胞计数（WBC）、红细胞计数（RBC）、血红蛋白（Hb）、血小板（PLT）。③血妊娠试验（仅针对 18~60 岁的女性受试者）在筛选时和术后 7 天内，术后 6 周、3 个月、6 个月、12 个月时进行检查，妊娠试验阳性者不能参加本项临床研究。④凝血功能检查将在筛选时和术后 7 天内进行检查，包括血浆凝血酶原时间（PT），部分凝血活酶时间（APTT）。⑤尿常规检查将在筛选时和术后 7 天内，术后 6 周、3 个月、6 个月、12 个月随访访视时进行检查，包括尿酮体（KET）、尿糖（GLU）、尿蛋白（PRO）、尿红细胞（RBC）、尿白细胞（WBC）、尿胆原（UBG）、尿胆红素（BIL）。

统计学设计、方法和分析：本试验采用目标值法验证试验组的临床实验效应，不低于本研究临床领域内所获得公认的干预效果评价标准。以 P_T 代表试验组的干预效果，以 P_0 表示公认的目标值水平，其研究假设可以表述为统计检验采用双侧检验，P 值小于或等于 0.05 将被认为所检验的差别有统计学意义，估计参数的 CI 采用双侧 95% CI。

本研究对缺失数据采用末次观察值结转（last observation carried forward，LOCF）的估计方法。对受试者的人口学特征及一般情况（包括年龄、身高、体重、体温、血压、呼吸等）进行统计学描述，基线定义为治疗第 0 天（手术前）。

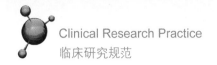

统计分析人群：①全分析集（full analysis set，FAS）根据意向性分析原则，包括所有入组接受临床治疗的受试者，FAS 人群用于主要和次要疗效指标的分析。②符合方案集（per protocol set，PPS）为 FAS 的子集，包括符合方案的入选标准、不满足方案中的排除标准、试验期间依从性好、主要疗效指标无缺失的受试者，PPS 人群用于主要和次要疗效指标的分析，当 PPS 和 FAS 人群疗效结果不一致时，应分析原因。③安全性数据集（safety set，SS）为所有入组接受临床治疗的受试者中，有至少一次安全性随访记录的病例构成本研究的安全性人群，是本次研究安全性评价的主要人群。

样本量的计算：本试验采用在膝关节临床疗效研究中被广泛认可的 HSS 评分法判断疗效。预考察该产品的临床广泛应用有明确的评价指标"金标准"，具有临床疗效明确等特点，患者置换初期及远期疗效均有显著提高，与全膝关节置换相当。

根据相关 1 207 例单间室膝关节置换术文献资料，并同临床专家和统计学专家研究，结合国家药品监督管理局关节类审评指导原则，设定单组目标值的双侧显著性水平（α）为 0.05，把握度（β）为 0.2，研究产品的优良率（P）为 0.95，目标值为 85%。因本试验临床随访时间比较长，考虑研究过程中存在一定脱落率（脱落率低于 20%），试验设计每组完成试验 95 例。

计算公式如下：

$$n = \frac{\left[Z_{1-\alpha/2}\sqrt{P_0(1-P_0)} + Z_{1-\beta}\sqrt{P_T(1-P_T)}\right]^2}{(P_T - P_0)^2}$$　　　式（6-1）

α 值为双侧 0.05，$Z_{1-\alpha/2}=1.960$；$Z_{1-\beta}=0.842$，P_T 为试验组预期事件发生率，P_0 为目标值，即 $P_T=0.95$，$P_0=0.85$。

计算得出 $n=79$，考虑脱落率应低于 20%，故设置最终样本量（n）为 95，脱落率约为 16.8%。

α：显著性水平，犯 Ⅰ 类错误概率也是假阳性率，$\alpha=0.05$ 表示将来自同一总体的两样本认为来自不同总体的概率为 5%。

β：$1-\beta$ 为检验功效，$\beta=0.20$ 时表示当两总体确有差异时，按 β 水准有 80% 的把握能发现差别。

每个临床试验机构的最低和最高的受试者数量及理由：本试验为多中心临床试验，采取竞争入组的方式，为确保每个临床试验机构的数据具备统计学意义，特规定每个临床试验机构的最低入组数量为 6 例，对最高入组数量无要求。

临床试验结果的合格或不合格标准：单侧置信区间界限间的比较，如果单侧置信区间界限不低于目标值的单侧置信区间界限，即可认为医疗器械的安全性、有效性达标，临床实验结果合格。

医工结合点：未来的医学科学将伴随医学与工程技术的结合（即医工结合）而向前发展。尤其在医疗器械的制造方面，工程技术的发展、仪器设备的更新换代将不断促进医学的发展。因此，通过医工结合，研发具有中国自主知识产权的高性能医疗器械重点产品，势必成为迫切的当前任务。

思考题

在医疗器械研发过程中，如何决策是否开展医疗器械临床试验？如何设计医疗器械临床试验？实施医疗器械临床试验的基本规范是什么？医疗器械临床试验机构和主要研究者备案的条件是什么？

第一节　医疗器械临床试验的决策

一、概述

决定是否开展医疗器械临床试验是综合考虑产品的适用范围、技术特征、生物学特性、风险程度及已有研究数据（包括临床数据和非临床数据）等方面来确定开展临床试验必要性的过程。对于需要开展临床试验的医疗器械，可根据具体情况，选择在境内开展临床试验、全部或同期在境外开展临床试验。

在医疗器械设计开发过程中，设计确认是重要环节，可以确保产品能够满足规定的使用要求或者预期用途的要求，可采取多种方法实现设计确认，如模体试验、计算机模拟试验、动物实验、临床评价等。可用于临床评价的临床数据包括在境内或境外，合法的临床使用过程中生成的安全性、有效性信息，如临床试验数据、临床文献数据和临床经验数据等。原则是采用最有效的方式获取证明产品符合医疗器械安全和性能基本原则所需的最少量信息，消除或减轻不必要的负担，可使患者能够及早并持续获得安全有效的医疗器械。如果非临床研究的结果和（或）现有临床数据不足以证明产品符合医疗器械安全和性能的基本原则，则可能需要开展临床试验。基于良好设计和规范实施的临床试验能够提供科学、可靠的医疗器械安全有效性数据。是否符合医疗器械安全和性能基本原则是对临床证据与设计验证和确认文件、器械描述、说明书和标签、风险管理文件以及生产信息进行综合评价后得出的结论。

二、决策时考虑因素

（一）申报产品为高风险医疗器械

临床使用具有高风险的第三类医疗器械（以下简称"高风险医疗器械"），原则上需要开展临床试验，但以下情形可考虑免于开展临床试验：①申报产品的前代产品未在中国获准上市，申报产品是对前代产品进行的设计变更，可通过已有数据（如非临床研究数据、前代产品的临床试验数据、申报产品境外临床数据）证明申报产品符合医疗器械安全和性能基本原则。②可按照《接受医疗器械境外临床试验数据技术指导原则》的要求提供申报产品境外临床试验数据，结合设计验证和确认文件、器械描述、说明书和标签、风险管理文件以及生产信息进行综合评价，证明申报产品符合医疗器械安全和性

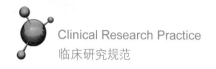
能的基本原则。③申报产品的前代产品已在中国获准上市，申报产品是对前代产品进行的设计变更，且可通过已有数据（如非临床研究数据、前代产品的临床数据、申报产品境外临床数据）证明申报产品符合医疗器械安全和性能基本原则。前代产品是指与申报产品属于同一注册申请人、具有相同适用范围且技术特征和生物学特性相似的产品。申报产品与前代产品为迭代关系。

（二）申报产品为新型医疗器械

申报产品虽然不属于高风险医疗器械，但为新型医疗器械，原则上应开展临床试验，但以下情形可考虑免于开展临床试验：①可通过非临床研究数据充分证明申报产品符合医疗器械安全和性能基本原则。②申报产品在中国为新型医疗器械，但其自身已有临床数据（如境外临床文献数据、境外临床试验数据等），可通过非临床研究数据、申报产品的临床数据证明申报产品符合医疗器械安全和性能基本原则。③申报产品在中国为新型医疗器械，但其前代产品已有境外临床数据，申报产品是对前代产品进行的设计变更，可通过非临床研究数据、申报产品的境外临床数据和前代产品的境外临床数据充分证明申报产品符合医疗器械安全和性能基本原则。新型医疗器械是指与已在境内获准上市的医疗器械相比，在适用范围、技术特征和（或）生物学特性等方面具有显著差异的医疗器械。大部分医疗器械并不属于新型医疗器械，很多情形下，可以通过非临床研究来证明其符合医疗器械安全和性能的基本原则。

（三）其他

产品不属于高风险医疗器械，也不属于新型医疗器械，在注册申请人已开展充分的非临床研究且全面收集已有临床数据的基础上，若已有证据不能证明产品符合医疗器械安全和性能的基本原则，有可能需要通过开展临床试验补充临床数据。获得的临床试验数据用于产品临床评价过程且为临床证据的一部分。例如，对于特定申报产品，其已有同品种产品在中国获准注册，申报产品与同品种产品存在差异。若基于申报产品的非临床研究数据以及同品种产品的临床数据对产品实施了全面的临床评价，但仍不能证明申报产品符合医疗器械安全和性能的基本原则，则可能需要开展临床试验。

当根据以上因素考虑是否应开展医疗器械临床试验时，可参考图6-1。

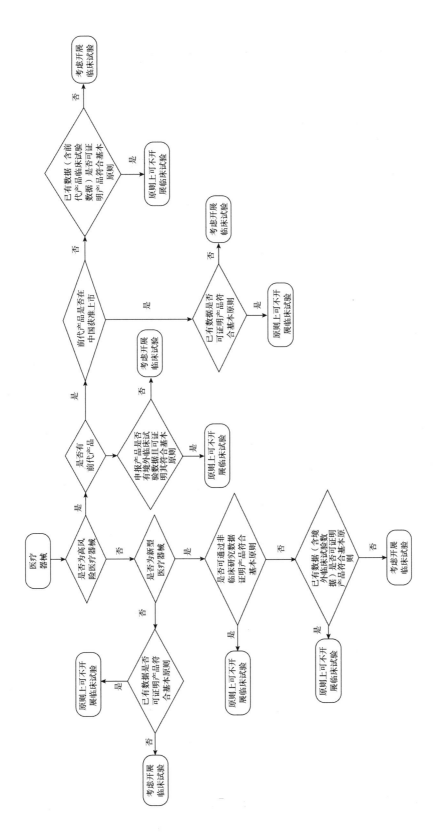

图 6-1　医疗器械临床试验决策流程图

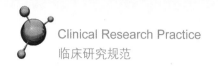

第二节　医疗器械临床试验的设计

一、概述

医疗器械在临床诊断、治疗、疾病防控、公共卫生和健康保障中发挥着重要作用，临床试验是医疗器械研发的关键环节。在申请上市注册医疗器械前，要在符合条件的医疗器械临床试验机构中对其在正常使用条件下的安全性和有效性进行确认。医疗器械临床试验设计包括临床试验方案、研究者手册、病例报告表、临床试验报告等一系列文件。

医疗器械临床试验是指在符合条件的医疗器械临床试验机构中，对拟申请注册的医疗器械（含体外诊断试剂）在正常使用条件下的安全性和有效性进行确认的过程。

临床试验方案是指说明医疗器械临床试验目的、设计、方法学和组织实施等的文件。临床试验方案包括方案及其修订版。

临床试验报告是指描述一项医疗器械临床试验设计、执行、统计分析和结果的文件。

病例报告表是指按照医疗器械临床试验方案所规定设计的文件，用以记录试验过程中获得的每个受试者的全部信息和数据。

研究者手册是指申办者提供的，帮助主要研究者和参与临床试验的其他研究者更好地理解和遵守临床试验方案的资料汇编，包括但不限于申办者基本信息、试验医疗器械的概要说明、支持试验医疗器械预期用途和临床试验设计理由的概要和评价、可能的风险、推荐的防范和紧急处理方法等。

试验医疗器械是指医疗器械临床试验中对其安全性、有效性进行确认的拟申请注册的医疗器械。

对照医疗器械是指医疗器械临床试验中作为对照的在境内已上市医疗器械。

二、医疗器械临床试验设计原则

医疗器械临床试验是以受试人群（样本）为观察对象，观察试验器械在正常使用条件下作用于人体的效应或对人体疾病、健康状态的评价能力，以推断试验器械在预期使用人群（总体）中的效应。由于医疗器械的固有特征，其试验设计有其自身特点。本节所述设计原则适用于产品组成、设计和性能已定型的医疗器械，包括治疗类产品、诊断类产品，不包括体外诊断试剂。

（一）设定医疗器械临床试验目的

临床试验需设定明确、具体的试验目的，可综合分析试验器械特征、非临床研究情况、已在中国境内上市(下文简称已上市)的同类产品的临床数据等因素来设定临床试验目的。临床试验的目的决定了临床试验各设计要素，包括主要评价指标、试验设计类型、对照试验的比较类型等，进而影响临床试验样本量。

当通过临床试验确认试验器械在其预期用途下的安全有效性时，若更关注试验器械的安全性是否可满足临床使用的需要，其临床试验目的可设定为确认试验器械的安全性是否优于或等效于或非劣于已上市同类产品，同时确认试验器械的有效性。此时，临床试验的主要评价指标为安全性指标。以乳房植入体为例，临床试验中通常选择并发症发生率（如包膜挛缩率、植入体破裂率）作为主要评价指标。

对于已上市产品增加适应证的情形，临床试验目的可设定为确认试验器械对新增适应证的安全有效性。例如，止血类产品在已批准适用范围（如普通外科、妇产科）的基础上，增加眼科、神经外科、泌尿外科使用的适应证。

当已上市器械适用人群发生变化时，临床试验目的可设定为确认试验器械对新增适用人群的安全有效性。例如，膜式氧合器产品在原批准适用范围的基础上新增体重小于等于 10 kg 的适用人群；又如治疗类呼吸机在已批准的适用于成人的基础上新增适用于儿童的适用范围。

当已上市器械发生重大设计变更时，可根据变更涉及的范围设定试验目的。例如，冠状动脉药物洗脱支架平台花纹设计发生改变时，临床试验目的可设定为确认变化部分对于产品安全有效性的影响。

当已上市器械的使用环境或使用方法发生重大改变时，试验目的可设定为确认产品在特定使用环境和使用方法下的安全有效性。例如，已上市的植入式心脏起搏器通常不能兼容核磁共振检查，如申请兼容核磁共振检查，其临床试验目的可设置为确认对兼容核磁共振检查相关的安全有效性。

（二）临床试验设计的基本类型和特点

1. 平行对照设计

随机、双盲、平行对照的临床试验设计可使临床试验影响因素在试验组和对照组间的分布趋于均衡，保证研究者、评价者和受试者均不知晓分组信息，可避免选择偏倚和评价偏倚，被认为可提供高等级的科学证据，通常被优先考虑。对于某些医疗器械，此种设计的可行性受到器械固有特征的挑战。

（1）随机化。随机化是平行对照、配对设计、交叉设计等临床试验需要遵循的基本原则，指临床试验中每位受试者均有同等机会（如试验组与对照组病例数为 1:1）或其他约定的概率（如试验组与对照组病例数为 $n:1$）被分配到试验组或对照组，不受研究者和（或）受试者主观意愿的影响。随机化是为了保证试验组和对照组受试者在各种已知和未知的可能影响试验结果的基线变量上具有可比性。

非随机设计可能造成各种影响因素在组间分布不均衡，降低试验结果的可信度。一方面，协变量分析可能难以完全校正已知因素对结果的影响；另一方面，未知因素对试验结果产生的影响亦难以评价，因此，通常不推荐非随机设计。如果申请人有充分的理由认为必须采用非随机设计，需要详述必须采用该设计的理由和控制选择偏倚的具体措施。

（2）盲法。如果分组信息被知晓，研究者可能在器械使用过程中选择性关注试验组，评价者在进行疗效与安全性评价时可能产生倾向性，受试者可能受到主观因素的影响。盲法是控制临床试验中因"知晓分组信息"而产生偏倚的重要措施之一，目的是使得

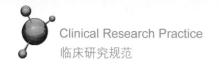

临床试验中的各方人员对分组信息不可知。根据设盲程度的不同,盲法可分为完整设盲、不完整设盲和不设盲。在完整设盲的临床试验中,受试者、研究者和评价者对分组信息均处于盲态。

在很多情形下,基于器械及相应治疗方式的固有特征,完整设盲是不可行的。当试验器械与对照器械存在明显不同时,难以对研究者设盲,如膝关节假体,试验产品和对照产品的外观可能存在明显不同,且植入物上有肉眼可见的制造商激光标记;又如血管内金属支架,试验产品和对照产品的具体结构、花纹不同。此时,建议尽量对受试者设盲,即受试者不知晓其被分入试验组或对照组,并采用第三方盲法评价(如中心阅片室、中心实验室、评价委员会等)和盲态数据审核。当试验器械形态与对照器械存在明显不同且主要评价指标来自影像学数据时,难以对研究者、评价者设盲,如生物可吸收支架,当对照产品为金属支架时,由于生物可吸收支架平台发生降解,评估晚期管腔丢失指标(该指标以影像学方式评价)时难以对评价者设盲。此时,建议尽量对受试者设盲,并采用盲态数据审核。上述由于器械的固有特征而不对研究者设盲、不对研究者和评价者设盲的情形,均为不完整设盲的临床试验设计。

当试验组治疗方式(含器械)与对照组存在明显差异时,难以对受试者、研究者、评价者设盲,只能采取不设盲的试验设计,如将介入治疗和手术治疗进行比较、器械治疗和药物治疗进行比较。为最大程度地减少偏倚,可考虑采用以下方法:①在完成受试者筛选和入组前,受试者和研究者均不知晓分组信息(即分配隐藏);②在伦理许可的前提下,受试者在完成治疗前,不知晓分组信息;③采用盲态数据审核。

临床试验设计者需要对采用不完整设盲或者不设盲试验设计的理由进行说明,详述控制偏倚的具体措施(如采用可客观判定的指标以避免评价偏倚,采用标准操作规范以减小实施偏倚等)。

(3)对照。对照包括阳性对照和阴性对照(如假处理对照、假手术对照等)。阳性对照需采用在拟定的临床试验条件下疗效肯定的已上市器械或公认的标准治疗方法。

对于治疗类产品,选择阳性对照时,优先采用疗效和安全性已得到临床公认的已上市同类产品。如因合理理由不能采用已上市同类产品,可选用尽可能相似的产品作为阳性对照,其次可考虑标准治疗方法。例如,开展人工颈椎间盘假体临床试验时,如因合理理由不能采用已上市同类产品,可选择临床广泛使用的、对相应适应证的疗效已得到证实并被公认的产品;又如,治疗良性前列腺增生的设备在没有同类产品上市的情况下,可采用良性前列腺增生症的标准治疗方法(经尿道前列腺电汽化术)作为对照。标准治疗方法包括多种情形,如对于部分临床上尚无有效治疗方法的疾病,其标准治疗方法可为对症支持治疗。在试验器械尚无相同或相似的已上市产品或相应的标准治疗方法时,若试验器械的疗效存在安慰效应,试验设计需考虑安慰对照,此时,尚需综合考虑伦理学因素。若已上市产品的疗效尚未得到临床公认,可根据具体情形考虑标准治疗方法对照或阴性对照,临床试验设计者需充分论证对照的选取理由。例如,用于缓解疼痛的物理治疗类设备。

对于诊断器械,对照需采用诊断“金标准”方法或已上市同类产品。

2. 配对设计

对于治疗类产品，常见的配对设计为同一受试对象的两个对应部位同时接受试验器械和对照治疗，试验器械和对照治疗的分配需考虑随机设计。配对设计主要适用于器械的局部效应评价，具有一定的局限性。例如，对于面部注射用交联透明质酸钠凝胶的临床试验，配对设计在保证受试者基线一致性上比平行对照设计更具有优势，但试验中一旦发生系统性不良反应，则难以确认其与试验器械或对照器械的相关性，且需要排除面部左右侧局部反应的互相影响。因此，临床试验设计者考虑进行配对设计时，需根据产品特征，综合考虑该设计类型的优势和局限性，恰当进行选择，并论述其合理性。

对于诊断器械，若试验目的是评价试验器械的诊断准确性，常见的配对设计为同一受试者或受试样品同时采用试验器械和诊断"金标准"方法或已上市同类器械来进行诊断。

3. 交叉设计

在交叉设计的临床试验中，每位受试者按照随机分配的排列顺序，于不同阶段分别接受两种或两种以上的治疗或诊断。此类设计要求前一阶段的治疗或诊断对后一阶段的另一种治疗或诊断不产生残留效应，后一阶段开始前，受试者一般需恢复到基线状态，可考虑在两个干预阶段之间安排合理的洗脱期。

4. 单组设计

单组试验的实质是将主要评价指标的试验结果与已有临床数据进行比较，以评价试验器械的有效性或安全性。与平行对照试验相比，单组试验的固有偏倚是非同期对照偏倚，由于时间上的不同步，可能引起选择偏倚、混杂偏倚、测量偏倚和评价偏倚等，应审慎选择。在开展单组试验时，需要对可能存在的偏倚进行全面分析和有效控制。

（1）目标值。与目标值进行比较的单组设计需事先指定主要评价指标有临床意义的目标值，通过考察单组临床试验主要评价指标的结果是否在指定的目标值范围内，从而评价试验器械的有效性或安全性。当试验器械技术比较成熟且研究者对其适用疾病有较为深刻的了解时，或者当设置对照在客观上不可行时（如试验器械与现有治疗方法的风险受益过于悬殊，设置对照在伦理上不可行；又如现有治疗方法因客观条件限制不具有可行性等），方可考虑采用单组目标值设计。考虑单组目标值设计时，还需关注试验器械的适用人群、主要评价指标（如观察方法、随访时间、判定标准等）是否可被充分定义且相对稳定。为尽量弥补单组目标值设计的固有缺陷，需尽可能采用相对客观、可重复性强的评价指标作为主要评价指标，如死亡、失败等；不建议选择容易受主观因素影响、可重复性差的指标作为主要评价指标，如疼痛评分等。

目标值是专业领域内公认的某类医疗器械的有效性或安全性评价指标所应达到的最低标准，包括客观性能标准（objective performance criteria，OPC）和性能目标（performance goal，PG）两种。目标值通常为二分类（如有效或无效）指标，也可为定量指标，包括靶值和单侧置信区间界限（通常为97.5%单侧置信区间界限）。目标值的构建通常需要全面收集具有一定质量水平及相当数量病例的临床研究数据，并进行科学分析（Meta分析）。对临床试验结果进行统计分析时，需计算主要评价指标的点估计值和单侧置信区

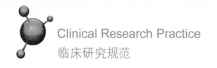
间界限值，并将其与目标值进行比较。

由于没有设置对照组，单组目标值设计的临床试验无法确证试验器械的优效、等效或非劣效，仅能确证试验器械的有效性或安全性达到专业领域内公认的最低标准。

1）OPC。OPC 在既往临床研究数据的基础上分析得出，用于试验器械主要评价指标的比较和评价，经确认的 OPC 目前尚不多见。OPC 通常来源于权威医学组织、相关标准化组织、医疗器械审评机构发布的文件。例如，一次性使用膜式氧合器的临床试验可采用单组目标值设计，当主要评价指标采用《一次性使用膜式氧合器注册技术审查指导原则》中提及的复合指标——达标率时，试验产品达标率的目标值应至少为 90%，预期达标率为 95%；又如，根据《髋关节假体系统注册技术审查指导原则》，对于常规设计的髋关节假体，当临床试验采用单组目标值设计、主要评价指标采用术后 12 个月哈里斯（Harris）评分时，试验产品优良率的目标值应至少为 85%，预期优良率为 95%。随着器械技术和临床技能的提高，OPC 可能发生改变，需要对临床数据重新进行分析。

2）PG。当有合理理由不能开展对照试验而必须考虑开展单组目标值设计时，若没有公开发表的 OPC，可考虑构建 PG。例如，脱细胞角膜植片适用于药物治疗无效需要进行板层角膜移植的感染性角膜炎患者，由于开展临床试验时市场上无同类产品，且与异体角膜移植对比存在获取角膜来源困难的问题，故采用 PG 单组设计进行临床试验。PG 来源于异体角膜移植既往临床研究数据，由相关权威的专业医学组织认定。与 OPC 相比，采用 PG 的单组设计的临床证据水平更低。PG 的实现或未实现不能立即得出试验成功或失败的结论，如果发现异常试验数据，需要对试验结果进行进一步探讨和论证。

（2）历史研究对照。与历史研究对照的临床试验证据强度弱，可能存在选择偏倚、混杂偏倚等问题，应审慎选择。当采用某一历史研究作为对照时，需获取试验组和对照组每例受试者的基线数据，论证两组受试者的可比性，可采用倾向性评分来评估两组之间的可比性，以控制选择偏倚。由于试验组和对照组不是同期开展临床试验，需要关注两组间干预方式和评价方式的一致性，以控制测量偏倚和评价偏倚。

（三）受试对象

根据试验器械预期使用的目标人群，确定研究的总体。综合考虑对总体人群的代表性、临床试验的伦理学要求、受试者安全性等因素，制定受试者的选择标准，即入选和排除标准。入选标准主要考虑受试对象对总体人群的代表性，如适应证、疾病的分型、疾病的程度和阶段、使用具体部位、受试者年龄范围等因素。排除标准旨在尽可能规范受试者的同质性，将可能影响试验结果的混杂因素（如影响疗效评价的伴随治疗、伴随疾病等）予以排除，以达到评估试验器械效应的目的。

（四）评价指标

评价指标反映器械作用于受试对象而产生的各种效应，根据试验目的和器械的预期效应设定。在临床试验方案中应明确规定各评价指标的观察目的、定义、观察时间点、指标类型、测定方法、计算公式、判定标准（适用于定性指标和等级指标）等，并明确规定主要评价指标和次要评价指标。指标类型通常包括定量指标（连续变量，如血糖值）、定性指标（如有效和无效）、等级指标（如优、良、中、差）等。对于诊断器械，临床试验评价指标通常包括定性检测的诊断准确性（灵敏度、特异性、预期值、似然比、ROC 曲线下面积等）或检测一致性（阳性或阴性一致性、总一致性、Kappa 值等），以及定量检测回归分析的斜率、截距和相关系数等。

1. 主要评价指标和次要评价指标

主要评价指标是与试验目的有本质联系的、能确切反映器械疗效或安全性的指标。应尽量选择客观性强、可量化、重复性高的指标，应是专业领域普遍认可的指标，通常来源于已发布的相关标准或技术指南、公开发表的权威论著或专家共识等。临床试验的样本量基于主要评价指标的相应假设进行估算，临床试验的结论亦基于主要评价指标的统计分析结果做出。次要评价指标是与试验目的相关的辅助性指标。在方案中需说明其在解释结果时的作用及相对重要性。

一般情况下，主要评价指标仅有一个，用于评价产品的疗效或安全性。当一个主要评价指标不足以反映试验器械的疗效或安全性时，可采用两个或多个主要评价指标。以一次性使用脑积水分流器的临床试验为例，当参照《一次性使用脑积水分流器注册技术审查指导原则》进行方案设计时，同时采用两个主要评价指标，包括术后 30 天内颅内压的达标率、首次植入分流器后 1 年时分流器存留率。对于第二个主要评价指标（1 年存留率），试验组与对照组间需进行组间比较，同时要求试验组 1 年存留率不小于 90%。因此，该临床试验的样本量估算需同时考虑三重假设检验：①试验组术后 30 天颅内压达标率非劣效于对照组；②试验组 1 年的存留率非劣效于对照组；③试验器械 1 年的存留率达到目标值要求。上述三重假设检验都有统计学意义时，才可下推断结论。由于此时没有意图或机会选择最有利的某次假设检验结果，因此可设定每次检验的 I 类错误水平等于预先设定的 α，无须进行多重性校正。对于同时采用多个主要评价指标的临床试验设计，当有可能选择最有利的某次假设检验结果进行结论推断时，样本量估算需要考虑假设检验的多重性问题，以及对总 I 类错误率的控制策略。

2. 复合指标

按预先确定的计算方法，将多个评价指标组合构成一个指标称为复合指标。当单一观察指标不足以作为主要评价指标时，可采用复合指标作为主要评价指标。以冠状动脉药物洗脱支架的临床试验为例，主要评价指标之一为靶病变失败率。靶病变失败的定义为心脏死亡、靶血管心肌梗死以及靶病变血运重建三种临床事件至少出现一种，即为复合指标。例如，血液透析浓缩物的临床试验采用透析达标率作为主要评价指标，达标的定义为透析前后 K^+、Na^+、Ca^{2+}、Cl^-、二氧化碳结合力（CO_2CP）或 HCO_3^-、pH 值均达到预先设定的临床指标数值。复合指标可将客观测量指标和主观评价指标进行结合，形成综合评价指标。临床上采用的量表（如生活质量量表、功能评分量表等）也为复合指标的一种形式。需在试验方案中详细说明复合指标中各组成指标的定义、测定方法、计算公式、判定标准、权重等。当采用量表作为复合指标时，尽可能采取在专业领域被普遍认可的量表。极少有需要采用自制量表的情况，申请人需提供自制量表效度、信度和反应度的研究资料，研究结果需证明自制量表的效度、信度和反应度可被接受。需考虑

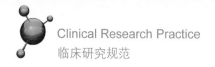
对复合指标中有临床意义的单个指标进行单独分析。

3. 替代指标

在直接评价临床获益不可行时，可采用替代指标进行间接观察。是否可采用替代指标作为临床试验的主要评价指标取决于：①替代指标与临床结果的生物学相关性；②替代指标对临床结果判断价值的流行病学证据；③从临床试验中获得的有关试验器械对替代指标的影响程度与试验器械对临床试验结果的影响程度是否相一致的证据。

4. 主观指标的第三方评价

部分评价指标由于没有客观评价方法而只能进行主观评价，临床试验若必需选择主观评价指标作为主要评价指标，建议成立独立的评价小组，由不参与临床试验的第三者或第三方进行指标评价，需在试验方案中明确第三者或第三方评价的评价规范。

（五）比较类型和检验假设

1. 比较类型

临床试验的比较类型包括优效性检验、等效性检验、非劣效性检验。采用安慰对照的临床试验，需进行优效性检验。采用疗效或安全性得到公认的已上市器械或标准治疗方法进行对照的临床试验，可根据试验目的选择优效性检验、等效性检验或非劣效性检验。

优效性检验的目的是确证试验器械的疗效或安全性优于对照器械或标准治疗方法或安慰对照，且其差异大于预先设定的优效界值，即差异有临床实际意义。由于试验器械特征、对照和主要评价指标等因素的不同，部分优效性检验没有考虑优效性界值，申请人需论述不考虑优效性界值的理由。等效性检验的目的是确证试验器械的疗效或安全性与对照器械的差异不超过预先设定的等效区间，即差异在临床可接受的范围内。非劣效性检验的目的是确证试验器械的疗效或安全性如果低于对照器械，其差异小于预先设定的非劣效界值，即差异在临床可接受范围内。在优效性检验中，如果试验设计合理且执行良好，试验结果可直接确证试验器械的疗效或安全性。在等效性试验和非劣效性试验中，试验器械的疗效或安全性建立在对照器械达到预期疗效或安全的基础上。

2. 界值

无论优效性试验、等效性试验或非劣效性试验，要从临床意义上确认试验器械的疗效或安全性，均需要在试验设计阶段制定界值并在方案中阐明。优效界值是指试验器械与对照器械之间的差异具有临床实际意义的最小值，等效或非劣效界值是指试验器械与对照器械之间的差异不具有临床实际意义的最大值。优效界值、非劣效界值均为预先制定的一个数值，等效界值需要预先制定优侧、劣侧两个数值。

界值的制定主要考虑临床实际意义，需要被临床认可或接受。理论上，非劣效界值的确定可采用两步法，一是通过 Meta 分析估计对照器械减去安慰效应后的绝对效应或对照器械的相对效应 M_1，二是结合临床具体情况，在考虑保留对照器械效应的适当比例（$1-f$）后，确定非劣效界值 M_2（$M_2=f \times M_1$）。f 越小，试验器械的效应越接近对照器械，一般情况下，f 的取值在为 0~0.5。制定等效界值时，可用类似的方法确定下限和上限。

3. 检验假设

试验方案需明确检验假设和假设检验方法，检验假设依据试验目的确定，假设检验方法依据试验设计类型和主要评价指标类型确定。

（六）样本量估算

临床试验收集受试人群中的疗效或安全性数据，用统计分析将基于主要评价指标的试验结论推断到与受试人群具有相同特征的目标人群。为实现样本（受试人群）代替总体（目标人群）的目的，临床试验需要一定的受试者数量（样本量），样本量大小与主要评价指标的变异度呈正相关，与主要评价指标的组间差异呈负相关。

样本量一般以临床试验的主要评价指标进行估算。需在临床试验方案中说明样本量估算的相关要素及其确定依据、样本量的具体计算方法。确定样本量的相关要素一般包括临床试验的设计类型和比较类型、主要评价指标的类型和定义、主要评价指标有临床实际意义的界值、主要评价指标的相关参数（如预期有效率、均值、标准差等）、Ⅰ类和Ⅱ类错误概率以及预期的受试者脱落和方案违背的比例等。主要评价指标的相关参数根据已有临床数据和小样本可行性试验（如有）的结果来估算，需要在临床试验方案中明确这些估计值的确定依据。一般情况下，Ⅰ类错误概率 α 设定为双侧 0.05 或单侧 0.025，Ⅱ类错误概率 β 设定为不大于 0.2，预期受试者脱落和方案违背的比例不大于 0.2，申请人可根据产品特征和试验设计的具体情形采用不同的取值，需充分论证其合理性。

（七）临床试验设计需考虑的其他因素

由于器械的固有特征可能影响其临床试验设计，在进行器械临床试验设计时，需对以下因素予以考虑：

1. 器械的工作原理

器械的工作原理和作用机理可能与产品性能或安全性评价方法、临床试验设计是否恰当相关。

2. 使用者技术水平和培训

部分器械可能需要对使用者进行技能培训后才能被安全有效地使用，例如手术复杂的植入器械。在临床试验设计时，需考虑使用器械所必需的技能，研究者技能应能反映产品上市后在预期用途下的器械使用者的技能范围。

3. 学习曲线

部分器械使用方法新颖，存在一定的学习曲线。当临床试验过程中学习曲线明显时，试验方案中需考虑在学习曲线时间内收集的信息（如明确定义哪些受试者是学习曲线时间段的一部分）以及在统计分析中报告这些结果。如果学习曲线陡峭，可能会影响产品说明书的相关内容和用户培训需求。

4. 人为因素

在器械设计开发过程中，对器械使用相关的人为因素的研究可能会影响器械的设计或使用说明书的制定，以使其更安全、更有效，或让受试者或医学专业人士更容易使用。

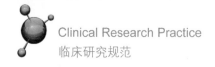

（八）统计分析

1. 分析数据集的定义

意向性分析（intention to treat，ITT）的原则是指主要分析应包括所有随机化的受试者，基于所有随机化受试者的分析集通常被称为 ITT 分析集。理论上需要对所有随机化受试者进行完整随访，但实际中很难实现。

临床试验常用的分析数据集包括全分析集（full analysis set，FAS）、符合方案集（per protocol set，PPS）和安全性数据集（safety set，SS）。需根据临床试验目的，遵循尽可能减少试验偏倚和防止 I 类错误增加的原则，在临床试验方案中对上述数据集进行明确定义，规定不同数据集在有效性评价和安全性评价中的作用。全分析集为尽可能接近于包括所有随机化的受试者的分析集，通常应包括所有入组且使用过一次器械或接受过一次治疗的受试者，只有在非常有限的情形下才可剔除受试者，包括违反了重要的入组标准、入组后无任何观察数据的情形。符合方案集是全分析集的子集，包括已接受方案中规定的治疗、可获得主要评价指标的观察数据、对试验方案没有重大违背的受试者。若从全分析集和符合方案集中剔除受试者，一是需符合方案中的定义，二是需充分阐明剔除理由，需在盲态审核时阐明剔除理由。安全性数据集通常应包括所有入组且使用过一次器械或接受过一次治疗并进行过安全性评价的受试者。

需同时在全分析集、符合方案集中对试验结果进行统计分析。当二者结论一致时，可以增强试验结果的可信度。当二者结论不一致时，应对差异进行充分的讨论和解释。如果符合方案集中排除的受试者比例过大，或者因排除受试者导致试验结论发生重要变化（由全分析集中的试验失败变为符合方案集中的试验成功），将影响临床试验的可信度。

全分析集和符合方案集在优效性试验和等效性或非劣效性试验中所起的作用不同。一般来说，在优效性试验中，应采用全分析集作为主要分析集，因为它包含了依从性差的受试者而可能低估了疗效，基于全分析集的分析结果是保守的。符合方案集显示试验器械按规定方案使用的效果，与上市后的疗效比较，可能导致疗效被高估。在等效性或非劣效性试验中，用全分析集所分析的结果并不一定保守。

2. 缺失值和离群值

缺失值（临床试验观察指标的数据缺失）是临床试验结果偏倚的潜在来源，在临床试验方案的制订和执行过程中应采取充分的措施尽量减少数据缺失。对于缺失值的处理方法，特别是主要评价指标的缺失值，需根据具体情形，在方案中遵循保守原则，规定恰当的处理方法，如末次观察值结转（last observation carried forward，LOCF）、基线观察值结转（baseline observation carried forward，BOCF）等。必要时，可考虑采用不同的缺失值处理方法进行敏感性分析。

不建议在统计分析中直接排除有缺失数据的受试者，因为该处理方式可能破坏入组的随机性、破坏受试人群的代表性、降低研究的把握度、增加 I 类错误概率。

对于离群值的处理，需要同时从医学和统计学两方面考虑，尤其是需要依据医学专业知识进行判断。离群值的处理应在盲态审核时进行，如果试验方案中未预先规定处理方法，在实际资料分析时，需要进行敏感性分析，即比较包括和不包括离群值的两种试验结果，评估其对试验结果的影响。

3.统计分析方法

（1）统计描述。

1）人口学指标、基线数据：一般需选择合适的统计指标（如均数、标准差、中位数等）进行描述以比较组间的均衡性。

2）主要评价指标：在进行统计推断时，需同时进行统计描述。值得注意的是，组间差异无统计学意义不能得出两组等效或非劣效的结论。

次要评价指标通常采用统计描述和差异检验进行统计分析。

（2）假设检验和区间估计。在确定的检验水准（α 通常为双侧 0.05）下，按照方案计算假设检验的检验统计量及其相应的 P 值，做出统计推断，完成假设检验。对于非劣效性试验，若 P 小于等于 α，则无效假设被拒绝，可推断试验组非劣效于对照组；对于优效性试验，若 P 小于等于 α，则无效假设被拒绝，可推断试验组优效于对照组；对于等效性试验，若 P_1 小于等于 α 且 P_2 小于等于 α 同时成立，则两个无效假设同时被拒绝，推断试验组与对照组等效。

亦可通过构建主要评价指标组间差异置信区间的方法达到假设检验的目的，将置信区间的上限和（或）下限与事先制定的界值进行比较，以做出临床试验结论。按照方案中确定的方法计算主要评价指标组间差异的（$1-\alpha$）置信区间，α 通常为双侧 0.05。对于高优指标的非劣效性试验，若置信区间下限大于非劣效界值（$-\Delta$），可得出临床非劣效结论；对于优效性试验，若置信区间下限大于优效界值（Δ），可做出临床优效结论；对于等效性试验，若置信区间的下限和上限在等效界值的劣侧和优侧 $[（-\Delta,\Delta）]$ 范围内，可得出临床等效结论。

对试验结果进行统计推断时，建议同时采用假设检验和区间估计方法。

（3）基线分析。除试验器械及相应治疗方式外，主要评价指标常常受到受试者基线变量的影响，如疾病的分型和程度、主要评价指标的基线数据等。因此，在试验方案中，应识别可能对主要评价指标有重要影响的基线变量，在统计分析中将其作为协变量，采用恰当的方法（如协方差分析等），对试验结果进行校正，以修正试验组和对照组间由于协变量不均衡而对试验结果产生的影响。协变量的确定依据以及相应的校正方法的选择理由应在临床试验方案中予以说明。对于没有在临床试验方案中规定的协变量，通常不进行校正，或仅将校正后的结果作为参考。

（4）中心效应。在多个中心开展临床试验，可在较短时间内纳入所需的病例数，且样本更具有代表性，结果更具有推广性，但对试验结果的影响因素更为复杂。

在多个中心开展临床试验，需要组织制定标准操作规程，组织参与临床试验的所有研究者进行临床试验方案和试验用医疗器械使用和维护的培训，以确保在临床试验方案执行、试验器械使用方面的一致性。当主要评价指标易受主观影响时，建议采取相关措施（如对研究者开展培训后进行一致性评估，采用独立评价中心，选择背对背评价方式等）以保障评价标准的一致性。尽管采取了相关质量控制措施，在多中心临床试验中，仍可能出现因不同中心在受试者基线特征、临床实践（如手术技术、评价经验）等方面存在差异，导致不同中心间的效应不尽相同。当中心与处理组间可能存在交互作用时，需在临床试验方案中预先规定中心效应的分析策略。当中心数量较多且各中心病例数较少时，一般无须考虑中心效应。

在多个中心开展临床试验，各中心试验组和对照组病例数的比例需与总样本的比例基本相同。当中心数量较少时，建议按中心进行分层设计，使各中心试验组与对照组病例数的比例基本相同。

（九）临床试验的偏倚和随机误差

临床试验设计需考虑偏倚和随机误差。偏倚是偏离真值的系统误差的简称，在试验设计、试验实施和数据分析过程中均可引起偏倚，偏倚可导致错误的试验结论。临床试验设计时应尽量避免或减少偏倚。

统计量的随机误差受临床试验样本量的影响。一方面，较大的样本量可提供更多的数据，使器械性能或安全性评价的随机误差更小。另一方面，更大的样本量可能引入更大的偏倚，导致无临床意义的差异变得具有统计学意义。试验设计应该旨在使试验结果同时具有临床和统计学意义。

（十）举例

1.检验假设举例

本处列举的检验假设和检验统计量，为特定试验类型、特定评价指标类型下的举例，有其适用范围和前提条件。

（1）高优指标的两样本 t 检验。表 6-1 以高优指标的两样本 t 检验为例，列举了优效性试验、等效性试验、非劣效性试验的检验假设和检验统计量的计算公式。

表 6-1 不同试验类型的检验假设和检验统计量

试验类型	原假设	备择假设	检验统计量
非劣效性试验	$H_0: T-C \leqslant -\Delta$	$H_1: T-C > -\Delta$	$t=[T-C-(-\Delta)]/ S_{\bar{d}}$
优效性试验	$H_0: T-C \leqslant \Delta$	$H_1: T-C > \Delta$	$t=T-C-\Delta/ S_{\bar{d}}$
等效性试验	$H_{01}: T-C \leqslant -\Delta$	$H_{11}: T-C > -\Delta$	$t_1=[T-C-(-\Delta)]/ S_{\bar{d}}$
	$H_{02}: T-C \geqslant \Delta$	$H_{12}: T-C < \Delta$	$t_2=(T-C-\Delta)/ S_{\bar{d}}$

注：H_0 和 H_1 分别表示原假设和备择检验；T 和 C 分别表示试验组和对照组主要评价指标的参数（如总体均数、总体率等）；$S_{\bar{d}}$ 为两组参数差值（$T-C$）的标准误；Δ 表示界值，优效性界值用 Δ 表示，非劣效界值用 $-\Delta$ 表示，等效界值的优侧和劣侧分别用 Δ 和 $-\Delta$ 表示；t、t_1、t_2 为检验统计量。

（2）单组目标值试验的检验假设。π_0 为主要评价指标的目标值，π_1 为主要评价指标的总体率或均数。对于高优指标，检验假设为 $H_0: \pi_1$ 小于等于 π_0，$H_1: \pi_1$ 大于 π_0。对于低优指标，检验假设为 $H_0: \pi_1$ 大于等于 π_0，$H_1: \pi_1$ 小于 π_0。

2.样本量估算公式举例

本处列举的样本量估算公式，为样本量估算公式举例，有其适用范围和前提条件。

在实际的样本量估算中，需根据具体试验设计选择公式。

（1）平行对照设计样本量估算。

以下公式中，n_T、n_C 分别为试验组和对照组的样本量；$Z_{1-\alpha/2}$、$Z_{1-\beta}$ 为标准正态分布的分数位，当 α =0.05 时，$Z_{1-\alpha/2}$=1.96，当 β =0.2 时，$Z_{1-\beta}$=0.842；（$Z_{1-\alpha/2}+Z_{1-\beta}$）^{2}=7.85。

1）优效性试验。当试验组和对照组按照 1：1 随机化分组时，主要评价指标为事件发生率，方差齐且不接近于 0 或 100% 时，其样本量估算公式为：

$$n_T = n_C = \frac{(Z_{1-\alpha/2}+Z_{1-\beta})^2 [P_C(1-P_C)+P_T(1-P_T)]}{(|D|-\Delta)^2}$$

式（6-2）

注：P_T、P_C 分别为试验组和对照组预期事件发生率；$|D|$ 为两组预期率差的绝对值，$|D|=|P_T-P_C|$；Δ 为优效性界值，取正值。

当试验组和对照组按照 1：1 随机化分组时，主要评价指标为定量指标且方差齐时，其样本量估算公式为：

$$n_T = n_C = \frac{2(Z_{1-\alpha/2}+Z_{1-\beta})^2 \sigma^2}{(|D|-\Delta)^2}$$

式（6-3）

注：σ 为对照组预期标准差；$|D|$ 为预期的两组均数之差的绝对值，$|D|=|u_T-u_C|$；Δ 为优效性界值，取正值。

该公式样本量为 Z 值计算的结果，小样本时宜使用 t 值迭代，或总例数增加 2~3 例。

2）等效性试验。当试验组和对照组按照 1：1 随机化分组时，主要评价指标为事件发生率，方差齐且不接近于 0 或 100% 时，其样本量估算公式为：

$$n_T = n_C = \frac{(Z_{1-\alpha/2}+Z_{1-\beta})^2 [P_C(1-P_C)+P_T(1-P_T)]}{(\Delta-|D|)^2}$$

式（6-4）

注：P_T、P_C 分别为试验组和对照组预期事件发生率；$|D|$ 为两组预期率差的绝对值，$|D|=|P_T-P_C|$；Δ 为等效界值（适用于劣侧界值与优侧界值相等的情形），取正值。

当试验组和对照组按照 1：1 随机化分组时，主要评价指标为定量指标且方差齐时，其样本量估算公式为：

$$n_T = n_C = \frac{2(Z_{1-\alpha/2}+Z_{1-\beta})^2 \sigma^2}{(\Delta-|D|)^2}$$

式（6-5）

注：σ 为对照组预期标准差；$|D|$ 为预期的两组均数之差的绝对值，$|D|=|u_T-u_C|$；Δ 为等效界值（适用于劣侧界值与优侧界值相等的情形），取正值。

该公式样本量为 Z 值计算的结果，小样本时宜使用 t 值迭代，或总例数增加 2~3 例。

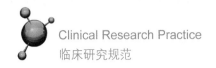

3）非劣效试验。当试验组和对照组按照 1∶1 随机化分组时，主要评价指标为预期事件发生率，方差齐且不接近于 0 或 100% 时，其样本量估算公式为：

$$n_T = n_C = \frac{(Z_{1-\alpha/2} + Z_{1-\beta})^2 [P_C(1-P_C) + P_T(1-P_T)]}{(|D| - \Delta)^2}$$ 式（6-6）

注：P_T、P_C 分别为试验组和对照组预期事件发生率；$|D|$ 为两组预期率差的绝对值，$|D| = |P_T - P_C|$，Δ 为非劣效界值，取负值。

当试验组和对照组按照 1∶1 随机化分组时，主要评价指标为定量指标且方差齐时，其样本量估算公式为：

$$n_T = n_C = \frac{2(Z_{1-\alpha/2} + Z_{1-\beta})^2 \sigma^2}{(|D| - \Delta)^2}$$ 式（6-7）

注：σ 为对照组预期标准差；$|D|$ 为预期的两组均数之差的绝对值，$|D| = |u_T - u_C|$；Δ 为非劣效界值，取负值。

该公式样本量为 Z 值计算的结果，小样本时宜使用 t 值迭代，或总例数增加 2~3 例。

（2）单组目标值试验的样本量估算。

以下公式中，n 为试验组样本量；$Z_{1-\alpha/2}$、$Z_{1-\beta}$ 为标准正态分布的分数位，当 $\alpha = 0.05$ 时，$Z_{1-\alpha/2} = 1.96$，当 $\beta = 0.2$ 时，$Z_{1-\beta} = 0.842$。

当主要评价指标为事件发生率，统计发生率的研究周期相同，且发生率不接近于 0 或 100% 时，其样本量估算公式为：

$$n = \frac{[Z_{1-\alpha/2}\sqrt{p_0(1-p_0)} + Z_{1-\beta}\sqrt{P_T(1-P_T)}]^2}{(P_T - p_0)^2}$$ 式（6-8）

注：P_T 为试验组预期事件发生率，P_0 为目标值。

（3）诊断试验的样本量估算。以抽样调查设计的诊断试验为例，其评价指标为灵敏度和特异度，用灵敏度计算阳性组的样本量，用特异度计算阴性组的样本量。

阳性组或阴性组样本量的估算公式为：

$$n = \frac{Z_{1-\alpha/2}^2 P(1-P)}{\Delta^2}$$ 式（6-9）

注：公式中 n 为阳性组或阴性组样本量，$Z_{1-\alpha/2}$ 为标准正态分布的分位数，P 为灵敏度或特异度的预期值，Δ 为 P 的允许误差大小，一般取 P 的 95% 置信区间宽度的一半，常用的取值为 0.05~0.10。

第三节　医疗器械临床试验的实施

一、概述

（一）相关术语和定义

在医疗器械临床试验实施过程中，要维护临床试验过程中受试者的权益和安全，保证医疗器械临床试验过程规范，结果真实、准确、完整和可追溯。医疗器械临床试验实施的相关术语和定义具体如下。

知情同意：向受试者告知医疗器械临床试验的各方面情况后，受试者确认自愿参加该项医疗器械临床试验的过程，应当以书面签署姓名和注明日期的知情同意书作为证明文件。

受试者：被招募接受医疗器械临床试验的个人。

申办者：医疗器械临床试验的发起、管理和提供财务支持的机构或组织。

主要研究者：在医疗器械临床试验机构中实施临床试验的负责人。

研究者：在医疗器械临床试验机构中实施医疗器械临床试验的人员。

协调研究者：在多中心临床试验中由申办者指定开展协调工作的研究者。

监查：申办者为保证医疗器械临床试验能够遵循临床试验方案、标准操作规程和相关法律法规，选派专门人员对医疗器械临床试验机构、研究者进行评价调查，对医疗器械临床试验过程中的数据进行验证并记录和报告的活动。

稽查：申办者组织对医疗器械临床试验相关活动和文件进行系统性的独立检查，以确定此类活动的执行、数据记录、分析和报告是否符合临床试验方案、标准操作规程和相关法律法规。

检查：指监管部门对医疗器械临床试验的有关文件、设施、记录和其他方面进行的监督管理活动。

偏离：有意或者无意地未遵循医疗器械临床试验方案要求的情形。

不良事件：在医疗器械临床试验过程中出现的不良医学事件（无论是否与试验医疗器械相关，都是不良事件）。

严重不良事件：医疗器械临床试验过程中发生的导致死亡或者健康状况严重恶化的事件，包括致命的疾病或者伤害、身体结构或者身体功能的永久性缺陷、需要住院治疗或者延长住院时间、需要进行医疗救治以避免该事件对身体结构或者身体功能造成永久性缺陷；导致胎儿窘迫，胎儿死亡或先天性异常、先天缺损等事件。

器械缺陷：临床试验过程中医疗器械在正常使用情况下存在可能危及人体健康和生命安全的不合理风险，如标签错误、质量问题、故障等。

源数据：医疗器械临床试验中的临床发现、观察和其他活动的原始记录以及其经核准的副本中的所有信息，可以用于医疗器械临床试验重建和评价。

源文件：包含源数据的印刷文件、可视文件或者电子文件等。

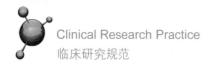
（二）医疗器械临床试验实施的基本原则

医疗器械临床试验全过程，包括医疗器械临床试验的方案设计、实施、监查、稽查、检查，数据的采集、记录、保存、分析、总结和报告等，应遵循的基本原则包括伦理原则、风险获益原则、符合资质原则、符合质量管理要求。

1. 伦理原则

医疗器械临床试验应当遵循《世界医学大会赫尔辛基宣言》的伦理原则和我国涉及人的生物医学研究伦理的相关规范。参与医疗器械临床试验的各方应当按照试验中各自的职责承担相应的伦理责任。

2. 风险获益原则

开展医疗器械临床试验应当有充分的科学依据和明确的试验目的，应当权衡受试者和社会预期的风险和获益，只有当预期的获益大于风险时，方可实施或者继续实施临床试验。

3. 符合资质原则

医疗器械临床试验应当在具备相应条件且按照规定备案的医疗器械临床试验机构开展。

医疗器械临床试验应当获得伦理委员会的同意。对人体具有较高风险的第三类医疗器械临床试验，应当经国家药品监督管理局批准。需要进行临床试验审批的第三类医疗器械目录由国家药品监督管理局制定、调整并公布。

4. 符合质量管理要求

医疗器械临床试验的申办者应当建立覆盖医疗器械临床试验全过程的质量管理体系，确保医疗器械临床试验符合相关法律法规，保护受试者权益和安全。

二、对医疗器械临床试验机构的基本要求

（一）机构的基本条件

医疗器械临床试验机构应当符合备案条件，应当建立临床试验内部管理组织架构和管理制度。医疗器械临床试验机构应当具有相应的临床试验管理部门，承担医疗器械临床试验的管理工作。

（二）机构备案信息的填报

医疗器械临床试验机构管理部门应当负责在药品监督管理部门的备案系统中填报、管理和变更医疗器械临床试验机构备案信息，包括临床试验专业等信息；负责在备案系统中在线提交上一年度开展的医疗器械临床试验工作总结报告；负责在伦理委员会对医疗器械临床试验审查前，组织评估该临床试验主要研究者的资质并完成其备案。

（三）机构的质量管理要求

医疗器械临床试验机构应当建立涵盖医疗器械临床试验实施全过程的质量管理机构，包括培训和考核，临床试验的实施，医疗器械的管理，生物样本的管理，不良事件和器械缺陷的处理，报告、记录、质量控制等制度，确保主要研究者履行其临床试验相关职责，保证受试者得到妥善的医疗处理，确保试验产生数据的真实性。

（四）医疗器械临床试验前评估职责

医疗器械临床试验机构在接受医疗器械临床试验前，应当根据试验医疗器械的特性评估相关资源，确保具备相匹配的资质、人员、设施、条件等。

（五）接受监查、检查的义务

医疗器械临床试验机构和主要研究者应当配合申办者组织的监查和稽查，以及药品监督管理部门、卫生健康管理部门开展的检查。

（六）保存临床试验记录和基本文件

医疗器械临床试验机构应当按照相关法律法规和与申办者的合同，妥善保存临床试验记录和基本文件。

三、对主要研究者的基本要求

（一）条件

负责医疗器械临床试验的主要研究者应当已完成医疗器械临床试验主要研究者备案；熟悉本规范和相关法律法规；具有试验医疗器械使用所要求的专业知识和经验，经过临床试验相关培训，有临床试验的经验，熟悉申办者所提供的医疗器械临床试验方案、研究者手册等资料；有能力协调、支配使用该项医疗器械进行临床试验的人员，且有能力处理医疗器械临床试验中发生的不良事件和其他关联事件。

（二）遵守试验方案职责

主要研究者应当遵守临床试验方案，确保在临床试验约定的时限内，按照本规范和相关法律法规的规定实施医疗器械临床试验。

（三）主要研究者授权研究者的职责

主要研究者可根据医疗器械临床试验的需要，授权经过临床试验相关培训的研究者组织进行受试者招募和知情同意、受试者持续沟通、试验医疗器械与对照医疗器械（如适用）的管理和使用、不良事件和器械缺陷的处理和报告、临床试验数据记录、生物样本管理等。

（四）主要研究者确保研究者资格的职责

主要研究者应当确保参与医疗器械临床试验的研究者具有承担医疗器械临床试验的相应专业技术资格、培训和经验；熟悉本规范和相关法律法规；参加申办者组织的与该医疗器械临床试验相关的培训，并在主要研究者授权的范围内参与医疗器械临床试验；熟悉试验医疗器械的原理、适用范围、产品性能、操作方法、安装要求以及技术指标等，了解该试验医疗器械的安全性评价资料；充分了解临床试验方案、相关法律法规规定以及与医疗器械临床试验相关的职责；掌握临床试验可能产生的风险的防范以及紧急处理方法；严格遵循伦理委员会同意的临床试验方案。

（五）遵循伦理原则的职责

主要研究者应当确保知情同意的实施，遵守《世界医学大会赫尔辛基宣言》的伦理准则，并符合以下要求：应当使用经伦理委员会同意的最新版本知情同意书和其他提供给受试者的信息；应当向受试者或者其监护人说明试验医疗器械以及临床试验有关的详

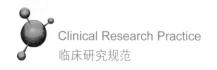

细情况，告知受试者可能的受益和已知的、可以预见的风险，并取得受试者或者其监护人签字和注明日期的知情同意书；不应当强迫或者以其他不正当方式诱使受试者参加临床试验；知情同意书更新并获得伦理委员会审查同意后，应当重新取得所有未结束临床试验流程的受试者或其监护人的知情同意，受试者或其监护人在新版本的知情同意书上进行重新签名确认。

（六）对受试者医疗处理的职责

主要研究者授权研究者中的临床医生，负责做出与医疗器械临床试验相关的医疗决定。

（七）对医疗器械的管理职责

主要研究者对申办者提供的试验医疗器械和对照医疗器械（如适用）有管理责任，应当保证其仅被用于参加该医疗器械临床试验的受试者，在临床试验期间按照要求储存和保管，在临床试验完成或终止后按照相关法律法规和与申办者的合同要求进行处理。

（八）对生物样本的管理职责

体外诊断试剂的临床试验中，主要研究者对生物样本有管理责任。生物样本的采集、处理、保存、运输、销毁等应当符合临床试验方案和相关法律法规。

（九）不良事件处理职责

主要研究者应当确保及时处理医疗器械临床试验中的安全性事件，在发生与医疗器械临床试验相关的不良事件时，为受试者提供足够、及时的治疗和处理，当受试者出现并发疾病需要治疗和处理时及时告知受试者；记录医疗器械临床试验过程中受试者发生的所有不良事件和发现的器械缺陷。

（十）严重不良事件报告职责

主要研究者应当确保及时报告医疗器械临床试验中的安全性事件，在获知严重不良事件后24小时内，向申办者、医疗器械临床试验机构管理部门、伦理委员会报告；并按照临床试验方案的规定随访严重不良事件，提交严重不良事件随访报告和（或）总结报告。

若发现医疗器械临床试验的风险超过可能的受益，或者已经得出足以判断试验医疗器械安全性和有效性的结果，需要暂停或者终止临床试验时，应当通知受试者并向申办者、医疗器械临床试验机构管理部门、伦理委员会报告，保证受试者得到适当治疗和随访。必要时，报告所在地（省、自治区、直辖市）药品监督管理部门和卫生健康管理部门。

（十一）主要研究者应当及时处理收到的安全性信息

主要研究者收到申办者提供的试验医疗器械相关严重不良事件时，应当及时签收阅读，并考虑是否调整受试者的治疗方案，必要时尽早与受试者沟通；收到申办者或伦理委员会需要暂停或者终止医疗器械临床试验的通知时，应当及时通知受试者，并保证受试者得到适当治疗和随访。

（十二）向伦理委员会报告的职责

主要研究者应当按时向伦理委员会报告医疗器械临床试验的进展，及时报告影响受试者权益和安全的事件或者临床试验方案的偏离。

（十三）向监管部门报告的职责

若申办者严重或者持续违反相关法律法规，或者要求改变试验数据、结论，主要研究者应当书面向申办者所在地省、自治区、直辖市药品监督管理部门报告。

四、对申办者基本要求

（一）申办者的整体职责

申办者应当对医疗器械临床试验的真实性、合规性负责。申办者为境外机构的，应当按照相关法律法规在我国境内指定代理人。

（二）建立质量管理体系的职责

申办者的质量管理体系应当覆盖医疗器械临床试验的全过程，包括医疗器械临床试验机构和主要研究者的选择、临床试验方案的设计、医疗器械临床试验的实施、记录、结果报告和文件归档等。申办者的质量管理体系控制水平应当与临床试验的风险和所采集信息的重要性相符，保证医疗器械临床试验各个环节的可操作性。

（三）发起医疗器械临床试验的职责

申办者发起医疗器械临床试验前应当确保产品设计已定型，完成试验医疗器械的临床前研究，包括性能验证及确认、基于产品技术要求的产品检验报告、风险受益分析等，且结果应当能够支持该项医疗器械临床试验。

申办者根据试验医疗器械的特性，选择符合资格且已备案的医疗器械临床试验机构和主要研究者；申办者负责组织制定研究者手册、临床试验方案、知情同意书、病例报告表、有关标准操作规程以及其他相关文件，并提供给医疗器械临床试验机构和主要研究者。

（四）签订临床试验合同的职责

申办者应当与医疗器械临床试验机构和主要研究者签订合同，明确各方在医疗器械临床试验中的职责、权利和利益。

（五）临床试验项目备案的职责

申办者应当在医疗器械临床试验经伦理审查通过并与医疗器械临床试验机构签订合同后，向所在地（省、自治区、直辖市）药品监督管理部门进行临床试验项目备案。

所在地（省、自治区、直辖市）药品监督管理部门核对该医疗器械临床试验机构、临床试验专业和主要研究者备案信息后予以备案，并将备案情况通报医疗器械临床试验机构所在地同级药品监督管理部门和卫生健康管理部门。

医疗器械临床试验备案完成后，该医疗器械临床试验机构方可开始第一例受试者知情同意。

（六）对研究者的培训职责

医疗器械临床试验开始前，申办者应当负责组织与该医疗器械临床试验相关的培训，包括试验医疗器械的储存、操作、管理等。

（七）对试验医疗器械管理的职责

申办者应当免费提供试验医疗器械并符合以下要求：试验医疗器械应当按照医疗器械生产质量管理规范的相关要求生产且质量合格；申办者应当确定试验医疗器械的运输条件、储存条件、储存时间、有效期等；试验医疗器械应当按照临床试验方案要求进行

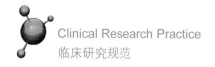

适当包装和保存；包装标签上应当标明产品信息，具有易于识别、正确编码的标识，标明仅用于医疗器械临床试验；获得伦理委员会同意后，申办者负责在规定的条件下将试验医疗器械、对照医疗器械（如适用）运输至医疗器械临床试验机构。

（八）支付费用及补偿的职责

申办者应当为受试者支付与医疗器械临床试验相关的费用。受试者发生与医疗器械临床试验相关的损害或者死亡时，申办者应当承担相应的治疗费用、经济补偿或者赔偿，但不包括因研究者和医疗器械临床试验机构自身过失以及受试者自身疾病进展所致的损害。

（九）处理安全性事件的职责

申办者应当负责医疗器械试验期间的安全性评估和报告。申办者应当将医疗器械临床试验中发现的可能影响受试者安全、可能影响医疗器械临床试验实施、可能改变伦理委员会意见的问题，及时通知所有医疗器械临床试验机构和主要研究者，同时及时组织对相关文件进行修改，并提交伦理委员会审查。

申办者应当在获知死亡或者危及生命的试验医疗器械相关严重不良事件后7天内、获知非死亡或者危及生命的试验医疗器械相关严重不良事件后15天内，向所在地（省、自治区、直辖市）药品监督管理部门报告，向医疗器械临床试验机构所在地（省、自治区、直辖市）药品监督管理部门和卫生健康管理部门报告，同时向参与临床试验的其他医疗器械临床试验机构、主要研究者及伦理委员会报告。

（十）监查的职责

申办者应当承担医疗器械临床试验监查责任，制定监查标准操作规程，并选择符合要求的监查员履行监查职责。

监查员人数以及监查次数取决于医疗器械临床试验的复杂程度和参与临床试验的医疗器械临床试验机构数量；监查员应当受过相应的培训，具备相关专业背景知识，熟悉试验医疗器械的相关研究资料和同类产品临床方面的信息、临床试验方案及其相关的文件，能够有效履行监查职责。

监查员应当遵循由申办者制定的监查标准操作规程，确保医疗器械临床试验按照临床试验方案实施。监查的内容包括：医疗器械临床试验机构和研究者在临床试验实施过程中对临床试验方案、标准操作规程和相关法律法规的依从性；受试者知情同意书签署、筛选、随访、权益和安全保障情况；试验医疗器械和对照医疗器械（如适用）的管理和使用情况；不良事件和器械缺陷处理和报告情况；数据记录及病例报告表填写情况等。

（十一）组织稽查的职责

为保证临床试验的质量，申办者可以组织独立于医疗器械临床试验、有相应培训和经验的稽查员对临床试验开展情况进行稽查，评估临床试验是否符合临床试验方案的要求。

（十二）保证临床试验符合性的职责

申办者应当保证实施医疗器械临床试验的所有研究者严格遵循临床试验方案，若发现医疗器械临床试验机构和研究者不遵从临床试验方案、标准操作规程和相关法律法规，应当及时指出并予以纠正；对于情况严重或持续不改者，应当终止该临床试验机构和研究者继续参加该临床试验，并书面向临床试验机构所在地省、自治区、直辖市药品监督管理部门报告。

（十三）临床试验暂停、终止或者完成后申办者报告的职责

申办者应当在医疗器械临床试验暂停、终止或者完成后 10 个工作日内，书面报告所有的主要研究者、医疗器械临床试验机构管理部门、伦理委员会。

申办者应当在医疗器械临床试验终止或者完成后 10 个工作日内，向所在地（省、自治区、直辖市）药品监督管理部门报告。

五、临床试验方案和试验报告

（一）临床试验方案的一般要求

开展医疗器械临床试验，申办者应当根据试验目的，综合考虑试验医疗器械的风险、技术特征、适用范围等，组织制订科学、合理的临床试验方案。

（二）临床试验方案的主要内容

临床试验方案一般包含产品基本信息、临床试验基本信息、试验目的、风险受益分析、试验设计要素、试验设计的合理性论证、统计学考虑、实施方式（方法、内容、步骤）、临床试验终点、数据管理、对临床试验方案修正的规定、不良事件和器械缺陷定义和报告的规定、伦理学考虑等内容。

（三）临床试验报告的一般要求

申办者、主要研究者应当按照临床试验方案开展医疗器械临床试验，并完成临床试验报告。临床试验报告应当全面、完整、准确反映临床试验结果，临床试验报告的安全性、有效性数据应当与临床试验源数据一致。

（四）临床试验报告的主要内容

临床试验报告一般包含医疗器械临床试验基本信息、实施情况、统计分析方法、试验结果、不良事件和器械缺陷报告及其处理情况、对试验结果的分析讨论、临床试验结论、伦理情况说明、存在问题以及改进建议等内容。

（五）临床试验方案和报告的签章要求

临床试验方案、临床试验报告应当由主要研究者签名、注明日期，经医疗器械临床试验机构审核签章后交申办者。

（六）多中心临床试验要求

多中心临床试验是指按照同一临床试验方案，在两个及两个以上医疗器械临床试验机构实施的临床试验。在不同的国家或者地区开展多中心临床试验时，为多区域临床试验。申办者开展多中心医疗器械临床试验应当符合以下要求：

申办者应当确保参加医疗器械临床试验的各中心均能遵守临床试验方案，并向各中心提供相同的临床试验方案。临床试验方案的伦理性和科学性经组长单位伦理委员会审查通过后，一般情况下参加临床试验的其他医疗器械临床试验机构伦理委员会不再对临

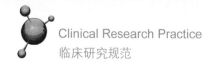

床试验方案设计提出修改意见，但是有权不同意在其医疗器械临床试验机构进行试验。各中心应当使用相同的病例报告表和填写指导说明，以记录在医疗器械临床试验中获得的试验数据。

医疗器械临床试验开始前，应当有书面文件明确参加医疗器械临床试验的各中心主要研究者的职责，并确保各中心主要研究者之间的沟通。申办者负责选择、确定医疗器械临床试验的协调研究者，协调研究者供职的医疗机构为组长单位。协调研究者承担多中心临床试验中各中心的协调工作。

（七）多中心临床试验报告及分中心小结的签章要求

多中心临床试验报告应当由协调研究者签名、注明日期，经组长单位医疗器械临床试验机构审核签章后交申办者。各分中心临床试验小结应当由各中心的主要研究者签名、注明日期，经各中心的医疗器械临床试验机构审核签章后交申办者。分中心临床试验小结主要包括人员信息、试验医疗器械和对照医疗器械（如适用）信息、试验概述、病例入组情况、临床试验方案的执行情况、试验数据的总结和描述性分析、医疗器械临床试验质量管理情况、不良事件和器械缺陷的发生以及处理情况、方案偏离情况说明等。

六、记录要求

（一）临床试验记录的要求

医疗器械临床试验数据应当真实、准确、完整、具有可追溯性。医疗器械临床试验记录应当清晰可辨，不得随意更改，确需更改时应当说明理由，签名并注明日期。

（二）研究者记录的要求

在医疗器械临床试验中，主要研究者应当确保任何观察与发现均被正确、完整地予以记录。以患者为受试者的临床试验，相关的医疗记录应当载入门诊或者住院病历系统。

（三）病例报告表填写的要求

主要研究者应当确保按照申办者提供的指南填写和修改病例报告表，确保病例报告表中的数据准确、完整、清晰和及时。病例报告表中报告的数据应当与源文件一致。修改病例报告表中的数据时，应当确保初始记录清晰可辨，保留修改痕迹，修改者签名并注明日期。

（四）电子数据采集的要求

医疗器械临床试验中如采用电子数据采集系统，该系统应当具有完善的权限管理和稽查轨迹，可以追溯至记录的创建者、创建时间，或修改者、修改时间、修改情况，所采集的电子数据可以溯源。

（五）基本文件管理目的

医疗器械临床试验基本文件用于评价申办者、医疗器械临床试验机构和主要研究者对本规范和药品监督管理部门有关要求的执行情况。药品监督管理部门可以对医疗器械临床试验基本文件进行检查，并作为确认医疗器械临床试验实施的真实性和所收集数据完整性的依据。

（六）基本文件管理基本要求

医疗器械临床试验机构和申办者应当具备临床试验基本文件保存的场所和条件，应当建立基本文件管理制度。医疗器械临床试验基本文件按临床试验阶段分为三部分：准备阶段文件、进行阶段文件、完成或者终止后文件。

（七）基本文件保存职责和时限

应当确保临床试验基本文件在保存期间的完整性，避免故意或者无意地更改或者丢失。

主要研究者应当在医疗器械临床试验过程中妥善保存临床试验基本文件。医疗器械临床试验机构应当保存临床试验基本文件至医疗器械临床试验完成或者终止后 10 年。伦理委员会应当保存伦理审查的全部记录至医疗器械临床试验完成或者终止后 10 年。申办者应当保存临床试验基本文件至该医疗器械不被使用时。

第四节　医疗器械临床试验的备案

一、概述

医疗机构在开展临床试验前，要进行医疗器械临床试验机构备案。即医疗器械临床试验机构按照国家规定的条件和要求，将机构概况、专业技术水平、组织管理能力、伦理审查能力等信息提交药品监督管理部门进行存档、备查的过程。

省级药品监督管理部门、卫生健康管理部门负责对本行政区域医疗器械临床试验机构进行监督管理和信息通报。对发现的违法违规行为，按照《医疗器械监督管理条例》及其他相关法规的规定处理。

对于隐瞒有关情况或者提供虚假材料办理临床试验机构备案的，或者存在缺陷、不适宜继续承担临床试验的临床试验机构，药品监督管理部门按照《医疗器械监督管理条例》的规定进行处理。国家药品监督管理局取消其机构或相关专业的备案信息，通报国家卫生健康委员会，并进行公告。

二、医疗器械临床试验机构和主要研究者备案条件

医疗器械临床试验机构应当符合医疗器械临床试验质量管理规范的要求，具备开展医疗器械临床试验相应的专业技术水平、组织管理能力、伦理审查能力等，应满足以下条件：①具有医疗机构执业资格；②具有二级甲等以上资质；③承担需进行临床试验审批的第三类医疗器械临床试验的，应为三级甲等医疗机构；④具有医疗器械临床试验管理部门，配备适当的管理人员、办公条件，并具有对医疗器械临床试验的组织管理和质量控制能力；⑤具有符合医疗器械临床试验质量管理规范要求的伦理委员会；⑥具有医疗器械临床试验管理制度和标准操作规程；⑦具有与开展相关医疗器械临床试验相适应的诊疗科目，且应与医疗机构执业许可诊疗科目一致；⑧具有能够承担医疗器械临床试验的人员，医疗器械临床试验主要研究者应当具有高级职称，其中开展创新医疗器械产品或需进行

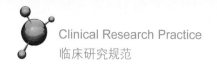
临床试验审批的第三类医疗器械产品临床试验的主要研究者应参加过3个以上医疗器械或药物临床试验；⑨已开展相关医疗业务，能够满足医疗器械临床试验所需的受试人群要求等；⑩具有防范和处理医疗器械临床试验中突发事件和严重不良事件的应急机制和处置能力；⑪国家药品监督管理局、国家卫生健康委员会规定的其他条件。

除医疗机构外，其他承担体外诊断试剂临床试验的血液中心和中心血站、疾病预防控制机构、戒毒中心等非医疗机构开展按医疗器械管理的体外诊断试剂的临床试验，应当具备以下条件：①具有相应业务主管部门发放的机构资质证明文件；②具有体外诊断试剂临床试验的管理部门，配备相应人员、办公条件，并具有对体外诊断试剂临床试验的组织管理和质量控制能力；③能够开展伦理审查工作；④具有体外诊断试剂临床试验管理制度和标准操作规程；⑤具有与开展体外诊断试剂临床试验相适应的诊疗科目，且应与本机构业务范围一致；⑥具有能够承担临床试验的人员，临床试验主要研究者应当具有高级职称；⑦已开展相关业务，能够满足体外诊断试剂临床试验所需的受试人群要求等；⑧具有防范和处理医疗器械临床试验中突发事件和严重不良事件的应急机制和处置能力；⑨国家药品监督管理局、卫生健康委员会规定的其他条件。

三、医疗器械临床试验机构和主要研究者备案程序

国家药品监督管理局组织建立医疗器械临床试验机构备案管理信息系统（以下简称备案系统），用于开展医疗器械临床试验机构备案管理工作。医疗器械临床试验机构对本单位是否具备医疗器械临床试验条件和能力进行评估，并自行在备案系统中备案。医疗器械临床试验机构应当按照要求，在备案系统中如实填写以下内容：①机构名称、性质、地址、联系方式。②机构级别、规模概况，包括床位、人员配备、建筑面积、医疗设备等。③拟开展医疗器械临床试验的专业及主要研究者概况。④医疗器械临床试验管理部门负责人和联系方式。⑤提交包含如下内容的自查报告：临床试验管理部门概况、人员介绍、管理制度、标准操作规程等；伦理委员会或伦理审查工作概况，包括人员、制度等；医疗器械临床试验质量管理体系建立运行概况；临床试验管理部门人员、研究者的医疗器械临床试验相关法规和专业知识培训情况；防范和处理医疗器械临床试验中突发事件、严重不良事件的应急机制和处置能力情况；既往开展医疗器械临床试验的情况；其他需要说明的情况。

医疗器械临床试验机构应按照备案系统要求，上传医疗机构执业资格许可证照、医疗机构级别证明文件、其他机构资质证明文件和资料符合性声明等材料。医疗器械临床试验机构办理备案获得备案号后可以承担医疗器械临床试验。已备案的医疗器械临床试验机构名称、地址、联系人、联系方式和主要研究者等有关备案信息可在备案系统中查询。

医疗器械临床试验机构名称、机构级别、机构负责人员、地址、伦理委员会、医疗器械临床试验专业和主要研究者备案信息发生变化时，医疗器械临床试验机构应当登录备案系统，在线填写相关信息变更情况。医疗器械临床试验机构应当在每年1月31日前在线提交上一年度开展医疗器械临床试验工作的总结报告。

若医疗器械临床试验机构决定不再开展医疗器械临床试验，应登录备案系统，取消

备案。医疗器械临床试验机构的备案信息涉及国家机密、商业秘密或者个人隐私的，应当符合《中华人民共和国保守国家秘密法》及其他相关法律法规的规定。

※ 拓展阅读 ※

山东大学齐鲁医院消化科牵头国内多家医院开展随机、双盲、多中心、对照临床试验，对齐鲁医院与罗伯（ROBO）医疗合作研发的首款消化道内镜手术辅助机器人系统进行安全性和有效性评价。该项目标志着我国高端医疗装备自主创新又有了新突破。

随着消化内镜微创治疗技术的迅速发展，内镜下黏膜剥离术（endoscopic submucosal dissection, ESD）已成为早期胃肠道癌症的标准治疗方式之一。但受制于内镜自身结构的局限性，手术中容易出现手术器械操作困难、病灶视野不佳等问题，容易引发术中出血及穿孔的风险。同时因 ESD 具有技术难度相对较大、学习曲线较长的特点，也限制了其在世界范围内的普遍推广。目前出现的牙线辅助牵引等辅助技术往往存在牵引张力无法调整、牵引部位组织无法重新抓起等不足。消化道内镜手术辅助机器人系统（flexible auxiliary single-arm transluminal endoscopic robot, FASTER）的出现有效解决了该临床难题。消化道内镜手术辅助机器人系统是我国第一款进入临床阶段的经自然腔道手术机器人，该临床解决方案为全球首创，目前已获得了国内外顶级专家的普遍认可。

2022 年，山东大学齐鲁医院作为第一作者和通讯作者单位在消化领域顶级期刊《胃肠内窥镜学杂志》（GIE）（IF=9.427）发表本项目研究文章《Simplified Robot-assisted Endoscopic Submucosal Dissection for Esophageal and Gastric Lesions: a Randomized, Controlled, Porcine Study》。该研究表明消化内镜机器人技术的引入，能够大幅提升 ESD 手术操作的精确度与稳定性，降低操作难度，缩短手术时间，有望引领微创内镜手术技术的变革，具有极高的学术价值和临床应用前景。在临床试验实施过程中，山东大学齐鲁医院临床试验机构严格按照国家对医疗器械申请注册的要求进行管理，保证试验过程规范、结果可靠。

参考文献

[1] 国家药品监督管理局 . 国家药监局 国家卫生健康委发布关于《医疗器械临床试验质量管理规范》的公告（2022 年第 28 号）[EB/OL].（2022-3-24）[2022-6-28].https://www.nmpa.gov.cn/xxgk/ggtg/qtggtg/20220331161452151.html.

[2] 国家食品药品监督管理总局 国家卫生和计划生育委员会 . 国家食品药品监管总局 国家卫生计生委联合发布《医疗器械临床试验机构条件和备案管理办法》[EB/OL].（2017-11-24）[2022-6-28].https://www.nmpa.gov.cn/directory/web/nmpa/ylqx/ylqxjgdt/20171124125401699.

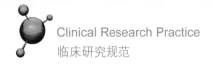
html.

[3] 国家药品监督管理局 . 国家药监局综合司关于印发医疗器械临床试验检查要点及判定原则的通知 [EB/OL].（2018-11-28）[2022-6-28].https://www.nmpa.gov.cn/xxgk/fgwj/gzwj/gzwjylqx/20181128142501830.html.

[4] 国家药品监督管理局 . 国家药监局综合司公开征求《医疗器械临床试验质量管理规范（修订草案征求意见稿）》意见 [EB/OL].（2021-5-10）[2022-6-28].https://www.nmpa.gov.cn/xxgk/zhqyj/zhqyjylqx/20210510095651131.html.

[5] 国家食品药品监管管理总局 . 食品药品监管总局关于发布医疗器械临床试验设计指导原则的通告（2018 年 6 号）[EB/OL].（2018-1-8）[2022-6-28]. https://www.nmpa.gov.cn/directory/web/nmpa/xxgk/ggtg/qtggtg/20180108183301635.html.

[6] 国家药品监督管理局 国家卫生健康委员会 . 国家药监局 国家卫生健康委关于发布药物临床试验质量管理规范的公告（2020 年第 57 号）[EB/OL].（2020-4-26）[2022-6-28]. https://www.nmpa.gov.cn/yaopin/ypggtg/20200426162401243.html.

[7] 杨忠奇，洪明晃 . 药物临床试验实践与共识 [M]. 北京：中国医药科技出版社，2020：131-133.

[8] JI R, YANG J L, YANG X X, et al. Simplified robot-assisted endoscopic submucosal dissection for esophageal and gastric lesions：a randomized, controlled, porcine study[J]. Gastrointest Endosc，2022：S0016-5107（22）00039-6.

（王白璐，杨孝荣）

第七章 筛检与诊断试验

学习目的

1. 掌握筛检与诊断试验的具体实施步骤。

2. 掌握筛检与诊断试验的评价指标。

3. 熟悉筛检与诊断试验的定义、分类与目的。

4. 了解筛检与诊断试验在医工结合领域的研究现状及进展。

案例

研究题目：基于深度学习的肺结节筛检和定性诊断分析。

研究背景：随着高分辨率 CT 在肺癌早期筛查应用的普及，图像数量倍增、小结节显示率提高及定量测量使阅片工作量显著增加，高强度工作使影像科医生易产生视觉疲劳，再加上经验不足，不可避免地会导致小结节的漏诊和误诊。如何在大量图像资料中准确检测出结节并早期定性，已成为临床迫切需求。基于深度学习的人工智能是目前各行各业研究的热点，已广泛运用于影像、临床及病理等多个医学领域，在肺结节诊断方面人工智能凭借其准确的算法模型，不仅能在短时间内检出结节，而且能够对结节良恶性进行预判，但对其筛检及预判结果目前尚无明确定论。本研究通过比较不同主体的阅片结果，并分析 AI 相关量化参数，探讨 AI 在肺结节检测和定性诊断中的临床价值。

研究方法：一项基于深度学习的肺结节筛检研究收集了 250 例 2018 年 10 月至 2019年 4 月间进行过胸部 CT 平扫的患者资料。纳入标准：①结节直径小于等于 3 cm；② CT图像层厚为 1 mm。排除标准：①排除肺部弥漫性病变；② 排除图像有严重伪影。对这250 例患者均进行胸部高分辨率 CT（HRCT）扫描。根据对胸部 CT 图像的阅片方式不同，将患者分成三组：① A 组：由住院医师单独阅片；② B 组：由 AI（医学影像辅助诊断软件 Dr.Wise Lung Analyzer，版本：V1.1.0.1，型号：MIDS-PNA）单独阅片；③ C 组：由住院医师结合 AI 综合阅片。记录每组阅片时间及结节检出数，分别计算其误诊率、漏诊率、灵敏度、阳性预测值。

研究结果：经具有丰富经验的主任医师最终确认，共有 2 230 个结节。A 组检出 1585 个结节，误诊 98 个，漏诊 743 个；B 组检出 3 019 个结节，误诊 906 个，漏诊 117 个；C 组检出 2 259 个结节，误诊 107 个，漏诊 78 个。三组误诊率、漏诊率、灵敏度、阳性预测值及平均诊断时间差异均有统计学意义。本研究结果显示 A 组（住院医师）的漏诊

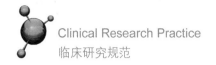

率明显高于 B 组（AI）、C 组（住院医师 +AI），而灵敏度明显低于 B、C 两组，这可能是由于人在进行重复大量阅片时极易产生视觉疲劳，大大影响了结节的检出情况。B 组的误诊率明显高于 A、C 两组，而阳性预测值明显低于 A、C 两组。研究发现，AI 容易将肺门区及纵隔旁血管误判为结节，表明 AI 的算法有待更正和提高。基于大数据深度学习所得到的 AI 算法模型可以避免主观偏差，虽然部分模型筛选的结果中包含了一些假阳性结节，但明显降低了假阴性，减少了肺结节漏诊的发生。本研究中 C 组阅片明显提高了肺结节的检出率，减少了漏诊风险，弥补了 AI 假阳性率高的缺点。同时，本研究中 AI 平均 6 s 能完成一例阅片，而一般人工阅片需要 7 min，人工结合 AI 大大提高了影像科医生的工作效率和诊断准确性。

研究结论：在肺结节的检出及良恶性鉴别诊断方面，AI 可在短时间内有效提高结节检出的灵敏度，并自动提取、分析其三维特征，进行量化，预判结节的恶性概率，且结果可信度较高，是影像科医生可靠而实用的有力助手，可在临床中广泛应用。但目前 AI 假阳性率仍较高，需进一步更新其算法，提高特异度。

医工结合点：随着高分辨率 CT 在肺结节甚至肺癌早期筛查应用的普及，图像数量倍增，小结节显示率提高，定量测量及阅片工作量也显著增加。传统的医学影像检测主要依靠人工读片、识图，具有主观性高、重复性低、定量及信息利用度不足、耗时较长、劳动强度较大和知识经验传承困难等问题。如何在大量图像资料中准确检测出结节并早期定性，已成为临床迫切需要解决的问题。基于深度学习的 AI 是目前各行各业研究的热点，已被广泛运用于影像、临床及病理等多个医学领域。人工智能影像辅助诊疗系统将人工智能和医疗影像信息相结合，可以利用人工智能引擎分析医学影像信息特征，不断优化和完善患者标签，为医生提供更准确的诊疗建议，辅助医生对患者做出更精准的诊疗方案。在肺结节诊断方面，AI 凭借其准确的算法模型，不仅能在短时间内检出结节，而且能够对结节性质进行预判，但对其筛检及预判的结果尚需更明确的论证。

思考题

除了上述案例中医学智能影像系统对于医学诊断试验的应用，还有那些医工交叉领域用到了医学筛检或诊断试验？

第一节　筛检与诊断试验概述

流行病学聚焦于研究人群的疾病与健康状况分布及其影响因素，目的是阐明疾病病因，并以此为基础研究防治疾病及促进健康的策略和措施。然而，并不是所有疾病都可以按照这个流程进行预防与控制。疾病的自然史包括四个时期：生物学发病期（biologic onset）、亚临床期（subclinical stage）、临床期（clinical stage）和结局（outcome）。如果在亚临床期找出一些可以识别的生物特征（如血压升高、血糖升高和肿瘤的生物标志物等），使用某种或多种特定的方法予以鉴别，然后行进一步诊断和治疗，结局可能会优于在临床期进行诊断和治疗。例如，可以延缓疾病病程、改善疾病预后、降低疾病的病死率或复发率等。筛检与诊断就是在此背景下提出的。

一、筛检、诊断试验实例

美国辛格尔（Singal）等研究者曾开展一项随机对照试验（randomized controlled trial，RCT），以邮寄方式收集样本之后，分别进行粪便免疫化学试验（fecal immunochemical test，FIT）、结肠镜检查和常规医疗护理监测，比较三种筛检方案在 3 年内的完成度，以探索实际应用中依从性最高的结直肠癌（colorectal cancer，CRC）筛检方案。

（一）筛检对象

对于 2013 年 3 月到 2016 年 7 月期间，在美国帕克兰健康和医院系统（拥有 900 张床位的医院和 12 个社区初级保健诊所、专科诊所和结肠镜检查室）接受过基础医疗服务，但未进行 CRC 筛检的就诊者，符合下列纳入标准者入选：①入组时年龄在 50~64 岁；②在随机分组前一年内在该医疗系统接受过基础医疗服务。然后，剔除符合下列排除标准者：①联系方式缺失；②母语为英语或西班牙语之外的语种；③有 CRC、炎症性肠病或息肉、结肠切除术病史；④处于监禁状态；⑤在入组前 10 年内接受过结肠镜检查，5 年内接受过乙状结肠镜检查或 1 年内接受过 FIT 检测。最终，共纳入 5999 名符合条件的筛检对象，将其随机地以 1∶2∶2 的比例分配到常规护理组（n=1199）、FIT 检测组（n=2400）或结肠镜检查组（n=2 400）。

（二）筛检程序与方法

常规护理组在就诊时，可接受由医生根据临床检测结果推荐或给定的任何筛检方案。FIT 检测组的每位对象均收到一封介绍 CRC 风险信息的双语（英语和西班牙语）邀请函，一份家用 FIT 取样套装和相关说明，以及已预付邮资的回邮信封。如果在 2 周内，筛查对象未寄回 FIT 样本，研究者会按照设定好的流程联系他们。FIT 检测异常（临界值为 100 ng/mL）者会在 1 周内被告知结果，并转诊进行结肠镜检查；针对检测结果正常的对象，进行年度重复检测，一旦发现检测结果异常，则对其进行结肠镜检查。结肠镜检查组的每位对象均收到一封双语邀请函，其中包含 CRC 风险信息以及预约结肠镜检查的电话号码。如果在 2 周内，对象未拨打电话预约，研究者会按照标准化流程联系他们。研究者根据结构化的病史表格将预约结肠镜检查的对象分入开放式结肠镜检查组或术前临床审查组。

（三）确诊方法

最终诊断疾病的标准方法（金标准，gold standard）为结肠镜检查。

（四）试验结局

主要结局是筛查过程的完成，主要结局的定义为对结肠镜检查的依从性高、FIT 筛检结果正常者的重复检测、FIT 筛检结果异常者的诊断性结肠镜检查或确诊为 CRC 的患者的治疗方案的评估。次要结局包括检测到任何腺瘤或晚期肿瘤（包括 CRC）和筛检过程中造成的相关危害（如造成出血或穿孔等）。

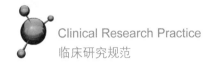

（五）筛检结果

将 5999 名筛检对象（中位年龄，56 岁，女性占比 61.9%）均纳入意向筛查分析。结肠镜检查组的筛查完成率为 38.4%，FIT 检测组为 28.0%，常规护理组为 10.7%。在 FIT 检测组中，1676 名对象接受了 FIT 检测，285 名结果异常者进一步进行了结肠镜检查，最终发现 7 名 CRC 患者；在结肠镜检查组中，913 名对象接受了内镜诊断，最终发现 9 名 CRC 患者；常规护理组中有 120 名对象接受结肠镜检查，最终发现 3 名 CRC 患者。在任何组中都没有出现筛查造成的相关危害。因此，以邮寄方式实施 FIT 检测或结肠镜检查的筛检方案会增加一定时间内 CRC 的筛检完成度。

二、筛检的概念与目的

筛检（screening）起源于 19 世纪，目的是预防结核病，在 20 世纪早期开始被保险公司用于筛查参保人员。随着医学技术与人们健康意识的进步，筛检在疾病控制工作中的应用逐渐扩大。筛检指运用快速、简便的试验、检查或其他方法，将健康人群中那些外表健康，但可能有病或有缺陷的个体，同那些可能无病者区分开来。筛检的一般流程：在特定的受检人群中，应用筛检试验将其分为两部分，试验结果阴性者为健康个体，结果阳性者为疑似患者，并建议其进行下一步的诊断。

这个过程中所用的各种方法，称为筛检试验（screening test）。它既可以是问卷询问，也可以是体格检查、内镜与 X 线等物理学检查，也可以是血清学、生物化学等实验室检验，甚至可以是基因分析等高级分子生物学检测。一项好的筛检试验应具备以下 5 个特性：①简单性，指易学习、易操作，非专业人员经过适当的培训也会操作；②廉价性，指达到较高水平的费用 - 效益值；③快速性，指能很快得到筛检结果；④安全性，指不会给受试者带来严重伤害；⑤可接受性，指易于被目标人群接受。此外，筛检试验还要有良好的真实性和可靠性。

筛检的目的与应用主要体现在三个方面。其一，在外表健康的人群中，早期发现可能患有某病的个体，并进一步行早期诊断和早期治疗，实现二级预防，如糖尿病发病隐匿，在健康人群中存在大量尚未被发现的糖尿病患者，开展糖尿病筛检可以早期发现这部分患者。其二，在人群中发现患有某些疾病的高危个体，并从病因学的角度采取措施，以减少疾病的发生，降低疾病的发病率，实现一级预防，如筛检高血压以预防脑卒中，筛检高胆固醇血症以预防冠心病。其三，识别疾病的早期阶段，帮助了解疾病的自然史，如我国曾开展的子宫颈癌机会性筛查，目的是发现宫颈上皮内瘤变患者，及时给予手术治疗，进而实现对子宫颈癌的了解和早期治疗。此外，筛检还可帮助有关部门合理地分配有限的卫生资源，如利用高危评分的方法，筛检出孕妇中的高危产妇，推荐其前往医疗资源较为丰富的县市级医院就诊、分娩，而危险评分低的产妇则留在当地村镇级卫生院分娩，这在降低产妇死亡率的同时，实现了有限医疗资源的合理利用。

三、筛检的分类

（一）筛检范围

根据筛检范围，筛检可分为整群筛检与选择性筛检。

1. 整群筛检（mass screening）

整群筛检指在疾病患（发）病率很高的情况下，用特定的筛检方法对一定范围的人群进行筛检，找出其中可疑患某病的人，然后对其进一步进行诊断及治疗，也称为普查，如对 35 岁以上妇女进行子宫颈癌的整群筛检。

2. 选择性筛检（selective screening）

选择性筛检指根据某疾病的流行病学特征，对有某种暴露的人群或该疾病的高危人群等进行筛检，以早期发现患者，及时给予治疗。对某些特定工作者职业病的筛检即属于选择性筛检，如对矿工开展矽肺筛检，对石棉工人开展石棉肺、肺癌的筛检。

（二）筛检项目

根据筛检项目，筛检可分为单项筛检与多项筛检。

1. 单项筛检（single screening）

单项筛检指用一种筛检试验筛检一种疾病，如以宫颈上皮细胞涂片的方式筛检妇女宫颈癌。

2. 多项筛检（multiple screening）

多项筛检指在筛检过程中，同时应用多种方法进行筛检，可以针对一种或多种疾病，如通过同时进行胸透、血沉检测、痰中结核杆菌检测等方式，对肺结核进行筛检。

（三）筛检目的

根据筛检目的，筛检可分为治疗性筛检与预防性筛检。

1. 治疗性筛检（therapeutic screening）

治疗性筛检指以实现早期治疗（二级预防）为目的筛检，如针对妇女子宫颈癌的筛检。

2. 预防性筛检（preventive screening）

预防性筛检指以实现一级预防为目的的筛检，如针对高血压的筛检。

（四）筛检的组织方式

根据筛检的组织方式，筛检可分为主动性筛检与机会性筛检。

1. 主动性筛检（active screening）

主动性筛检指采取"主动出击"的方式，通过有组织的宣传介绍，动员群众到筛检服务机构或地点进行筛检。例如，某社区开展"鼻咽癌社区综合防治示范区"活动，动员该社区 40 岁以上居民前往社区医院接受血清抗 EB 病毒抗体检测。

2. 机会性筛检（opportunistic screening）

机会性筛检属于被动性筛检，指将日常性的医疗服务与目标疾病的筛检结合起来，在患者就医过程中，对具有高危因素的人群进行筛查，如目前在各级医院门诊中给首诊患者测量血压，目的就是发现其中隐匿的高血压患者。

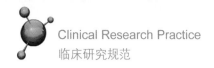
四、诊断的概念与目的

诊断（diagnosis）是指医务人员通过详尽的检查或调查等方法，收集就诊者的信息，整理加工后对患者病情的基本认识和判断，把患者与可疑有病但实际无病者区别开来。其目的是明确可疑患者是否患病，对患者病情做出及时、正确的判断。诊断对指导治疗有决定性意义。正确的临床诊断是临床医师有针对性地选择治疗与预防措施的基础。诊断同样可应用于病例随访、疗效判断、确定疾病的转归、估计预后，也可以用来监测治疗的副作用等。用于诊断的各种检查方法称为诊断试验（diagnostic test）。

在临床上，诊断试验和筛检试验没有明显的区别，都是应用一些试验、检查等手段确定受检者的健康状况，但在实际应用中，两者存在如下区别（表 7-1）。

表 7-1　筛检试验与诊断试验的区别

	筛检试验	诊断试验
对象	外表健康的人或无症状的患者	患者或筛检阳性者
目的	把可能患有某病的个体与可能无病者区分开来	把患者与可疑有病但实际无病的人区分开来
要求	快速、简便、灵敏度高，尽可能地发现所有可能的患者	复杂、准确性和特异度高，结果具有更高的准确性和权威性
费用	经济、简单、廉价	一般花费较高
处理	对阳性者须进一步行诊断试验以确诊	对阳性者要进行严密观察和及时治疗

第二节　筛检与诊断试验的设计与实施

一、筛检与诊断试验的实施原则

筛检是一项重大的公共卫生实践活动，需要巨大的人力、物力和财力投入，因此在具体实施前一定要认真考虑筛检的策略与方案。1968 年，威尔逊（Wilson）和荣格（Junger）在乳腺癌和其他慢性疾病筛查工作的基础上，提出筛检实施的 10 项原则，一直沿用至今。尽管该原则在不同国家应用时有所改进和调整，但核心内容基本一致。10 项原则具体内容如下：

（1）被筛检疾病或缺陷是当地重大的公共卫生问题。被筛检疾病应是患（发）病率水平高、能对人群健康和生命造成严重危害的疾病。例如，高血压患病率一般在 10%~20%，如不及时进行控制和干预，可引起卒中、心肌梗死等心脑血管疾病。

（2）对被筛检的疾病或缺陷有进一步确诊的方法与条件。例如，对 CRC 开展 FIT

筛检之后，FIT 结果阳性者需进一步行结肠镜检查以确诊。

（3）对发现并确诊的患者及高危人群有条件进行有效的治疗和干预。筛检并不是最终的目的，在健康人群中实现疾病的早期发现、早期诊断、早期治疗才是筛检实践活动的最终目的。对筛检阳性者能提供有效的治疗方法或可行的干预措施，即研究证明早期治疗优于晚期治疗。例如，对筛检发现的高血压患者，进行口服降压药治疗，可有效降低血压，并减少卒中、心肌梗死等心脑血管疾病的发生。

（4）被筛检的疾病或缺陷或某种危险因素有可供识别的早期症状和体征或测量的标志，即被筛检疾病有某些生理或临床特征，可以被筛检试验检测或发现。

（5）了解被筛检疾病的自然史，疾病的自然史包括从潜伏期发展到临床期的全部过程。例如，现已确认人乳头瘤病毒（human papillomavirus，HPV）持续感染可引起宫颈癌前病变——宫颈上皮内瘤变（cervical intraepithelial neoplasia，CINI-III）与宫颈癌，然而从宫颈上皮内瘤发展到宫颈癌还需要一定时间，对宫颈癌前病变的早期诊断和治疗可预防宫颈浸润癌的发生。现阶段常采用液基薄层细胞检查和 HPV DNA 检测筛检宫颈癌前病变，这是预防宫颈癌的主要手段。

（6）筛检试验必须要快速、简便、经济、可靠、安全、有效及易为群众接受。例如，按照规定，医院门诊需对首诊患者测量血压，以发现其中的高血压患者，测血压的方法应快速、简便、经济、可靠、安全、有效及易为群众接受。

（7）有保证筛检计划顺利完成的人力、物力、财力和良好的社会环境条件。一项完整的筛检方案的实施，离不开充足的人力和物力基础，更离不开充分的社会支持。

（8）有连续而完整的筛检计划，能按计划定期进行。筛检项目并非一次性的，而是需要长期、按计划进行的公共卫生实践活动，因此制订的筛检计划必须完整而连续。

（9）要考虑整个筛检过程中诊断和治疗的成本和收益问题。经高质量 RCT 证明可有效降低发病死亡率和病死率，提高完成度与研究对象依从性的筛检策略，其带来的益处应超过其可能带来的不利之处，如临床确诊检查和治疗引起的躯体和精神伤害；与其他医疗卫生服务项目相比，该筛检项目成本效益应更加合理；在临床、社会、伦理等方面，群众和医护人员应对该筛检项目具有更高的接受度。

（10）筛检计划应能被目标人群接受，有益无害，应尊重个人的隐私权，制定保密措施，公正、公平、合理地对待每一个社会成员。筛检对受试者的影响具有不确定性，因此在实施时，必须符合遵守尊重个人意愿、有益无害、公平公正等一般伦理学原则。

总之，对某疾病的筛检，比较理想的是上述每一条原则与标准均能得到满足，满足的标准越多说明筛检计划越成熟。然而实际情况是，总会有一项或多项标准不能得到满足，尽管如此，筛检也是值得实施的。筛检必须满足的最基本的条件是适当的筛检方法、确诊方法和有效的治疗手段，这些基本条件缺一不可，否则将导致卫生资源被浪费，给筛检试验阳性者带来生理和心理上的伤害等不良后果。

二、筛检与诊断试验的实施

由于筛检和诊断试验评价的原理相同，且诊断试验的评价在临床应用相对较多，以

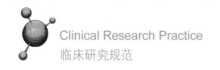

下的讲解均用诊断试验的评价来说明。诊断试验的评价与其他大多数流行病学研究方法一样，其核心思想为对比。首先，选择一个"金标准"，依据"金标准"去确定患有和未患有某种疾病的研究对象，再用待评价的诊断方法对这些研究对象进行检测，将其获得的结果与"金标准"的诊断结果进行比较，评价该诊断试验的诊断价值。

（一）研究实例

中国人群中糖化血红蛋白（HbA1c）对糖尿病的诊断作用（横断面研究）。

1. 背景

空腹血糖和口服葡萄糖耐量试验均需患者禁食至少 8 小时，而糖化血红蛋白检测不需要患者空腹和做其他准备。另外，空腹血糖和口服葡萄糖耐量试验的检测可能受检测前短期生活方式的改变，如饮食、运动改变的影响。而 HbA1c 不受这些因素的影响，它反映的是检测前 2~3 个月的血糖平均水平。

2. 研究目的

评价中国人群 HbA1c 对成人 2 型糖尿病的诊断效果。

3. "金标准"

以世界卫生组织 1999 年糖尿病的诊断标准作为"金标准"，即空腹血糖大于 7.0 mmol/L 和（或）口服 75 g 葡萄糖后 2 小时血糖大于 11.1 mmol/L。

4. 研究对象

研究对象为上海 6 个社区 20 岁以上没有糖尿病病史和恶性肿瘤等严重疾病病史的 4 886 名居民。所有研究对象在空腹 10 小时后采集静脉血，并进行口服 75 g 葡萄糖耐量试验。空腹及口服葡萄糖后 2 小时的血浆葡萄糖浓度用葡萄糖氧化酶法检测。

5. 结果

技术员在不知道血糖检测结果的情况下，用高效液相色谱法检测血浆 HbA1c 水平。

HbA1c 诊断糖尿病的 ROC 曲线下面积为 0.856（95% CI: 0.828~0.883）。当 HbA1c 诊断阈值为 6.3%（均数 ±2 倍标准差）时，特异度为 96.1%（95% CI: 95.5%~96.7%），灵敏度为 62.8%（95% CI: 57.1%~68.3%），与空腹血糖值为 7.0 mmol/L 时的灵敏度相当（57.5%，95% CI: 51.7%~63.1%），此时后者特异度为 100%（95% CI: 99.9%~100.0%）。

6. 结论

当诊断阈值为 6.3% 时，糖化血红蛋白诊断糖尿病的特异度比较高，其灵敏度与空腹血糖为 7.0 mmol/L 的诊断标准相当。

（二）诊断试验的实施步骤

1. 确定"金标准"

"金标准"又称为标准诊断、标准试验、参考标准等，是指目前医学界公认的诊断某种疾病的最准确的方法。使用"金标准"的目的就是准确区分受试者是否为某病患者。临床常用的"金标准"包括组织病理学检查、外科手术所见、特殊的影像学检查、尸体解剖等。对于感染性疾病，"金标准"也可以是感染部位分泌物的微生物培养，血清学病毒及抗体的检测等；对于没有"金标准"的疾病，临床医学共同制定的公认的诊断标准也可作为其"金标准"。确定合适的"金标准"是进行诊断试验评价的前提，如果"金标准"选择不当，就会对受试者造成诊断分类上的错误，使对整个试验的评价失去准确性的基础。

2. 选择研究对象

选择研究对象的总体原则是研究对象应该能够代表诊断试验的目标应用人群，同时也要考虑到诊断试验的鉴别能力，如诊断试验不仅能将某病的疑似病例与健康人区分开，而且能将需鉴别诊断的疾病与其他疾病区分开来，这样的诊断试验结果具有更大的科学意义和临床实用价值。因此，对照组宜采用"金标准"检测后无目标疾病的其他病例，特别是那些容易与该疾病混淆的其他疾病。如果要考核待评价筛检试验的鉴别诊断价值，正常人一般不宜被纳入对照组，因为这样将无法评价筛检试验的鉴别诊断能力。

对于"金标准"判定为阳性的各临床类型，应使其包括目标疾病的各种临床类型的病例，如病情严重程度（轻、中、重型）不同的病例，处于病程的不同阶段（如早、中、晚）的病例，疑似与确诊病例、典型与非典型病例等，以更好地代表该病患者群体，使评价结果具有广泛的推广性和临床诊断的适用性。如果条件允许，样本量大，可按各临床类型进行分层分析，将会更精确地评价诊断试验的诊断意义。对于"金标准"判断为阴性者，应考虑其年龄、性别等对诊断疾病有影响的重要因素，使其与阳性组具有可比性。阴性对照组中最好纳入患有与所研究疾病具有相似临床表现、临床上易被混淆的其他疾病患者，以利于评价诊断试验的鉴别诊断能力。

3. 确定样本量

与样本量有关的因素包括：①待评价诊断试验的灵敏度；②待评价诊断试验的特异度；③显著性水平 α；④容许误差 δ。当灵敏度与特异度均接近 50% 时，可用如下近似公式计算样本量。

$$n = \left(\frac{Z_\alpha}{\delta}\right)^2 (1-p)p \qquad \text{式（7-1）}$$

注：n 为所需样本量；Z_α 为正态分布中累积概率等于 $\alpha/2$ 时的 Z 值，如 $Z_{0.05/2}$=1.96，或 $Z_{0.01/2}$=2.58。δ 为容许误差，一般设定为 0.05~0.10。p 为待评价的诊断方法的灵敏度或特异度，通常用灵敏度估计病例组所需样本量，特异度估计对照组所需样本量。

当待评价的诊断试验的灵敏度或特异度小于 20% 或大于 80% 时，样本率的分布呈偏态，需要对率进行平方根反正弦转换，可用式（7-2）确定样本量。

$$n = \left[\frac{57.3 \times Z_\alpha}{\sin^{-1}(\delta/\sqrt{p(1-p)})}\right]^2 \qquad \text{式（7-2）}$$

4. 盲法判定与结果比较

进行诊断试验评价时，采用盲法判定结果具有十分重要的意义。要求判断待评价诊断试验结果的人，在不知道"金标准"诊断结果的情况下观察试验结果，以避免过高或过低估计诊断试验与"金标准"的符合程度，避免观察偏倚。

经"金标准"确诊的目标疾病患者和非患者，接受待评价的诊断试验检测后，可出现四种情况："金标准"确诊的患者，可能被诊断试验判为有病（真阳性，A）或无病（假阴性，

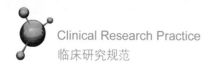

C);"金标准"确诊的非患者,可能被诊断试验确认为有病(假阳性,B)或无病(真阴性,D)。"金标准"检测结果与诊断试验的检测结果的比较通常用四格表加以说明(表 7-2)。

表 7-2 筛检(诊断)试验结果

筛检(诊断)试验	金标准		合计
	患者	非患者	
阳性	真阳性 A	假阳性 B	R_1
阴性	假阴性 C	真阴性 D	R_2
合计	C_1	C_2	N

5. 确定诊断试验的界值

筛检与诊断试验的界值指标可以分为以下三类:①主观指标:完全根据被诊断者的主诉来决定,如疼痛、乏力、食欲缺乏等,诊断者主观感觉的指标容易受心理等因素影响,作为诊断指标常常很难反映真实情况。②客观指标:用客观仪器测定的指标,很少依赖诊断者的主观判断和被诊断者的意识判断,所以比较可靠,如体温、血压,通过 X 线、CT 等观察肺部或骨骼病变等。③半客观指标:根据诊断者的主观感知来判断的指标,如肿物的硬度、大小等,因为由诊断者主观判断,不同诊断者常易出现不同的判断结果,应用时,必须严格规定判断标准。

以上三类指标中,客观指标的质量最好,主观指标的质量最差,在进行诊断时应尽可能地选择客观指标。

第三节 筛检与诊断试验的评价指标

评价某一种筛检或诊断试验的优劣,必须将待评价的筛检或诊断试验与诊断目标疾病与已有的公认准确可靠的标准方法,即"金标准"进行同步盲法比较,判定待评价的方法对疾病诊断的真实性和价值。对于筛检或诊断试验的评价,除了考虑方法本身的安全性和操作上是否简单、快速、方便及价格低廉等因素外,还要考虑试验的真实性、可靠性等方面。

一、真实性的评价

真实性(validity),亦称效度、有效性、准确性,指诊断试验所获得的测量值与实际值的符合程度,实际值往往用"金标准"的结果表示。评价诊断试验真实性的指标包括灵敏度、特异度、漏诊率、误诊率、似然比及正确指数等。

(一)灵敏度(sensitivity)

灵敏度也称敏感度、真阳性率(true positive rate),即实际有病且被该诊断试验正确地判为有病的概率,是评价诊断试验发现患者能力的指标。灵敏度只与"金标准"判断为阳性组有关，理想的诊断试验的灵敏度为 100%。

$$灵敏度 = \frac{A}{A+C} \times 100\%$$　　　　　　式（7-3）

（二）特异度（specificity）

特异度也称为真阴性率（true negative rate），即实际无病，按该诊断试验被正确地判为无病的概率，反映了诊断试验确定非患者的能力。特异度只与"金标准"判断为阴性的对照组有关，理想的诊断试验特异度为 100%。

$$特异度 = \frac{D}{B+D} \times 100\%$$　　　　　　式（7-4）

（三）漏诊率

漏诊率，即假阴性率（false negative rate），指实际有病但依据该诊断试验被确定为无病的概率，反映了诊断试验漏诊患者的情况。漏诊率与灵敏度之间为互补关系，二者之和为 1。灵敏度越高，漏诊率越低，反之亦然。理想的试验假阴性率为 0。

$$假阴性率 = \frac{C}{A+C} \times 100\%$$　　　　　　式（7-5）

（四）误诊率

误诊率，即假阳性率（false positive rate），指实际无病但根据该诊断试验被确定为有病的概率，反映了诊断试验误诊患者的情况。误诊率与特异度之间为互补关系，二者之和为 1。特异度越高，误诊率越低，反之亦然。理想的试验假阳性率为 0。

$$假阳性率 = \frac{B}{B+D} \times 100\%$$　　　　　　式（7-6）

（五）似然比（likelihood ratio，LR）和正确指数

上述关于灵敏度和特异度的叙述是基于二者彼此独立的情况下进行的，但是实际上同一诊断试验的灵敏度和特异度是一个事物的两个方面，存在本质的联系，不可能截然分开。而且，分别评价灵敏度和特异度不利于全面地把握诊断试验的真实性。此外，对于具有不同灵敏度和特异度的多项诊断试验，实际选择时常常难以取舍。似然比和正确指数是将二者结合起来的指标。

1. 似然比

似然比指患者中得出某种检测结果的概率，与健康人中得出相应结果的概率之比。该指标全面反映了灵敏度和特异度的特征，是一个相对稳定的综合指标，不受患病率的影响。因检验结果有阳性与阴性之分，因此似然比相应地分为阳性似然比（positive likelihood ratio，+LR）和阴性似然比（negative likelihood ratio，−LR）。

阳性似然比是诊断结果的真阳性率与假阳性率之比。该指标反映了诊断试验正确判断阳性的可能性是错误判断阳性可能性的倍数。比值越小，试验结果阳性时为真阳性的概率越大。

$$阳性似然比 = \frac{真阳性率}{假阳性率} = \frac{灵敏度}{1-特异度}$$　　　式（7-7）

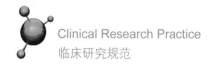
阴性似然比是诊断结果的假阴性率与真阴性率之比。该指标反映了诊断试验错误判断阴性的可能性是正确判断阴性可能性的多少倍。比值越大，试验结果阴性时为真阴性的概率越大。

$$阴性似然比 = \frac{假阴性率}{真阴性率} = \frac{1-灵敏度}{特异度} \qquad 式（7-8）$$

阳性似然比越大，诊断试验的真实性越高；阴性似然比越小，诊断试验的真实性也越高。因此，在选择诊断试验时应该选择阳性似然比较高、阴性似然比较低的方法。

2. 正确指数

正确指数也称为约登指数（Youden's index），是灵敏度与特异度之和减去 1，表示诊断方法发现真正患者与非患者的总能力。正确指数的范围在 0~1 之间。正确指数越大，说明该方法的真实性越高。理想的正确指数为 1。

$$正确指数 = （灵敏度 + 特异度）-1=1-（假阴性率 + 假阳性率） \qquad 式（7-9）$$

（六）诊断试验真实性评价指标的计算

诊断试验真实性评价指标的计算举例如下：

表 7-3　人群中某病患病情况的筛检结果

筛检（诊断）试验	金标准		合计
	患者	非患者	
阳性	150	80	230
阴性	40	700	740
合计	190	780	970

$$灵敏度 = \frac{150}{150+40} \times 100\% = 78.9\%$$

$$特异度 = \frac{700}{80+700} \times 100\% = 89.7\%\%$$

$$假阴性率 = \frac{40}{150+40} \times 100\% = 21.1\%$$

$$假阳性率 = \frac{80}{80+700} \times 100\% = 10.3\%$$

$$阳性似然比 = \frac{真阳性率}{假阳性率} = \frac{78.9\%}{10.3\%} = 7.66$$

$$阴性似然比 = \frac{假阴性率}{真阴性率} = \frac{21.1\%}{89.7\%} = 0.24$$

$$正确指数 = （78.9\%+89.7\%）-1 = 0.686$$

二、可靠性的评价

可靠性又称为精确度（精确性，precision）、信度（reliability）、可重复性（repeatability）和稳定性（stability）。在诊断试验评价中，可靠性是指在相同条件下，诊断试验对同一研究对象重复检测结果的稳定程度，因此可靠性又称重现性。实际工作中，影响筛检试验可靠性的因素有：①受试对象生物学变异，即由于个体生物周期等生物学变异，使得同一受试对象在不同时间获得的临床测量值有所波动，如血压在一天内不同时间的测量值存在差异。②观察者，即不同测量者，或同一测量者在不同时间的技术水平、认真程度不同，生物学感觉存在差异，预期偏倚等导致重复测量的结果不一致，如血压测量者的不一致性。③实验室条件，即在重复测量时，测量仪器不稳定、实验方法不稳定、不同试剂盒的纯度或稳定性不同，由此可能引起测量误差。评价诊断试验可靠性的方法和指标有标准差、变异系数、符合率、Kappa 值等。

（一）标准差和变异系数

当某试验是定量测定时，可用标准差和变异系数（coefficient variance，CV）来表示可靠性。标准差和变异系数的值越小，表示可重复性越好，精确性越高；反之，可重复性就越差，精确性越低。变异系数为标准差与算数均数之比。

$$变异系数（CV）= \frac{标准差}{算术均数} \times 100\% \qquad 式（7-10）$$

（二）符合率

符合率（agreement/consistency rate），又称为一致率、准确度（accuracy），为同一批研究对象两次诊断结果均为阳性与均为阴性的人数之和占所有进行诊断试验者数量的比率。符合率可用于比较两个医师诊断同一组患者，或同一医师两次诊断同一组患者的结果的稳定程度。

$$符合率 = \frac{A+D}{A+B+C+D} \times 100\% \qquad 式（7-11）$$

（三）Kappa 值

Kappa 检验，又称为一致性检验，常用于评价两种检验方法和同一方法两次检测结果的一致性。该检验方法考虑了机遇因素对一致性的影响并且加以校正，从而提高了判断的有效性。根据边缘概率的计算，Kappa 值的范围值应在 −1~1。当观察一致性大于因机遇所致一致性时，Kappa 值为正数，且 Kappa 值越大，说明两个诊断结果一致性越好；当两个诊断结果完全一致时，Kappa 值为 1；当观察一致性完全由机遇所致时，Kappa 值为 0；当机遇所致一致性大于观察一致性时，Kappa 值为负数，这种情况一般来说比较少见；当两个诊断结果完全不一致时，Kappa 值为 −1。

$$Kappa = \frac{观察一致性 - 机遇一致性}{100\% - 机遇一致性} \qquad 式（7-12）$$

在实际应用中为了方便计算，通常将 Kappa 值的计算过程简化为式（7-13）。

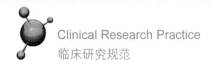

$$Kappa = \frac{N(A+D) - (R_1C_1 + R_2C_2)}{N^2 - (R_1C_1 + R_2C_2)} \qquad \text{式（7-13）}$$

既往研究总结得出，如果 Kappa 大于 0 小于等于 0.40，则说明诊断试验的可重复性差；如果 Kappa 大于 0.40 小于 0.75，则说明诊断试验具有中、高度可重复性；如果 Kappa 大于等于 0.75，那么该诊断试验就具有较好的可重复性。临床医生和研究者们可以根据这一指标综合评估诊断试验的可重复性，排除机遇因素干扰。

总之，如果观察者内或观察者间的变异系数较小或检测结果的一致率较高，说明这个诊断试验方法的可靠性较好。同时需要说明的是，一个诊断试验具有较好的真实性，不一定具有较好的可靠性；而可靠性较好的诊断试验不一定具有较好的真实性。因此，在评价诊断试验时，既要考虑到真实性，又绝不能忽略可靠性。

三、预测值的评价

预测值是应用诊断试验结果来估计受检者患病与不患病可能性大小的指标。由于预测值反映的是持有这种诊断结果的受试者患病与否的可能性（概率），因此又称为验后概率或后验概率。诊断试验的结果分为阳性和阴性，因此预测值也相应地分为阳性预测值和阴性预测值。

阳性预测值（positive predictive value）：诊断试验结果为阳性的对象中，真正患者（用"金标准"确诊患某病者）所占的概率。对于一项诊断试验来说，阳性预测值越大越好。

阴性预测值（negative predictive value）：诊断试验结果为阴性的对象中，真正无病者（"金标准"确定未患某病者）所占的概率。该值也是越大越好。

$$阳性预测值 = \frac{A}{A+B} \times 100\% \qquad \text{式（7-14）}$$

$$阴性预测值 = \frac{D}{C+D} \times 100\% \qquad \text{式（7-15）}$$

总的来说，诊断试验的灵敏度越高，则阴性预测值越高；诊断试验的特异度越高，则阳性预测值越高。此外，预测值还与受检人群目标疾病患病率（P）的高低有关：当灵敏度和特异度一定时，疾病患病率降低，则阳性预测值降低，阴性预测值升高；当患病率不变时，灵敏度降低，特异度升高，此时阴性预测值将下降，阳性预测值将升高。

$$阳性预测值 = \frac{灵敏度 \times 患病率}{灵敏度 \times 患病率 + (1-患病率)(1-特异度)} \times 100\% \qquad \text{式（7-16）}$$

$$阴性预测值 = \frac{特异度 \times (1-患病率)}{特异度 \times (1-患病率) + (1-灵敏度) \times 患病率} \times 100\% \qquad \text{式（7-17）}$$

四、根据对筛检与诊断试验的评价确定界值

确定诊断试验及其指标后，还应该确定诊断试验的标准，也就是诊断的界值，用以区别正常和异常。如果诊断标准不一致，根据诊断标准所计算的发病率、患病率、死亡率不一样，不同标准间的结果不能直接比较。对于某一诊断试验而言，人们理想的灵敏度和特异度均为 100%，这时正常者与异常者的测定值的分布完全没有重叠。但是实际应用中很少有这种理想的情况。由于诊断方法本身存在缺陷以及实际情况的复杂性，许多生理参数，常常是患者与正常人的参数范围相互交叉、重叠。如果将诊断标准的截断值定在患者分布的最低点，高于此截断值者为患者，该标准不会漏掉患者，但将会把一部分非患者划入患者组中；如果将诊断标准截断值定在正常人分布的最高点，虽没有将非患者误诊为患者，但又有可能使得结果低于该值的一部分患者漏诊；将分界定在二者之间的某个数值，则既有一小部分患者被漏诊，又有一小部分非患者被误诊。在确定诊断标准时，应该考虑到诊断为假阴性（漏诊）或假阳性（误诊）时，鉴别诊断试验的繁简程度，以及漏诊或误诊一个可能的病例的后果的严重性。

（一）确定诊断试验标准的原则

在确定诊断试验的标准时，一般要遵循以下原则：

（1）对于预后差的疾病，漏诊后果严重，但有可以利用的有效治疗方法，而且早期诊断可以获得较好的治疗效果，对于患者从伦理和经济角度可以接受的疾病，应将诊断的阳性标准定在高灵敏度的水平，尽可能地把所有的患者都诊断出来。但此时会使特异度降低，假阳性增多，导致需要进一步确诊的可疑病例增多，从而增加检查成本。这类疾病包括结核病、梅毒和霍奇金病等。

（2）对于治疗效果不理想，且确诊和治疗费用又比较昂贵的疾病，或疾病预后不严重，且现有治疗方法不理想的疾病，或误诊一个非患者为患者时，后果严重，会对患者的心理、生理和经济造成严重的影响，应将诊断的阳性标准定在高特异度的水平，尽量排除非患者。这类疾病包括艾滋病等。

（3）当假阳性和假阴性的重要性相等时，一般可以把诊断标准定在患者与非患者分布的分界线处，即应该将诊断标准定在灵敏度和特异度均高的位置，或定在正确指数最大处。

（二）确定诊断试验界值的方法

1.统计学方法

（1）均数加减标准差法：当诊断试验的指标为定量指标且呈正态分布时，确定正常和异常的界限为 95% 的测量值在正常范围，两端各 2.5% 是异常的，用均数加减 1.96 倍标准差表示其双侧正常值范围；若诊断试验的测量值只有过高值或过低值为异常时，则其单侧 5% 是异常的，其单侧正常值范围用均数加减 1.64 倍标准差表示。

（2）百分位数法：对于诊断试验指标呈非正态分布或分布类型尚不能确定的，一般将观察值从小到大排列，累积计数次序，以第 2.5~97.5 百分位数表示双侧正常值范围，以第 5 或 95 百分位数界定单侧正常值。

（3）ROC 曲线法：ROC 曲线又称受试者工作特征（receiver operator characteristic，ROC）曲线。诊断试验以计量资料表达结果时，将测量值按大小顺序排列，并将诊断试验的连续变量设定出多个不同的临界值，从而计算出一系列的灵敏度或特异度对子，以灵敏度为纵坐标，以误诊率（1– 特异度）为横坐标绘制出的曲线就是 ROC 曲线。ROC 曲线下的面积反映诊断试验的准确性。ROC 曲线下的面积越大，越接近 1.0，其诊断的准确度越高；越接近 0.5，其诊断的准确度越低。可对两个以上诊断试验 ROC 曲线下的面积进行比较，帮助临床医生做出合理选择。ROC 曲线的优点是简单、直观、图形化，能直观反映灵敏度与特异度的关系。

2. 依据临床需要确定界值

依据大量临床观察或系列追踪观察某些致病因素对健康损害的阈值，作为区别正常与异常的分界值，如将血清胆固醇小于等于 6.5 mmol/L 定为正常，高于这种诊断界值则定为异常。在临床实践中，某些人体特征观察值虽然在统计学上处于正常范围，且在临床上没有出现严重的临床表现，但却有患严重疾病或并发症的可能。因此，可结合预后来确定临界值，如以前将血糖水平小于等于 7.8 mmol/L 定为正常， 现在改为将小于等于 7.0 mmol/L 定为正常，高于这个界值则定为异常；又如收缩压大于等于 140 mmHg 为异常，舒张压大于等于 90 mmHg 为异常。这些界值标准就是通过长期的临床实践、观察预后得出的结论。

第四节　筛检与诊断效果的评价

筛检与诊断作为一项公共卫生医疗服务，只有给群众带来益处或者益处大于害处时才能实施，否则不存在开展的意义。有时，筛检与诊断虽然无害，但对健康没有任何益处，也不宜开展。因此在开展某个疾病的筛检与诊断之前，不仅要对其真实性和可靠性进行评价，还需要对其在人群中的应用效果进行评价，确认效果后方可在卫生医疗实践中应用和推广。评价的方法可采用随机对照试验设计、队列研究设计和筛检与诊断前后对比设计。对筛检与诊断效果的评价方法一致，可从收益、生物学效果和卫生经济学效益等方面进行评价。

一、收益

收益（yield）也称收获量，指经筛检后能使多少原来未发现的患者（或临床前期患者、高危人群）得到诊断和治疗。为了提高收益，应尽可能多地从人群中发现无症状患者，通常采取下列方法：

（一）选择患病率高的人群（即高危人群）

有些疾病在某些年龄、性别、种族和职业暴露等特征人群中有较高的患病率，在这些高危人群中开展选择性筛检，所获得的收益比一般人群要高得多。这样既可发现较多患者，又可提高阳性预测值，可以进一步增加收益。

（二）选用高灵敏度的筛检试验

一项筛检计划必须能筛出相当数量的病例，如果灵敏度低，则只能筛出少量患者，不管其他因素怎样，收益依然是低的。

（三）采用联合试验

在临床实践中，同时具有高灵敏度及高特异度的诊断试验是很少的。因此，在实施诊断时，可采用联合试验，即用两种或两种以上的诊断试验检查同一受试对象，以提升诊断的灵敏度或特异度，增加筛检的收益。根据多项试验联合使用的方式，可将联合试验分为并联试验和串联试验。

1. 并联试验（parallel test）

并联试验也叫平行试验，即同时应用多个诊断试验进行诊断，只要有任何一项试验结果为阳性就可定为阳性，只有全部试验结果均为阴性时才将最终结果判断为阴性。该法可以提高灵敏度，降低特异度，在临床亟需作出诊断时，可采取并联试验，不易漏诊，阴性预测值提高。但其代价是特异度降低，假阳性率升高，容易造成误诊。

2. 串联试验（serial test）

串联试验也叫系列试验，即依次应用多个诊断试验进行诊断，全部试验结果均为阳性才将最终结果判断为阳性，任何一项试验结果为阴性则最终结果为阴性。当目前使用的几种诊断方法的特异度均较低时，可选用串联试验以提高诊断的特异度，减少误诊；其代价是灵敏度降低，漏诊率增加。另外，某些诊断试验本身价格昂贵或有一定的危险性，为确诊某病又不得不做，这时可以选择几种特异度不高但简单安全的方法进行试验，提示有可能有某种病时，再进一步做价格昂贵的试验。

二、生物学效果的评价

通过比较筛检与未筛检人群的病死率、死亡率和生存率，以及效果指数、绝对危险度降低、相对危险度降低、需要筛检人数等指标，对筛检的生物学效果进行评价。

（一）病死率

病死率可比较经筛检的患者病死率是否低于未经筛检的患者。

（二）死亡率

死亡率可比较经筛检的人群与未筛检人群之间的死亡率的差异。

（三）生存率

常用1、3、5年生存率来评价癌症的筛检计划。

（四）效果指数（index of effectiveness，IE）

效果指数为未筛检组事件发生率与筛检组事件发生率之比。

（五）绝对危险度降低（absolute risk reduction，ARR）

ARR指未筛检组事件发生率与筛检组事件发生率之差。

（六）相对危险度降低（relative risk reduction，RRR）

RRR指未筛检组事件发生率与筛检组事件发生率之差，再除以未筛检组事件发生率。

（七）需要筛检人数（number needed to be screened，NNBS）

NNBS为将需治疗人数的基本思想引入评价筛检项目效果的一个新指标。其基本原理是，在为评价筛检效果而开展随机对照试验时，通常将研究对象随机分为筛检组和对照组，

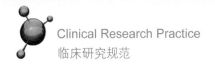

以目标疾病的死亡率作为结局测量指标，随访一定期限后，将对照组和筛检组的某病死亡率之差（绝对危险度降低，ARR）取倒数，得到需要筛检人数（NNBS=1/ARR）。

三、卫生经济学效果的评价

（一）成本-效益分析（cost-benefit analysis）

成本包括试验所花费的全部费用，狭义的成本只包括用于试验的直接费用，而广义的成本还应包括参加试验而造成的工作损失，以及检查时的不适以及阳性结果所致的焦虑不安等造成的损失；效益是指通过诊断所取得的经济效益，如正确诊断后因避免误治而节约的医疗费用等。

（二）成本-效果分析（cost-effectiveness analysis）

效果是指通过诊断试验所取得的生物学效果，包括延长寿命，提高生存率等。

（三）成本-效用分析（cost-utility analysis）

效用是指生活质量改善等，可用质量调整寿命年的增加、伤残调整寿命年的减少等指标来表示。

上述三种卫生经济学评价就是将新的诊断试验与"金标准"或其他诊断试验方法所花费的费用及其所获得的经济效益、效果和效用的比值进行比较分析。

第五节　筛检与诊断试验的偏倚及其控制

筛检试验既然是一种试验，它就有选择性偏倚、测量偏倚、混杂偏倚，详细请参见队列研究和病例对照研究中的偏倚及控制。在筛检或诊断试验的评价中可能出现的特有的偏倚包括领先时间偏倚、病程长短偏倚、过度诊断偏倚、志愿者偏倚。

一、领先时间偏倚

领先时间偏倚指由于筛检的时间和临床诊断时间之差被解释为因筛检而延长的生存时间，实际是筛检导致诊断时间提前所致的偏倚。在评价筛检的收益时，比较筛检出的患者及来医院就诊患者的存活期、病死率、治愈率等时，就可能因为领先时间偏倚而使结果偏离真实情况。

二、病程长短偏倚

病程短的疾病被筛检出的可能性低于病程长的疾病。病程长短偏倚经常出现在筛检的成本效益分析时，一般是指筛检可改善肿瘤等结局的假象，但实际上生长缓慢的肿瘤患者要比生长快的肿瘤患者生存期长，这种生存期的延长不是由筛检引起的。因此，在评价筛检时应考虑病程长短可能带来的偏倚。

三、过度诊断偏倚

过度诊断偏倚是病程长短偏倚的一种极端形式，指用于筛检的病变临床意义不大，不会发展至临床期，也不会影响受检者的寿命。如果没有筛检，这些疾病就不会被诊断出来；但是因为筛检，这些个体被发现、确诊患病，并被计入患者总体中，导致经筛检发现的患者有较高的生存率或较长的平均生存期，进而造成过度诊断偏倚。

四、志愿者偏倚

参加筛检者与不参加筛检者之间，某些特征可能存在不同点，使得通过筛检发现的病例的预后较临床上确诊病例的预后好。

对于这些偏倚，应充分认识、分析和排除其对筛检和诊断试验结果的影响。

※ 拓展阅读 ※

2020 年初，新型冠状病毒肺炎（COVID-19）暴发，随后新冠疫情迅速遍及全球，影响数以百万计的人。2020 年 3 月 11 日，世界卫生组织宣布这次疫情已达大流行级别。这次疫情不仅对人类健康有影响，伴随疾病而来的还有错误的信息浪潮、工厂因供应波动而倒闭、零工经济受创甚至倒闭等。为了更好地防控此次疫情，中国工程院院士、国家呼吸系统疾病临床研究专家钟南山表示，早发现、早诊断和及时的隔离与治疗是最有效的方法。开发方便快速、适用大规模筛查的新冠肺炎检测试剂，成为"早发现"的关键步骤。

2020 年 9 月，钟南山院士团队在《医学病毒学杂志》（*Journal of Medical Virology*）上发表文章，描述了其对 IgM-IgG 联合抗体检测试剂的研发。研究指出：该检测试剂采用指尖血，约 15 分钟就能出结果，与核酸检测相比大大缩短了检测时间；多中心的临床标本检测评价证实，该检测试剂临床检测的灵敏度高达 88.66%，检测特异度为 90.63%，IgM-IgG 联合抗体检测的灵敏度远高于 IgM 或 IgG 单抗体检测。另外，该试剂采用指尖血与静脉血检测结果作对比，发现两者检测的一致性基本吻合，提示这一联合抗体快速检测试剂盒可用作即时检测，可在床旁用指尖采血方式进行检测，是一种有着较高效率的辅助诊断手段。

2022 年 3 月 14 日，国家卫生健康委员会发布《新型冠状病毒肺炎诊疗方案（试行第九版）》，指出新型冠状病毒的诊断原则为：根据流行病学史、临床表现、实验室检查等综合分析，作出诊断；新型冠状病毒核酸检测阳性为确诊的首要标准；未接种新型冠状病毒疫苗者，新型冠状病毒特异性抗体检测可作为诊断的参考依据；接种新型冠状病毒疫苗者和既往感染新型冠状病毒者，原则上抗体不作为诊断依据。当前，根据这些原则批准上市的新冠肺炎检测试剂主要有两类，一类是核酸检测试剂，一类是抗体检测试剂。第一种核酸检测直接对采集标本中的病毒核酸进行检测，特异性强，敏感度相对较高，是当前主要的检测手段。第二种抗体检测是对人体血液中的新型冠状病毒特异性 IgM 抗体、IgG 抗体水平进行检测。由于抗体检测可能会出现假阳性，因此不能代替核酸检测方法，但是其采样简单、检测效率高，可用于对核酸检测阴性的病例进行辅助诊

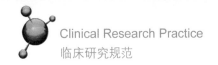

断，也可以对病例进行排查、筛查。

科研工作者应积极响应党中央"把人民群众生命安全和身体健康放在第一位"的要求，投身于新冠以及其他危害人民群众健康的问题研究中，努力推动研究进展及应用转化；同时，发挥自身优势，紧密团结、动员和组织群众，主动做好释疑解惑工作，及时快捷有效地向基层群众宣传防治措施，积极开展正面引导。这次疫情对我们的国家民族是一次考验，但我们必须一往无前地将灾难、困难转化为爱与责任，转化为自我革新，不懈努力的动力，继续砥砺前行。

参考文献

[1] 张正华，蔡雅倩，韩丹，等. 基于深度学习的肺结节筛检和定性诊断分析 [J]. 肿瘤防治研究，2020，47（4）：283-287.

[2] 詹思延，叶冬青，谭红专，等. 流行病学 [M]. 7 版. 北京：人民卫生出版社，2014.

[3] 沈洪兵，齐秀英，刘民，等. 流行病学 [M]. 8 版. 北京：人民卫生出版社，2013.

[4] 国家卫生健康委员会办公厅 国家中医药管理局办公室. 关于印发新型冠状病毒肺炎诊疗方案（试行第九版）的通知 [EB/OL].（2022-3-14）[2022-4-30].http://www.gov.cn/zhengce/zhengceku/2022-03/15/content_5679257.htm.

[5] LI Z，YI Y，LUO X，et al. Development and clinical application of a rapid IgM-IgG combined antibody test for SARS-CoV-2 infection diagnosis[J]. J Med Virol，2020，92（9）：1518-1524.

[6]SINGAL AG，GUPTA S，SKINNER CS，et al. Effect of colonoscopy outreach vs fecal immunochemical test outreach on colorectal cancer screening completion: A randomized clinical trial[J]. JAMA，2017，318（9）：806-815.

[7]BAO Y，MA X，LI H，et al. Glycated haemoglobin A1c for diagnosing diabetes in Chinese population: cross sectional epidemiological survey[J]. BMJ，2010，340：c2249.

（吕明，殷晓霖）

第八章　临床研究伦理规范

学习目的

1. 掌握医学伦理学的基本原则。
2. 熟悉临床研究的伦理审查要点。
3. 了解临床研究的科研诚信规范。
4. 了解人类遗传资源管理规范。

案例

根据媒体报道有研究者公开发布消息，称 1 对基因编辑婴儿在中国诞生。该研究者在消息中称这对双胞胎的 CCR5 基因经过修改，可以使她们出生后能天然抵抗艾滋病。该消息一经发布立刻引起国内外广泛关注，相关媒体和社会介入调查。据调查，该研究者自 2016 年 6 月开始，就私自组织包括境外人员的项目团队，蓄意逃避监管，使用安全性、有效性不确切的技术，实施国家明令禁止的以生殖为目的的人类胚胎基因编辑活动。2017 年 3 月至 2018 年 11 月，该研究者通过他人伪造伦理审查证明，招募 8 对夫妇志愿者（男方艾滋病病毒抗体阳性、女方艾滋病病毒抗体阴性）参与试验。研究中，为规避艾滋病病毒携带者不得实施辅助生殖的相关规定，研究者策划他人顶替志愿者验血，指使从业人员违规在人类胚胎上进行基因编辑并植入母体，最终有 2 名志愿者怀孕，其中 1 名已生下双胞胎女婴（即报道中的 1 对双胞胎），另 1 名已怀孕。其余 6 对志愿者有 1 对中途退出试验，另外 5 对均未受孕。2018 年 12 月 20 日，国际著名期刊《科学》（Science）公布了 2018 年度国际上 3 大恶劣科学事件，该研究者以妊娠为目的的基因编辑事件入选其中。

该事件违反国家相关规定，并被诉诸法律。法院审理认为，该研究者在法律不允许、伦理不支持、风险不可控的情况下，采取欺骗、造假手段，恶意逃避国家主管部门监管，多次将基因编辑技术应用于辅助生殖医疗，造成多名基因被编辑的婴儿出生，严重扰乱了医疗管理秩序，情节严重。若予放任，将对人类基因安全带来不可预测的巨大风险。

根据 2003 年科技部和卫生部联合印发的《人胚胎干细胞研究伦理指导原则》，不得将已用于研究的人囊胚植入人或任何其他动物的生殖系统；原卫生部《人类辅助生殖技术规范》也明确规定：禁止以生殖为目的对人类配子、合子和胚胎进行基因操作，男女任何一方患有严重性传播疾病，不得实施体外受精 - 胚胎移植及其衍生技术。该研究者

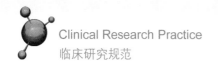

的行为严重违背伦理道德和科研诚信，严重违反国家有关政策和法律规定，在国内外造成恶劣影响。

思考题

涉及人的生物医学研究应遵循的伦理原则是什么？临床研究还必须遵守哪些规范？

第一节　医学伦理学概述

医学伦理学是一门运用一般伦理学原则解决医疗卫生实践和医学发展过程中的医学道德问题的学科，它是医学的一个重要组成部分，又是伦理学的一个分支，随着医学伦理学学科的发展，它越来越融入医学之中。因此，在现代临床医学教育体系中，医学伦理学已是重要的专业基础课程。医学伦理思想的萌芽最早可追溯至公元前15世纪或更早。

一、医学伦理学的定义与发展

医学伦理学发展至今，先后经历了三个发展类型，并呈现不同的理论形态。

（一）医德学

医德学是医学伦理学的最初形式，也有研究者称其为前医学伦理学时期（约公元前15世纪至公元19世纪初），我国古代和西方中世纪以前的医学伦理学皆属于这种形式。当时并未形成"医德学"这一明确的概念，也没有形成系统的理论体系，还不能称其为一门学科，只是后来有研究者研究当时的医学伦理思想，才将前医学伦理学时期的医学伦理学形式命名为医德学。前医学伦理学时期的前期是医德思想的萌芽时期，具有简单、朴素的特点，前医学伦理学时期的医学处于经验医学阶段，个体行医为显著特点，医学伦理实践强调的是行医者个体的道德自律，医德学的主要内容是行医者的行医戒条和行医美德。医德学的思想主要记载于前医学伦理学时期的医学典籍，体现在医者的身体力行之中。唐代孙思邈在《备急千金要方》中提出了内容比较全面的医德规范。明代陈实功在《外科正宗》中提出的医德守则"五戒十要"被收入美国1978年版的《生命伦理学百科全书》，成为与《希波克拉底誓言》《迈蒙尼提斯祷文》同样重要的医德文献。该时期的医德思想，德性论和义务论的特征非常明显。

（二）近现代医学伦理学

学术界也称这一时期为传统医学伦理学发展阶段（19世纪初至20世纪70年代），以1803年英国医生托马斯·帕茨瓦尔（Thomas Percival）的《医学伦理学》一书的出版为标志。当时的医学已经超越了经验医学阶段，医学实验和临床试验使得生物医学模式得以确立，医学开始迅猛发展，医疗卫生开始发展成为社会性事业，医学伦理关系不再局限于医患关系，开始包括医疗机构之间、各专业医师之间的医医关系。医学伦理实践由过去医师个体自律，发展为医界的行业自律，强调医师职业精神建设。该阶段的医学伦理学的主要内容是不同医学行业组织制定的行业伦理规范，伦理思想不仅体现在医者的从医行为中，也体现在不同医学组织制定的医学伦理规范中，同时，该阶段出版了大量医学伦理学著作，已形成一种相对成熟的理论体系。这一时期的医学伦理学对医学科学技术发展所带来的新问题给予了更加积极主动的回应，对医疗的公益性和社会正义的关注日益强烈。我国近现代医学伦理学的出现比欧洲晚了100多年，以1932年上海震旦大学医学教授宋国宾博士出版的中国第一部医学伦理学专著《医业伦理学》为标志。

（三）生命伦理学

生命伦理学是近现代医学伦理学的进一步发展，可称为国际医学伦理学发展阶段（20世纪70年代至今）。它不仅研究并回答医学科学迅猛发展引起的医学伦理难题，而且开始将视野从医疗卫生领域扩展到整个生命与健康领域。20世纪中后期，生命科学与现代医学科学的发展、突破和交叉互渗不断加剧，生物医学新技术不断涌现并在临床得到应用，引发了社会对其中存在的大量社会伦理问题的深思和讨论，从而诞生了生命伦理学。1971年，波特在《生命伦理学：通向未来的桥梁》中，首次提出了"生命伦理学"一词。生命伦理学主要指涉及人类生命的相关伦理问题，同时也包括涉及动物及植物生命的相关伦理问题。它主要是运用伦理学的理论和方法，对生命科学和医疗保健的伦理问题进行系统研究的学科，内容包括生命复苏和生命维持技术、人类辅助生殖技术、人体器官移植、人体试验、人类基因技术、卫生政策改革等诸多问题，聚焦生与死的全过程。此时的医学超越了生物医学模式，生物 - 心理 - 社会医学模式得以确立，社会期待对医学科学发展和医疗卫生实践进行伦理治理和伦理干预。此阶段的医学伦理学，不仅要求对医学进行社会伦理的控制，而且强调人们对健康的社会责任，并努力以义务论来加以制约。有学者指出，生命伦理学一方面表现为医学伦理学的延伸，但又因理念和范围等方面的不同而最终发展为两个不同的领域。

二、医学伦理原则

医学伦理学的伦理原则基于生命伦理的基本原则扩展而来。生命伦理学观念促进了生物医学伦理学研究范围和重点的转移和拓展。1979年，邱仁宗在广州医学辩证法讲习会上做《七十年代医学哲学综述》的报告，第一次将生命伦理学的概念展现在中国医学与哲学工作者面前，自此，体现生命伦理精神的生命伦理原则开始受到广泛重视。对我国影响较大的是Tom L.Beauchamp等著的《生物医学伦理学原理》一书中提出的现代生物医学伦理学的四个基本原则，即自主（autonomy）、行善（beneficence）、不伤害（nonmaleficence）和公正（justice）。这四个原则基本涵盖了生物医学领域中绝大多数的伦理议题，因此逐渐获得世界范围内的广泛关注，也成为国内外伦理决策的首选原则依据。同时，由于不同国家存在文化差异，对四原则的质疑之声也依然存在，但因其在临床实践中得到了广泛应用，逐渐被普遍接受为生命伦理学的基本原则。生命伦理四原则传入我国后，成为了教科书中的主要内容，其中的自主原则被改称为尊重原则，行善原则被改称为有利或有益原则。因此，我国生命伦理四原则为：有利原则、无伤（不伤害）原则、尊重原则、公正原则。

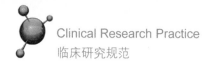

（一）有利原则

有利原则曾经是美国保护生物医学和《贝尔蒙特报告》（Belmont Report）中针对以人为受试者的生物医学研究中保护受试者的三原则（有利、尊重人、公正）之一。后来，美国著名生命伦理学家比彻姆等人在合著的《生物医学伦理学原则》一书中将有利原则分解为有利原则与无伤原则。

"有利"是指维护或者增进行为相关者的利益。所谓"维护"一种利益，是说使这种利益不受破坏，不被减损；所谓"增进"一种利益，则是指在现有利益的基础上，力求使这种利益最大化。有利原则，要求行动者应该维护或增进行为对象的利益，这种有利的要求包括积极的方面和消极的方面：作为积极的有利原则，要求行动者在他人现有利益的基础上，使这种利益最大化；消极的有利原则，要求行动者应该使他人的现有利益不受破坏、不被减损。作为生命伦理学原则的有利原则是指其积极方面，即要求为增进他人利益而行动，其消极方面则为无伤原则所要求的内容。在现代社会文化背景下，利益的多元化一方面导致一个行为在增进某利益主体的一种利益时，也有可能同时减损该利益主体的另一种利益；另一方面导致一个行为在增进某个利益主体的利益时，也有可能减损其他利益主体的利益。伦理行为对人们利益的复杂影响使得行为决策变得没有那么容易，对有利的理解，往往取决于行动者的文化背景和价值观念。

在临床诊疗活动中，服务对象的"利益"是多元化的，包括生命、健康、人格、尊严等，但最主要的是其生命健康利益，因此，狭义的医疗有利原则要求医者应该为了服务对象的生命健康利益而行动。同时，利益主体的服务对象也并非仅仅指患者本人，还包括患者的家属、患者医疗保险机构以及工作单位等。

在临床应用中，主要从三个方面把握有利原则：①准确准则：要求医者应该积极充分利用现有技术条件，做出符合病情实际的判断。医生应该最大限度地避免误诊，为了增加患者利益，诊断准确是首要责任。应尽量减少或消除造成误诊的影响因素，使诊断接近病情实际是医者的当然义务；应该在诊疗全过程中把握准确准则，准确地诊断是治疗的前提，不是医疗工作的终极目的，医生不应该受利益驱使让患者接受不必要的检查，不能由于顾虑承担医疗责任而让患者接受准确诊断需要之外的检查，这样会增加患者的痛苦和负担；积极充分利用现有诊断条件，应该恰当地认识和运用先进的诊断仪器和生化检验技术，如果偏离了治疗服务的需要，单纯追求诊断的精确度，可能会出现患者受罪、花钱，查清了病却失去治疗机会的情况。②有效准则：要求在充分考虑病情实际的前提下，采取能够切实恢复、维护和改善患者健康的治疗措施。有效是对治疗的基本道德要求，即使现有医学技术不能够恢复患者的健康，至少也应该缓解病情和改善痛苦症状；确定恰当的治疗目标，由于疾病的复杂性以及医学水平的限制，许多疾病治疗后不能达到康复的程度，但是医生应该制订恰当的治疗目标，评价治疗效果是否有效；采取适宜的治疗手段，适宜的治疗手段是针对要达到的治疗目标而言，治疗手段应从患者耐受性、对患者机体的损伤、给患者造成的经济负担等多方面进行考虑。③择优准则：要求医师在选择诊疗方案时，应该力求选择那些受益与代价比例最高，即最能取得最佳效果的诊疗方案。"最佳"是一个相对概念，评价一种诊疗方案是否最佳可以从四个维度，即疗效、安全性、痛苦程度和经济性等进行考察。疗效最佳，要求医师应该选择已经发展成熟并被熟练掌握的诊疗方法，达到在当前医学水平下对特定患者来说最好的治疗结果，在某些情况下，稳定病情，甚至延缓病情进展都可以作为最佳疗效；安全无害，要求医师应该尽量选择那些对患者没有伤害作用的诊疗手段，体现了将诊疗方案可能的害处最小化的内涵，是有利原则对生命的敬畏；痛苦最小，要求医师尽可能降低诊疗手段给患者带来的疼痛、不适、不便等负面影响，体现了将可能的害处最小化的含义，是有利原则对患者的人道主义关爱；耗费最小，要求医师尽可能降低患者医疗费用，临床诊疗的道德要求医师慎重选用那些新药物和新技术，以免给患者造成经济负担。评价方案是多角度和多维度的，应该结合患者实际综合评价，单纯就某一个维度进行评估是片面的。

对有利原则的批评意见主要指四原则的体系设计无法避免各种文化传统之间存在的冲突，虽然这种体系本来就是为了避免这些冲突而设计的。有利原则的提出实际上是以假定医患双方作为社会成员处于同一文化环境为前提的，因此，他们对于何谓对患者有利有着一致的理解。但是随着全球化与经济一体化迅速发展，处于不同文化环境中的医患双方相遇并发生价值观念上的碰撞已经变得越来越常见。发生在美国的一个耶和华作证派教徒输血案例正是这种冲突的一个经典例证。1994 年，美国康涅狄格州的一位患者奈莉·维加，是一位耶和华作证派的信徒，在产后大出血面临死亡威胁的时候，仍然坚持自己的宗教信仰拒绝输血，在医生对其强制输血并拯救其生命之后，还将医院告上了法庭。

事实上，即使医患双方处于同一文化环境中，在完全符合原则体系设计前提的情况下，冲突也照样可以发生。这是因为有利原则过于笼统，在缺乏具体操作指南的情况下，人们对何谓有利的理解不一致。

上述分析表明，对医生来说，有利原则还只是方向性的价值指导，尚不能提供具体的行为指南。有利原则在临床医学行为中所指示的准确、有效、择优要求，亦需要在具体情境中，由医生结合患者的价值观念进行具体的权衡后进行行为抉择。在该过程中，医患之间的充分沟通与协商对于最佳诊疗方案的选择十分重要。

（二）无伤原则

无伤原则又叫不伤害原则。"无伤"是指不做伤害之事，是行动者在涉及他人利益的行动中不得造成他人利益的减损。"不做伤害之事"包括行动者从主观上不有意做减损利益之事和从客观上尽量避免减损利益的过失性行为。西方往往将拉丁语"primum nonnocere"直译为"首先不伤害"，即要求首先考虑到和最大限度地降低对患者或研究对象的伤害。医学的这种特殊性质也决定着应该不伤害患者或研究对象，最大限度地降低对患者或研究对象的伤害。在生物医学中，"伤害"主要包括疼痛和痛苦、残疾和死亡、精神上的伤害以及其他损害（如经济上的损失）。

无伤原则在临床上的应用体现在四个方面：①首先不伤害，要求医师在考虑有利于患者的诊疗措施之前，应该首先想到对患者的可能伤害。首先不伤害是对医师遵循"有利"原则和"无伤"原则的程序性要求，即要首先考虑诊疗措施可能给患者带来的伤害，并力求避免，然后考虑维护和增进患者的利益。《希波克拉底誓言》要求医师必须力戒由

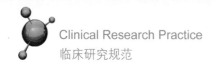

自己的主观造成的对患者的责任性伤害。②伤害最小化，指医师在诊疗行为中无法避免地对患者造成的伤害，应该设法将这种伤害降低至最小化。无伤原则的真正意义不在于消除所有医疗伤害，这是不现实的，医生遵守无伤原则需要努力降低对患者的伤害程度，是难以避免的伤害最小化。③受益与伤害权衡，是临床决策的重要要求，只有当受益大于伤害，并且这种伤害在可以接受的范围内，这种方案的实施才能得到伦理辩护。"无伤"的准确含义是行动者在涉及他人利益的行动中不得造成他人利益的减损。有研究者认为无伤原则是应用伦理学的核心原则，它提供了一种使自由平等的交往和合作能够进行的最为基本的伦理底线。④双重效应，一个行动可以引起有意的、直接的效应和无意的、间接的效应；如果不是有意的话，在某些条件下可以容忍一个行动带来的间接的坏效应。双重效应来自于中世纪西方天主教研究者的基督教神学伦理学，该理论可以用来对许多临床实践中可能对患者造成伤害的医学行为进行辩护。同时，该理论也引申出了"必要害"的概念，即为了达到某一有益的目标，而必须要承受的伤害，这种伤害是为了达到有益的目标而不得不付出的代价，因此是一种必要的伤害。

行为对利益的影响通常是多样化的。一种行为在增进某种利益的时候，可能会对另一种利益造成减损。当增进某种利益的行为会无可避免地造成另一种利益的减损时，无伤就不再具有绝对意义，而变成一种在利益权衡中对利益净余额的追求。如果利益净余额是正的，这种行为也仍然被看成是符合无伤原则的行为。无伤原则是一个古老的医学伦理传统。就现代医学伦理学的意义来说，无伤原则要求行动者维护患者现存利益的义务。医生应该尽力避免可预见的伤害，尽量将可预见但不可避免的伤害控制在最低限度。就此而言，"必要伤害"的概念只是一个对不可避免的伤害提供伦理可接受性的术语，而不能成为放任可预见但不可避免的伤害任意发生的道德托词。

虽然无伤原则并非是一个绝对原则，但是从本质上来讲，"伤害"毕竟是一个否定性概念，力求避免伤害是赢得患者对医生、医学信任的伦理底线，也是保持医学荣誉的医学道德最低要求，所以医生必须在医学伦理道德底线上，即"首先不伤害"的意义上遵循这一原则。

现代社会是一个价值观多元化的社会，注意到价值观体系和跨文化因素对理解无伤原则的影响是十分必要的。其中，医学作为一个重要的知识背景，会极大地影响患者和医生对"什么是伤害"产生不同理解。在医者看来十分有害的治疗，在患者看来很可能是有益和必要的，在医生看来十分有益的治疗，在患者看来则可能是有害和不必要的，这两种情况在临床上都不是罕见的。与古代医学家强调的不伤害原则相比，这种时代医学特征使得现代医学伦理学中的不伤害原则，内涵丰富、多元了很多，而遵循这种原则的操作难度也极大增加。

不伤害原则中的收益与伤害权衡是这种丰富内涵下衍生出的临床医学行为指导，其必要性体现在对身患绝症或者其他严重疾病患者的医学处理中，特别是体现在决定是否采用可能会引起死亡的临床措施时。这种权衡的价值必须总是指向患者本身而不是其他人，如患者的家人。此时，患者的生命质量对于确定医学行为的收益是什么具有决定性意义。例如，在患者生命质量极低而无可挽回的情况下，放弃治疗，即令患者死去而不再继续遭受疾病带来的极大痛苦也许能带来最大收益,虽然此时对患者的伤害也是很大的。

综上所述,无伤原则有着丰富的内涵,其对临床医学行为的指导是可以被细化的,在很多情况下,具体医学行为的选择不仅依赖于伦理原则,而且依赖于对行为情境的理解。因此,医患间的沟通与交流是非常重要的。

（三）尊重原则

"尊重"是指道德行为主体间的平等交往,不含有行动者自降身份的负面意义。尊重原则是医学人道主义的最基本要求之一,在医疗实践中,尊重原则是指尊重患者的人格尊严及其自主性,主要内容包括尊重患者的自主权、知情同意权、保密权和隐私权。

尊重原则要求医务人员:①尊重患者及其家属的人格与尊严。②尊重患者知情同意和选择的权利,而对于缺乏或丧失知情同意和选择能力的患者,应该尊重其家属或监护人的知情同意和选择的权利。在生命的危急时刻,家属或监护人不在场而又来不及赶到医院时,医务人员出于患者的利益和自身责任,可以行使家长权。③要履行帮助、劝导,甚至限制患者选择的责任。为了使患者知情同意和选择,医务人员要帮助患者,如提供正确、适量、适度的信息,并让患者能够理解,在此前提下让患者自由同意和选择,如果患者的选择不当,此时应劝导患者,不要采取听之任之、出问题自负的态度,若劝导无效仍应尊重患者或家属的自主权。出于各种各样的原因,患者的选择如果与他人、社会的利益发生矛盾,医务人员要协助患者进行调整,以履行对他人、社会的责任,同时使患者的损失降低到最低限度。如果患者的选择会对他人的健康和生命构成威胁,或对社会造成严重危害,医务人员对患者选择的限制是符合伦理的。

1.尊重自主权

有行为能力的人是有理性的人,涉及个人的问题,如健康、生命、结婚、生育、避孕方法的选择等由个人作出决定,个人对自己的行动负责。由于我国的社会文化特点,在许多情况下患者及其家庭联系密切,医疗决策往往通过医生、患者、家属之间的协商作出,而最后决策者往往是患者及其家属。另一方面,对于某些疾病,有关患者的治疗方案也往往与患者的配偶和家庭密切有关,这种协商更为重要。患者在诊疗中有独立的、自愿的决定权。医生应该保证患者自己做主、理性选择诊疗决策。尊重患者的自主权是对患者自主权利的尊重和维护。

患者的自主性不是绝对的,而是有条件的。患者自主性实现的前提条件包括:①它是建立在医护人员为患者提供适量、正确且患者能够理解的信息基础之上的,若对患者缺乏必要的信息公开,那么患者将难以实现其自主性。②患者必须具有一定的自主能力,对于丧失自主能力者或缺乏自主能力者,患者自主性是不适用的,其自主性由家属、监护人或代理人代替实现。③患者作出决定时情绪必须处于稳定状态,患者虽有自主能力,但若情绪处于过度紧张、恐惧或冲动状态,往往失去自制或难以作出自主性决定。④患者的自主性决定必须是经过深思熟虑并和家属商讨过的,也就是说,患者在作出决定时,必须知道医护问题的种种选择办法及它们的可能后果,并且对这些后果作出利弊评价,最后经权衡并和家属商讨后作出抉择。如果患者未经周密思考而轻率地作出决定,往往

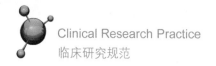
不能反映患者的真实自主性；或者不与家属商讨，有时也难以实现患者自主性。⑤患者自主性决定不会与他人、社会的利益发生严重冲突，也就是说，当患者的自主性会对他人、社会利益构成严重危害时，也要受到必要的限制。

2. 知情同意权

为了维护患者利益及尊重患者的自主权，在有关治疗方案上，医生有义务取得患者的知情同意。实行知情同意是医生与患者（有时包括患者家属）相互交流、协商，有时还包括医生耐心说服患者的过程。这个过程完成得好，能够维护患者的利益，尊重患者的自主权，同时也有利于医生履行他的责任，促进医患关系。

3. 保护隐私权

医护人员有更多的机会接触患者的隐私。隐私包括两方面：一方面是患者的身体，另一方面是有关患者的机密的信息。保护隐私也有两方面：其一，医生检查患者身体必须得到患者的同意，如果女患者不允许男医生检查身体，应该更换女医生去检查；同时，检查患者身体时不允许除检查必需的医务人员以外的其他人在场旁观，医生对他所知道的患者身体的情况应该保密。其二，患者有些机密信息，往往与性有关，在涉及这样一些个人隐私的问题上，医生也应该为患者保密。若不尊重隐私，泄漏患者身体或信息的秘密会伤害患者及其家庭，也会损害医患关系。

（四）公正原则

公正原则是指根据一个人的义务或应得而给予其公平、平等和恰当的对待。一个人所享有的权利与他所履行的义务相等，是社会公正的根本原则；一个人所行使的权利与他所履行的义务相等，是个人公正的根本原则；权利与义务相等是公正的根本原则。因此，公正原则体现了行动者平等分配权利与义务的义务。

公正可以分为形式公正和实质公正。形式公正指"同样的人应予以同样对待，不同的人应予以不同对待"（亚里士多德），其特点是缺乏内容。而实质公平则为分配提供了实质性根据，如按照需要、贡献、努力或者美德等来进行分配。所谓完全平等和比例平等的划分就是指形式公正。

卫生资源的分配关系到社会个体生存权和健康权的实现，因此受到伦理学家的重视。事实上，在关于公正的理论探讨中，伦理学家们从未达成一致意见。基于此种事实，在医疗卫生保健领域，有的伦理学家，如比彻姆和丘卓斯只好采取妥协的方式，在提出不同的保健政策时强调不同的理论，他们称之为"零碎的探究方式"。这也反映了一个重要问题，即一个国家无法完全满足所有人对医疗保健需求的期待。事实上，圆满的公正可能是无法实现的。

但是，人们仍努力在公正领域可以有所作为。人们总是可以对现有的医疗保健政策提出修改意见，使之不断接近理想的公正目标，从而不断改变受到不公正对待人群的机会与命运。对于我国来说，政府不断地完善医疗保障体制，增加对全体民众的医疗保障投入，就是在这一历程中迈出的前进步伐。

第二节 临床研究的伦理审查

一、伦理审查的相关概念

伦理审查委员会是由医学专业人员、法律专家及非医务人员组成的独立组织，其职责为核查临床试验方案及附件是否合乎道德，并为之提供公众保证，确保受试者的安全、健康和权益受到保护。伦理审查委员会的组成和一切活动不应受临床试验组织和实施者的干扰或影响。

知情同意指向受试者告知一项研究的各方面情况后，受试者自愿确认其同意参加该项临床研究的过程，须以签名和注明日期的知情同意书作为文件证明。

知情同意书是每位受试者表示自愿参加某一临床研究的文件证明。研究者需向受试者说明研究性质、目的、可能的受益和风险、可供选用的其他治疗方法，以及符合《赫尔辛基宣言》规定的受试者的权利和义务等，使受试者充分了解后表达其同意。

二、临床研究伦理审查依据——国内外规范

（一）《纽伦堡法典》（Nuremberg Code）

第二次世界大战期间，纳粹德国的纳粹分子借用科学试验和优生之名，对被囚禁在纳粹集中营的受害者进行了惨无人道的试验，如低温、绝育、高原反应等试验。第二次世界大战后，1946—1947年，国际军事法庭在德国的纽伦堡对参与试验的纳粹分子进行了审判。他们在集中营强迫犹太人、吉卜赛人、战俘接受过无数次的活体试验，最臭名昭著的冷冻试验指将受害者浸泡在冰水中或者脱光衣服置于雪地里，观察人能忍受的低温极限，记录人被活活冻死的过程。这些受害者中有80~90人被直接冻死，其余的被摧残为精神病患者或者被杀害。类似的试验至少有26种，如将人置于压力实验室，观察他们在高压下停止呼吸的过程，给人注射传染病病菌，评估新的抗菌药物的有效性等。这些犹太人、战俘及其他无辜者，被纳粹分子统称为"没有价值的生命"。纳粹分子强迫人感染鼠疫、炭疽或伤寒，对染上疾病的人进行活体解剖，收集其血液和新鲜组织器官进行研究。这些行为引发了很多重要的伦理和科学问题。纳粹德国战败后，这些为首分子被作为战犯交纽伦堡国际军事法庭进行审判，其中包括23名医学方面的战犯。同时，纽伦堡国际军事法庭还制定了人体试验的基本原则，作为国际上进行人体试验的行为规范，即《纽伦堡法典》，并于1946年公布。法典包括以下内容：①受试者必须绝对自愿同意；②研究目的是为了社会利益；③研究必须有可靠的理论基础，必须以动物实验取得的结果为依据；④研究必须避免给受试者造成肉体和精神上的痛苦和创伤；⑤不得进行预知可能造成严重伤害和死亡的研究；⑥研究的危险性不能超过研究预期可带来的获益；⑦研究开展前必须有适当的保护受试者的措施；⑧研究只能由具备相关资质的专业人士进行；⑨受试者可以随时停止参加研究；⑩当继续研究会对受试者造成创伤或死亡的时候，研究必须中止。

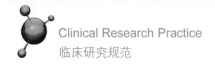
作为国际社会颁布的第一部规范人体试验的伦理依据，《纽伦堡法典》在科研伦理的发展史上具有里程碑式的意义，它第一次提出了受试者参加研究时必须是自愿并知情同意。法典中规范人体试验的基本原则，不仅为惩戒二战中纳粹分子惨无人道的人体试验暴行提供了基本的法律依据，同时也为规范医学科学研究提供了科学规制，为以后人体研究的开展和相关法规的制定奠定了基础。《纽伦堡法典》的精神最先被体现在 1948 年的联合国《世界人权宣言》中，被联合国最早的 51 个成员国接受。

（二）《世界医学大会赫尔辛基宣言》（Declaration of Helsinki）

《纽伦堡法典》有鲜明的战争背景，在实际研究工作中可操作性不强，发挥的作用也受到限制。20 世纪 50 年代，侵害受试者权益，导致受试者受到伤害的研究事件时有发生，并在社会上产生了强烈反响。有的研究者将癌细胞移植到精神紊乱的老年人身上来研究人体免疫反应；有的研究者给智力受限儿童喂食肺炎病毒，研究其病因并借此研究出一种疫苗；有的研究者让智力障碍儿童参与肝炎研究，接触活性肝炎病毒就可不用排队直接取得入学资格。最终研究者被告上法庭，被迫公开研究记录。1964 年，世界医学会在赫尔辛基通过并发表了《世界医学大会赫尔辛基宣言》（简称《赫尔辛基宣言》），第一次以国际医学组织伦理规则的形式明确了人体试验应遵守的伦理原则。该宣言制定了涉及人体对象医学研究的道德原则，包括引言、基本原则、与医疗结合的医学科学研究工作、以人作为受试者的无疗效性纯粹科研的生物医学研究工作等四部分，是包括以人作为受试对象的生物医学研究的伦理原则和限制条件，也是关于人体试验的第二个国际文件，比《纽伦堡法典》更加全面、具体和完善。《赫尔辛基宣言》包含应该限制使用安慰剂的内容，但其措词并不很明确，因此进行了多次的修改。《赫尔辛基宣言》与《纽伦堡法典》的差异主要体现在：第一，允许无行为能力人无法表达知情同意时可由其代理人代为同意参加研究；第二，对治疗性研究和非治疗性研究进行了区分；第三，首次提出伦理委员会对生物医学研究进行伦理审查。

《赫尔辛基宣言》提出，在研究开始前一定要对方案进行独立的伦理审查，以避免研究者在研究中存在可能影响其判断和决策的利益冲突，同时避免因过分追求社会效益而损害受试者利益的行为。《赫尔辛基宣言》是国际广泛认可和使用的极为重要的生物医学研究伦理准则，很多国家制定相关法律时也会参考这一宣言，它已成为规范人体试验和临床研究的主要依据，具有广泛且深远的影响。

（三）《贝尔蒙报告》（Belmont Report）

从 20 世纪 60 年代起，美国联邦政府对生物医学研究的投入不断增加。此时也正值美国人权运动兴盛之时，研究中的丑闻不断被暴露，人们重新认识到了伦理准则的重要意义，也促使保护受试者权益被社会广泛重视，并推动美国的人体试验研究伦理审查发生了结构性变革。最典型的事件是轰动一时的塔斯基吉（Tuskegee）梅毒试验。美国公共卫生署自 1932 年开始授权塔斯基吉研究所实施该试验，为了研究梅毒的自然病程，研究人员故意隐瞒事实真相，当 1940 年发现青霉素能有效治疗梅毒之后，研究方仍有意不对感染梅毒的受试者提供任何治疗。该试验持续 40 年之久，使大批受试者及其家属付出了健康乃至生命的代价，造成许多受试者及其家属无端遭受梅毒折磨，被称为"野蛮科学"。丑闻爆出后，1974 年美国成立了保护参加生物医药和行为研究受试者的国家委员会，它的主要任务是了解学习所有的有关人体试验的伦理准则，将其应用到实践工作中，以寻求将人类作为受试者的生物医学和行为研究的基本伦理原则，并且制定在从事这些研究时应遵循的准则。该委员会就以下四个方面进行了仔细思考：①常规医疗与生物医学研究的界限；②评估风险利益在判定人体试验合理性中的作用；③合理选择受试者；④不同研究领域中知情同意书的性质和定义。经过 4 年的努力，该委员会于 1979 年出台了伦理研究的经典文件——《贝尔蒙报告》，之所以被称为《贝尔蒙报告》，因为它是在贝尔蒙会议中心起草的。

《贝尔蒙报告》主要讨论了三个方面的问题。第一，《贝尔蒙报告》讨论了治疗与试验的界限，指出治疗的目的是单纯为了患者的利益，而试验是为了验证假设，促进知识的更新和发展。当然，有时治疗和试验是同时进行的，只要在一项活动中有试验性因素，就应当从保护受试者的角度出发进行伦理审查。第二，《贝尔蒙报告》总结了人体试验应该遵循的三项基本原则，即尊重人、有利和公正。第三，指出了实现以上三项基本原则的三个方法，即知情同意、风险收益评估和合理选择受试者。该报告就有关人体试验的整体政策和伦理标准提出了系统全面的意见，其提出的三大基本原则对医学研究的伦理审查具有非常重要的意义，是美国在人体试验伦理方面的进一步发展。

（四）《人体生物医学研究国际道德指南》（International Ethical Guidelines for Biomedical Research Involving Human Subjects）

《人体生物医学研究国际道德指南》（简称《指南》）是国际医学科学组织委员会（Council for International Organizations of Medical Sciences, CIOMS）联合世界卫生组织于 1982 年共同商定发表的，它对《赫尔辛基宣言》提供了一个详尽的解释，促进人体实验研究中伦理原则的正确运作，尤其指出了《赫尔辛基宣言》在知情同意方法上的局限性。《指南》于 1993 年和 2002 年作了两次修订，在此基础上发表了《伦理学与人体研究国际指南》和《人体研究国际伦理学指南》，其中特别肯定了人体实验研究可能为一些缺乏有效预防和治疗措施的疾病患者可能受益的唯一途径的事实，强调不应剥夺严重疾病，如艾滋病、恶性肿瘤等患者或危险人群可能通过参与人体试验受益的机会。这两份文件和《赫尔辛基宣言》一样已成为各个国家医学组织和个人所共同遵守的生物医学研究的伦理原则。

1982 年，《人体生物医学研究国际道德指南》第一次发布，目的在于创造一套适用于全球的，尤其是资源贫乏地区的生物医学研究的伦理原则。国际医学科学组织委员会（CIOMS）2016 年发表的《涉及人的健康相关研究国际伦理准则》（International Ethical Guidelines for Health-related Research Involving Humans）是继 1982 年、1993 年和 2002 年版《人体生物医学研究国际道德指南》后的又一新版本。它试图对 2002 年以来生物医学和健康领域的新发展、新问题进行回应并作出伦理指导和规范。作为一个指导健康相关研究的国际伦理指南，2016 年版 CIOMS 伦理指南比原有的伦理准则更突出强调了研究的科学价值和社会价值并重，关注资源贫乏地区的健康相关研究以及研究中的脆弱群体，对诸如脆弱性、社区参与研究、知情同意、伦理治理和利益冲突问题，作出了新的解读和阐

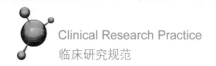
释。2016 年 CIOMS 发表的伦理指南在包容世界范围内的不同价值观念的同时，并不是刻意地迎合所有的文化，也没有以资源富裕地区的道德标准去俯视资源贫乏地区的研究。它在恪守基本伦理原则的同时，确保指南的实际指导意义，从而也使《涉及人的健康相关研究国际伦理准则》更具操作性、更适合文化的多样性。《涉及人的健康相关研究国际伦理准则》对全球健康相关的研究伦理产生了深远而广泛的影响。

（五）《世界卫生组织药物临床试验规范管理指南》

《世界卫生组织人体生物医学研究伦理指南》和《赫尔辛基宣言》作为世界范围内得到公认的医学研究的伦理学准则，受到广泛重视，但在各国范围内的具体实施却存在明显的差距。为在生物医学研究中建立全球通用的伦理标准，WHO 借鉴各国的药物临床试验管理指南，于 1993 年起草了《世界卫生组织药物临床试验规范管理指南》，指导没有适当的药物临床试验管理条规的国家使用，并希望其成为 WHO 成员国遵守的共同标准。该指南明确了伦理委员会的工作目的，即保障受试者的权益受到保护。伦理委员会的工作应该遵循《赫尔辛基宣言》，并受国内外相关法规和国际规章的约束；伦理委员会的运行应该按照公认的政策和程序进行。该指南对伦理委员会的具体运行进行了规定，包括委员会成员人数、资格、审查的内容，会议的次数，研究方案的审查和评估等，强调伦理委员会在发布试验开展的赞同意见之前，受试者绝不能进入试验。

各个国家或地区根据自身情况颁布的药物临床试验管理规范在具体操作细节上存在差异，即在一个国家顺利通过药品注册核查的数据，不一定被其他国家或地区接受。为此，1990 年人用药品注册技术管理国际协调会（The International Council for Harmonisation of Technical Requirements for Pharmaceuticals for Human Use, ICH）成立。ICH 致力于国际一体化标准的制定，避免不必要的重复验证。ICH 成立后，制定了很多指南，涉及质量、有效性、安全性、多学科等多个领域，其中与安全性相关的指南包含了 ICH 药品临床试验管理规范（Good Clinical Practice，GCP）文件。ICH GCP 在 1996 年 5 月颁布，并逐渐成为了国际认可的临床试验标准。2016 年 11 月，ICH GCP 进行了修订，也就是现在所参考的版本，已成为目前全球适用最广的临床研究管理规范。

（六）《药物临床试验质量管理规范》

为保证药物临床试验过程规范，结果科学可靠，保护受试者的权益并保障其安全，根据《中华人民共和国药品管理法》《中华人民共和国药品管理法实施条例》，参照国际公认原则，2003 年 6 月 4 日，国家食品药品监督管理局局务会审议通过《药物临床试验质量管理规范》（以下简称《规范》），要求所有以人为对象的研究必须符合《世界医学大会赫尔辛基宣言》，即公正、尊重人格、力求使受试者最大程度受益和尽可能避免伤害。随着我国药品研发的快速发展和药品审评审批制度改革的深化，《规范》中的一些内容已经不再适用，药物临床试验领域新概念的产生和新技术的应用，如基于风险的质量管理、电子数据等，尚未纳入《规范》中，而且药物临床试验数据核查中发现的比较集中的问题，如申办者、研究者、伦理委员会等各方的责任理解不清晰，试验操作不够规范，对于受试者的权益、安全保障不足，需要在《规范》中明确和细化要求。2017 年，国家药品监管部门加入 ICH 并成为管委会成员，遵循和实施相关指导原则，《规范》与 ICH GCP 指导原则在体例上存在较大差异，需要对《规范》做出相应的修改和增补，以适应药品监管工作的需要。2020 年 4 月，为深化药品审评审批制度改革，鼓励创新，进一步推动我国药物临床试验规范研究和提升质量，国家药品监督管理局会同国家卫生健康委员会组织修订了《药物临床试验质量管理规范》。修订版《规范》从原 9 000余字增加到 24 000 余字，从原 13 章 70 条调整为 9 章 83 条。修订版《规范》保留了总则、研究者、申办者、试验方案、附则 5 个章节；增加了术语及其定义、伦理委员会、研究者手册、必备文件管理 4 个章节；删除了临床试验前的准备与必要条件、受试者的权益保障、监查员的职责、记录与报告、数据管理与统计分析、试验用药品的管理、质量保证、多中心试验 8 个章节，将其章节涉及内容按照责任主体和试验环节调整到相应的章节；将《世界医学大会赫尔辛基宣言》作为总的原则性要求纳入"总则"中。"伦理委员会"作为单独章节，明确了其组成和运行、伦理审查、程序文件等要求。

（七）《涉及人的生物医学研究伦理审查办法》

从国内涉及人的生物医学研究的立法层面来看，最先是以药物临床试验的法规为主，主要有《药物临床试验质量管理规范》《药物临床试验伦理审查工作指导原则》等，随后出台了有关医疗器械的相关规定。对于那些非注册类的涉及人的生物医学研究而言，当时是没有相关法规可以参照的。为引导和规范我国涉及人的生物医学研究伦理审查工作，推动生物医学研究健康发展，更好地为人类解除病痛、增进健康服务，卫生部于2007 年 1 月组织制定了《涉及人的生物医学研究伦理审查办法（试行）》（以下简称《办法（试行）》），弥补了当时的不足。《办法（试行）》的出台对宣传、普及科研伦理原则，建立健全受试者保护机制，规范生物医学研究行为起到了积极、促进作用。随着生物医学研究的快速发展和伦理审查工作的逐步深入，《办法（试行）》作为规范性文件已无法满足临床试验管理的需要，迫切需要根据临床研究管理工作的要求，进一步明确各方职责，细化具体操作的流程，从而进一步明确法律责任，更好地保障受试者的合法权益。2016 年 9 月 30 日，经国家卫生和计划生育委员会主任会议讨论通过《涉及人的生物医学研究伦理审查办法》（以下简称《办法》），自 2016 年 12 月 1 日起施行。该办法从更广泛的涉及人的生物医学研究层面规范伦理审查工作，弥补了除了药物临床试验之外的生物医学研究领域伦理审查规定的不足。《办法》在内容方面进一步明确了医疗卫生伦理委员会的职责和任务，补充了伦理审查的原则、规程、标准和跟踪审查的相关内容，进一步阐述了知情同意的基本内容和操作规程，相较于《办法（试行）》增加了更多的细节内容和具体要求，进一步与国际接轨。

三、临床研究伦理审查内容

根据国家卫生健康委员会《涉及人的生物医学研究伦理审查办法》的规定，所有涉及人的生物医学研究在开展研究前均需通过伦理审查。经伦理委员会批准的研究项目需要修改研究方案时，研究项目负责人应当将修改后的研究方案再报伦理委员会审查；研究项目未获得伦理委员会审查批准的，不得开展项目研究工作。

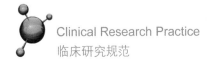

（一）涉及人的生物医学研究

涉及人的生物医学研究包括以下活动：①采用现代物理学、化学、生物学、中医药学和心理学等方法对人的生理、心理行为、病理现象、疾病病因和发病机制，以及疾病的预防、诊断、治疗和康复进行研究的活动；②医学新技术或者医疗新产品在人体上进行试验研究的活动；③采用流行病学、社会学、心理学等方法收集、记录、使用、报告或者储存有关人的样本、医疗记录、行为等科学研究资料的活动。

（二）伦理审查目的

伦理委员会对涉及人的生物医学研究进行审查，目的就是保护人的生命和健康，维护人的尊严，尊重和保护受试者的合法权益，规范涉及人的生物医学研究，保障研究结果的可信性，促进社会公正。

（三）伦理委员会重点审查内容

伦理委员会重点审查内容包括：①研究者的资格、经验、技术能力等是否符合试验要求；研究方案是否科学，并符合伦理原则的要求。中医药项目研究方案的审查，还应当考虑其传统实践经验。②受试者可能遭受的风险程度与研究预期的受益相比是否在合理范围之内。在医学研究中，绝大多数的干预措施是有风险的，只有当研究目的的重要性超出受试者承担的研究内在的风险时，研究才能得到伦理辩护。所有涉及人的生物医学研究在开展前，必须就研究可能带来的影响和获益进行谨慎评估，研究风险相对于预期获益而言应该是合理的，针对可能的风险要有医疗对策和风险预案。③知情同意书提供的有关信息是否完整易懂，获得知情同意的过程是否合规恰当。知情同意书是保障受试者利益的重要措施，要求内容信息完整且准确，要与研究方案、研究者手册等文件的信息一致。任何书面或口头的信息，不允许含有受试者或其代理人放弃其合法权益的语言，不能含有为研究者和研究机构免除其应负责任的语言。④是否有对受试者个人信息及相关资料的保密措施；数据报告时需要隐藏可识别受试者的身份信息，负责保存研究数据的机构和申办者的档案室应该制定安全保密措施。⑤受试者的纳入和排除标准是否恰当、公平，应该从试验的整个地理区域内的合格人群中招募受试者，除非出于科学的理由，否则不应该考虑种族、经济地位、性别等因素；是否向受试者明确告知其应当享有的权益，包括在研究过程中可以随时无理由退出且不受歧视的权利等；受试者参加研究的合理支出是否得到了合理补偿；受试者参加研究受到损害时，给予的治疗和赔偿是否合理、合法；应该根据研究的复杂程度、占用受试者的时间、预期的风险不适、参加研究的额外开支等情况评估补偿金额是否合理，补充金额不宜过大，否则有诱导受试者冒险参加研究的可能。⑥是否有具备资格或者经培训后的研究者负责获取知情同意，并随时接受有关安全问题的咨询；对受试者在研究中可能承受的风险是否有预防和应对措施；研究是否涉及利益冲突；研究是否存在社会舆论风险。⑦需要审查的其他重点内容。

（四）涉及人的生物医学研究伦理原则

涉及人的生物医学研究伦理原则包括：①知情同意原则：尊重和保障受试者是否参加研究的自主决定权，严格履行知情同意程序，防止使用欺骗、利诱、胁迫等手段使受试者同意参加研究，允许受试者在任何阶段无条件退出研究。②控制风险原则：将受试者人身安全、健康权益放在优先地位，其次才是科学和社会利益，研究风险与受益比例应当合理，力求使受试者尽可能避免伤害。③免费和补偿原则：应当公平、合理地选择受试者，对受试者参加研究不得收取任何费用，对于受试者在受试过程中支出的合理费用应当给予其适当补偿。④保护隐私原则：切实保护受试者的隐私，如实将受试者个人信息的储存、使用及保密措施情况告知受试者，未经授权不得将受试者个人信息向第三方透露。⑤依法赔偿原则：受试者受到损害时，应当得到及时、免费治疗，并依据法律法规及双方约定得到赔偿。⑥特殊保护原则：对儿童、孕妇、智力低下者、精神障碍患者等特殊人群，应当予以特别保护。涉及弱势群体的研究，只有在该研究是针对该人群的健康需要且是该人群优先关注的问题，且该研究在其他人员中无法开展的情况下，该研究的开展才能得到伦理辩护。

（五）伦理委员会批准研究项目的基本标准

伦理委员会批准研究项目的基本标准包括：①坚持生命伦理的社会价值；②研究方案科学；③公平选择受试者；④合理的风险与受益比例；⑤知情同意书规范；⑥尊重受试者权利；⑦遵守科研诚信规范。

第三节　临床研究的科研诚信

近年来，我国科技事业取得了长足发展，在学术期刊上发表的论文数量大幅增长，质量显著提升。在取得成绩的同时，也暴露出一些问题，如国内科技工作者在国际学术期刊发表的论文被撤稿的事件，这对我国科技界的国际声誉带来了恶劣影响。科研诚信是科技工作者的"生命"，在整个社会诚信体系中起着引领和导向作用。

一、科研诚信的概述

科学是建立在诚实和信任基础上的。科研数据一定要能够重复检验，重要的发现将受到验证。诚信的英文"integrity"具有完整、可靠甚至完美的意思。科学研究是获得有关这个世界的新知识的过程。科学研究以系统、严谨为主要特征，社会公众对科学的系统性和严谨性深信不疑，但科研人员确实会犯无心之错，不应该把这些错误混同为或者理解为不端行为。一些行为介于无心之过和造假之间，鉴别和处理它们相当困难。

美国学术诚信研究中心（Center for Academic Integrity, CAI）关于科研诚信的定义是，"即使在逆境中仍坚持诚实、信任、公正、尊重和责任这五项根本的价值观"。我国关于科研诚信概念的界定是，"科研诚信，也可称为科学诚信或学术诚信，指科研工作者要实事求是、不欺骗、不弄虚作假，还要恪守科学价值准则、科学精神以及科学活动的行为规范"。它以诚实守信的心理基础和如期履行契约的能力为表现，存在于科研项目立项、评审、研究过程及科技成果开发、转让等各个方面，是社会信用体系中的一个组成部分，属于一种特殊的科技领域职业信用。

美国公共卫生署规定，"不端行为"或"科研不端行为"是指伪造、篡改、剽窃或在研究的申请、执行或报告过程中严重偏离科学界公认的科研行为准则的行为，但不包

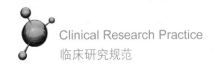
括无意的错误和在数据判断与解读中出现的正常差异。

对于科研失信相关概念的研究与界定，美国的研究早于其他国家。1981年3月，美国国会、众议院科学技术委员会下属的调查与监督分会就生物医学领域发生的科研不端行为召开听证会。1983年，美国公共卫生署颁布实施了首部应对科研欺骗行为的管理规定，这套政策实现了科研不端行为政策从无到有的突破，但整体政策过于宽泛，缺乏具体的可操作性。1989年，美国公共卫生署将科研不端行为定义为：在建议、进行或报告研究时发生的捏造、篡改、剽窃行为，或严重背离科学共同体公认规则的其他行为。此后，针对"科研不端行为"概念及外延的界定引起了学术界及外界的广泛讨论。直到2000年，美国国家科技政策办公室颁布了《关于科研不端行为的联邦政策》，将科研不端行为定义为，在计划、实施、评议研究或报道研究结果中伪造、篡改或剽窃的行为，由此结束了针对科研不端行为概念的争议。

我国政府管理部门与学术界对于科研失信相关概念的管理和研究起步较晚。1996年11月，中国科学院设立科学道德建设委员会，负责组织和领导学部的科学道德和学风建设工作，这应该是我国最早正式设立科研诚信管理部门的单位。随后，中国工程院（1997年8月）、国家自然科学基金委员会（1998年12月）、教育部（2006年5月）和科技部（2006年11月）先后成立了各自的科研诚信管理部门。而在科研诚信政策方面，自1999年多部委联合发布《关于科技工作者行为准则的若干意见》以来，各个部委从各自的角度陆续制定了一系列加强科研诚信建设的政策法规。在国家层面，2016年1月，国务院办公厅发布《关于优化学术环境的指导意见》，从科研管理环境、宏观政策环境、学术诚信环境等角度出发，提出了宏观指导意见及保障措施；2018年5月30日，中共中央办公厅、国务院办公厅联合印发了《关于进一步加强科研诚信建设的若干意见》，从完善管理工作机制、加强全流程管理及严肃查处违背科研诚信要求的行为等方面提出了指导意见，为进一步加强科研诚信建设、营造诚实守信的良好科研环境提供政策支撑。由此可见，尽管我国相关研究起步较晚，但政府管理部门已经给予了高度的关注。

在相关概念界定方面，与科研失信相关且有具体定义的词语包括不端行为、学术不端行为、科研不端行为、科学不端行为等。我国研究者收集了我国政府管理部门对相关概念的界定并做了比较，列举了科技部、教育部、国家自然科学基金委员会、中国科学院以及中国科协所提出的具有代表性的相关词语及其具体定义（表8-1）。

表8-1 国内相关部门科研不端相关词语比较

制定部门	制定政策	相关词语	定义
科技部	《国家科技计划实施中科研不端行为处理办法（试行）》（2006年）	科研不端行为	违反科学共同体公认的科研行为准则的行为
教育部	《高等学校哲学社会科学研究学术规范》（2004年）	学术不端行为	伪注、伪造、篡改文献和数据等，均是学术不端行为

续表

制定部门	制定政策	相关词语	定义
国家自然科学基金委	《国家自然科学基金委员会监督委员会对科学基金资助工作中不端行为的处理办法（试行）》（2005年）	不端行为	违背科学道德或违反科学基金管理规章的行为
中国科学院	《中国科学院关于加强科研行为规范建设的意见》（2007年）	科学不端行为	研究和学术领域内的各种编造、作假、剽窃和其他违背科学共同体公认道德的行为；滥用和骗取科研资源等科研活动过程中违背社会道德的行为
中国科学技术协会	《科技工作者科学道德规范（试行）》（2007年）	学术不端行为	在科学研究和学术活动中的各种造假、抄袭、剽窃和其他违背科学共同体惯例的行为

从其定义描述来看，科研失信相关词语多被界定为"违反科学共同体""违背科学道德""违背社会道德"等形式，而"抄袭、剽窃"等多为其表现形式。但由于各个部门工作管理的内容不同，导致不同部门在对概念的界定上也存在一定的差异。科技部的界定侧重于科研成果的科学性，教育部的界定注重成果的规范性，而国家自然科学基金委主要针对基金项目管理中的各类违规行为，如对于"不端行为"的定义中包括"违反科学基金管理规章的行为"。

二、科研失信行为及处理措施的案例分析

违背科研诚信要求的行为（以下简称科研失信行为），是指在科学研究及相关活动中发生的违反科学研究行为准则与规范的行为，包括抄袭、剽窃、侵占他人研究成果或项目申请书；编造研究过程，伪造、篡改研究数据、图表、结论、检测报告或用户使用报告；买卖、代写论文或项目申请书，虚构同行评议专家及评议意见；以故意提供虚假信息等弄虚作假的方式或采取贿赂、利益交换等不正当手段获得科研活动审批，获取科技计划项目（专项、基金等）、科研经费、奖励、荣誉、职务职称等；违反科研伦理规范；违反奖励、专利等研究成果署名及论文发表规范；其他科研失信行为。

科研失信行为的处理措施包括：科研诚信诚勉谈话；一定范围内或公开通报批评；暂停财政资助科研项目和科研活动，限期整改；终止或撤销财政资助的相关科研项目，按原渠道收回已拨付的资助经费、结余经费，撤销利用科研失信行为获得的相关学术奖励、荣誉称号、职务职称等，并收回奖金；一定期限直至永久取消申请或申报科技计划项目（专项、基金等）、科技奖励、科技人才称号和专业技术职务晋升等资格；取消已获得的院士等高层次专家称号，学会、协会、研究会等学术团体以及学术、学位委员会等学术工

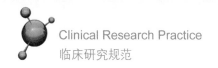

作机构的委员或成员资格；一定期限直至永久取消作为提名或推荐人、被提名或推荐人、评审专家等资格；一定期限减招、暂停招收研究生直至取消研究生导师资格；暂缓授予学位、不授予学位或撤销学位；其他处理。

案例 1：2016 年，某期刊审稿人 A 某收到编辑部发来的审稿文章，A 某将其作为审稿人评审的论文拒稿后，对该论文稍加修改另行投稿，后该文章在另一期刊发表。文章发表后 A 某被原文作者举报。经调查，A 某应对抄袭剽窃负全部责任。此外，A 某还将该论文列入其国家自然科学基金项目结题报告中，经国家自然科学基金委员会监督委员会审定，决定依照《国家自然科学基金条例》第三十五条第四项、《国家自然科学基金委员会监督委员会对科学基金工作中不端行为的处理办法（试行）》第十七条第四项的规定，撤销 A 某国家自然科学基金项目，追回已拨资金，取消 A 某国家自然科学基金项目申请资格 5 年。该作者所在单位给予 A 某取消因论文取得的专业技术职称，5 年内不得申报专业技术职称处分。

案例 2：2018 年，B 某申请国家自然科学基金项目，提出想要学习同课题组其他老师已中项目申请书。得到他人申请书后，B 某直接套用该申请书。经国家自然科学基金委员会监督委员会审定，B 某存在抄袭、剽窃他人国家自然科学基金项目申请书内容的问题，决定根据《国家自然科学基金项目科研不端行为调查处理办法》第四十条的规定，撤销 B 某该国家自然科学基金项目申请，取消 B 某国家自然科学基金项目申请和参与申请资格 3 年，给予 B 某通报批评。同时 B 某所在单位给予其相应处理。

案例 3：2019 年，第一作者 C 某想要发表文章，随后委托合作人员进行代写、代投。该被委托人员了解到有第三方公司可以完成，遂通过第三方公司完成论文代写代投并在第三方公司建议下虚构了第三作者，C 某还将该论文列入其国家自然科学基金项目进展报告中。经国家自然科学基金委员会监督委员会审定，根据《国家自然科学基金条例》第三十五条第四项，《科研诚信案件调查处理规则（试行）》第二条第三项、第三十三条，《国家自然科学基金委员会监督委员会对科学基金资助工作中不端行为的处理办法（试行）》第十七条第四项的规定，C 某对上述问题负全部责任。撤销 C 某国家自然科学基金项目，追回已拨基金，取消 C 某自然科学基金项目申请资格 5 年，给予 C 某通报批评。C 某所在单位根据相关管理办法给予相关处分。

三、科研活动各环节科研诚信的基本要求

科技工作者从事科研活动，应该求真务实、诚实守信，实事求是而负有责任地履行职责，应当秉持专业精神，严格执行相关的标准、规范和规定，应当做到公平和对他人的尊重，承认他人的成果和贡献，应严谨自律，对自己不熟悉的专业问题谨言慎行，并妥善处理科研活动中的利益冲突，恪尽职守，在科研活动中自觉承担对同行、研究对象和社会的责任。

（一）研究选题

选择科学研究内容，应当考虑研究的学术价值、社会影响和研究的创新性、可行性等因素。作为科研人员，选题应当注意选择已具备相关的研究基础，经过一定努力能够完成的内容；确定研究题目前应当经过充分的文献调研，使选题具有创新性，如果不是以验证为目的，应当避免重复别人已经进行的研究；如果选择的研究题目涉及人类受试者、实验动物或需要使用涉及生物安全和生命伦理等问题的特殊材料，需要寻求专门的审批许可。

（二）课题申请

科研人员申请研究经费时，应当坚持客观和正当的原则，不应当为了争取研究经费而不考虑研究者所能承受的最大工作负荷，要对公共经费和科研资助机构负责；应当保证申请材料中所有内容真实、准确，并明确区分自己的和他人的工作，不得伪造、篡改实验数据，虚构、夸大已有成果或占有、剽窃他人的研究成果；未经本人明确表示同意，不得将他人列为课题组成员或代其在申请材料上签名；应当合理地提出经费预算，不应当将已完成研究工作的费用开支列入预算；在研究经费的申请、评议和公示期间，不得为了获得资助而拉拢、贿赂、威胁评审人员或项目管理人员。

（三）研究资源配置

在研究工作中应当投入必要的资源，不得将资源挪作他用，或用于被禁止的或不安全的研究。科研人员应当确保从事研究工作所需要的时间足够，避免因时间不足而影响研究工作质量。如需要将大量时间用于单位外的工作，应当事先取得工作单位的同意；不应当拒绝或阻挠符合有关规定的人员使用相关实验仪器、设备、材料和药品或共享数据；不得指派或要求、劝说他人到没有通过安全等级验收的实验室工作。

（四）数据的收集与使用

科研人员应当努力使收集到的数据有意义。应当选择适当的数据收集方法，遵守实验室操作规程和数据采集规范，采用正确的统计分析方法和手段；应当保证数据的原始性、真实性和完整性，应当在有连续页码的实验或调查记录本上记录研究过程和相关数据，不得涂改数据或撕掉记录本中的任何一页。严禁编造、改动原始数据，或有选择地记录数据以获得特定的结果；使用他人未正式发表的数据，必须事先征得数据所有者的同意，并说明数据来源；如果在研究中需要收集人类受试者的可辨别的私人信息，包括声音、图像数据等，应当事先征得相关人员或其监护人的知情同意，如果是在公共场所通过自然观察收集信息，而且不能预知使用相关记录会暴露受试者个人身份或对其造成伤害，则可以例外；在收集和使用个人信息、专有信息和受版权保护的信息时，应当取得必要的授权或许可；使用涉及个人隐私的数据，必须获得受试者或其监护人的知情同意，未经同意不能将数据用于约定用途之外的其他目的，或把数据转交、透露给其他机构或人员；在使用数据、图像时，应当使其能够清晰、完整、准确地反映实物资源和研究过程的实际，符合描述规范，并使审稿人或其他科研人员能够检验其真实性；在处理图像时，如果对整个图像进行亮度、对比度或色彩平衡的校正，且不会模糊、消除或歪曲原始图像所展示的所有信息，通常可以接受，但不应当为了强调或掩盖图像的某些部分而对其

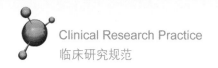

进行欺骗性的或不当的处理，包括添加、移除或移动对象，去除或模糊背景等（关于图像处理方法的具体要求，可参考不同学科或学术出版单位的规范，在投稿时，应当注明对图像进行过电子处理的部分）；如果从研究数据中发现存在对公众健康、公共卫生或社会秩序构成严重影响或威胁的情况，应当按规定程序报告有关部门，项目负责人应当对数据收集过程进行适当的检察监督，对收集到的数据进行必要的验证。

（五）数据的保存与共享

科学数据应当在科学共同体内广泛共享，同时，应当保护知识产权、专有权和个人隐私权，防止泄露应予保密的数据。科研人员应当保存所有实验或调查数据（包括未发表的数据）的记录，在不违反保密规定的原则下，所有的研究数据应当对合作者和监督机构开放；应适当整理、保存所获得的数据并进行必要的备份、归档，防止数据的损毁、灭失或被篡改，对于涉及个人隐私的数据或其他应予保密的数据，应当采取特别的保存措施；了解并遵守所在机构关于实验数据和材料所有权的规定，未经许可不得擅自将实验记录本或其他材料带离实验室；遵守各学科领域关于科学数据保存期限的规定，一般科学实验记录应当至少保存 5~7 年，但有些学科有特殊的规定；一些关键记录须永久保存；项目负责人应当对数据保存工作进行监督，保证所有的记录和原始数据得到长期保存，并使数据在科学共同体内部得到适当的共享。

（六）科研伦理与研究对象安全问题

进行涉及人的科学研究时，必须尊重人的尊严和权利；对于具有潜在风险的研究，应当保持警惕，并严格遵守相关的限制性规定。科研人员进行涉及人的研究时，必须保证这样的研究是必需的、无可替代的，要按有关规定获得机构伦理委员会的审查批准，并严格按照批准的研究计划开展研究工作；进行涉及人的研究时，必须由了解相关法律法规和规章制度、具有相关资质的人员操作，参与研究的学生必须在具有相关资质人员的监督下工作；进行涉及人的研究时，应当获得受试者对下列事项的书面知情同意材料，即获取、处理、分析和使用试验数据的范围和方法；不泄露受试者的个人隐私，不将试验资料用于协议规定范围之外的任何目的和用途；在研究过程中，受试者有权随时中止或放弃参加试验；进行涉及人的医学研究时，不得采取强迫或欺骗手段使受试者参与，在招募受试者时，不能有意或无意地对其进行诱导或误导（包括强调或暗示试验药品或治疗方法优于或类似于目前使用的药品或治疗方法，可以治愈疾病；强调或暗示受试者将接受新型治疗，使用新型药品，获得免费医疗或得到费用补助；强调或暗示试验的学术权威性，使用具有诱导性广告文字、图表、数据、图片或符号等吸引潜在的受试者参与）；进行涉及人的研究时，只能选择符合相关要求的受试者，并严格履行与参与者之间的协议或约定，不能以任何方式让学生、下属科研人员或其他工作人员成为受试者；在涉及人的研究中，应当避免对研究对象造成任何不必要的精神或肉体上的痛苦与伤害，如果在试验开始前有理由确信会发生死亡或伤残等伤害，则不应当进行试验；如果在试验过程中有迹象表明可能会导致这样的伤害，则必须立即中止试验。

（七）文献引用

科研人员在论文或专著中，应当明确区分自己的和他人的研究成果，在引用他人的观点或研究成果时，应当力求准确，并列入文后的引用文献或参考文献。科研人员对于为自己研究中的重要事实陈述或假说提供支持、为论文中引用的他人的工作提供文字依据，以及说明自己所参考的文献和资源等情况，应当按照本学科通用的标准或规范，以注释、引用文献、参考文献等方式予以体现；不应当在参考文献中列入没有参考、引用过，或与本研究不相关的文献（无效引用或不相关引用）；应当尽可能使用直接引用，如果无法接触到原始文献，或原始文献使用的是自己不懂的语言，应当注明系转引并给出出处；不应当故意忽略、隐匿他人已发表的重要文献或对自己的研究结论不利的证据，不在引用他人文献时有意歪曲或贬低他人的学术观点或研究发现；引用他人未公开发表的新思想、新观点，包括在非正式交流中获得的资料时，应征得相关人员的同意，并给予引注或说明；对于并非众所周知的原理、理论，引用时应当注明出处，引用教科书、工具书中的资料也应当作出明确的说明。不应当以盲目增加文献被引率等为目的，进行不适当的自我引用或与他人约定的相互引用。

（八）成果署名

只有符合作者或成果完成人身份要求者享有署名权，应当避免不该署名者署名，或该署名者没有署名等情况。任何人不应当在其未参与实际研究工作的成果上署名。署名者应当是对概念构想、研究设计、数据获取、数据分析和解释等做出了实质性贡献，或起草、修改了手稿中的重要内容，并能够对研究结果负责的人，提供研究经费、实验室条件、样本、标本或难以公开获得的资料的人员，或仅提供了一般性管理、语言翻译和文字润色等辅助性劳动的人员，不应当署名为作者或成果完成人；所有作者或成果完成人均应事先审阅并同意发表任何有其署名的成果，并对其中自己所完成或参与的部分工作负责；合作研究产生的作品或成果的署名顺序，一般应当由所有作者或成果完成人共同决定，通常应当按各自对成果所做贡献大小排序，也可以按照学科的署名惯例或合作者之间的约定安排署名；对于不具有在成果上署名的资格，但对研究工作有所贡献或帮助的个人或组织，应当在发表物中说明他们的贡献和帮助并致谢；不应当以增加自己发表作品、参与项目或获得奖励的数量为目的，与导师、同事、同学、学生等在各自所完成的作品或成果上互相署名；在发表或公布成果时，不得冒署他人姓名，即为了提高作品或成果的发表、出版、获奖机会等目的，擅自将他人列为作者或成果完成人。对于在研究中做出符合作者或成果完成人身份要求的贡献者，除本人要求或保密需要外，不能以任何理由剥夺其署名权，其中丧失行为能力者或去世者，仍然应当被署名为作者。

（九）投稿与发表

作者应当负责任地发表其研究成果，学术出版单位应当制定并遵守发表或出版过程中科研诚信相关的规范，编辑和审稿人应当严格执行相应的规范。研究成果应当首先经过同行评议的程序发表，或在科学共同体内进行其他形式的交流。不应当为了追求研究发现的优先权或轰动效应，直接向新闻媒体或公众发布研究成果；应当尊重学术期刊的首发权，在投稿后和正式发表前，应当对稿件内容保密；不应当将报告研究成果的同一篇手稿，或基于同样数据资料而只有微小差别的手稿同时投寄给2个或2个以上的出版单位（一稿多投）；只有在收到前一次投稿的出版单位的拒稿通知或已超过其规定的审

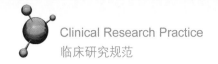

稿期限后，才可以转投其他出版单位；如果欲将一份已投出的手稿转投另一个出版单位，必须向原接受投稿的出版单位正式申请撤回手稿，并在得到确认通知后才可以转投，如果该手稿由多个作者共同完成，在决定转投前必所有作者须达成一致。一般不应该把已发表的作品再次投稿发表，或将多篇作品各取一部分拼凑出"新手稿"后再次投稿发表（重复发表）。如果约定再次发表或以另一种语言发表同一份手稿，须事先得到有关出版单位的明确许可，并遵守其相关规定。

第四节　临床研究的人类遗传资源管理

一、人类遗传资源相关概述

人类遗传资源包括人类遗传资源材料和人类遗传资源信息。人类遗传资源材料是指含有人体基因组、基因等遗传物质的器官、组织、细胞等遗传材料。人类遗传资源信息是指利用人类遗传资源材料产生的数据等信息资料，信息类型包括：①临床数据，如人口学信息、一般实验室检查信息等；②影像数据，如 B 超、CT、PET-CT、磁共振、X 射线等；③生物标志物数据，如诊断性生物标志物、监测性生物标志物、药效学或反应生物标志物、预测性生物标志物、预后生物标志物、安全性生物标志物、易感性或风险生物标志物；④基因数据，如全基因组测序、外显子组测序、目标区域测序、人线粒体测序、全基因组甲基化测序、lnc RNA 测序、转录组测序、单细胞转录组测序、small RNA 测序等；⑤蛋白质数据；⑥代谢数据。为临床诊疗、采供血服务、查处违法犯罪、兴奋剂检测和殡葬等活动需要，采集、保藏器官、组织、细胞等人体物质及开展相关活动，依照相关法律、行政法规规定执行，不在人类遗传资源管理条例范围内。

据文献报道，全世界已经有超过 6 500 种人类遗传疾病被发现，并且每年以平均 100 种的发现速度递增，影响人类健康的许多疾病已被证明与遗传存在相关性。因此，人类遗传资源在探究人类疾病发生、控制以及转归方面具有极高的研究意义与巨大的经济价值，已然成为重要的国家战略资源。人类遗传资源作为研究、开发人类疾病防治手段和技术的宝贵资料，具有稀少性、一次性和不可再生性的特点。然而，人类遗传资源的科学管理和合理使用对于政策决策者、科研管理人员乃至科研人员尚属全球性新课题。我国是多民族的人口大国，具有独特的人类遗传资源优势，拥有丰富的特色健康长寿人群、特殊生态环境人群（如高原地区）、地理隔离人群（如海岛人群）以及疾病核心家系等遗传资源，为发展生命科学和相关产业提供了得天独厚的条件。我国历来高度重视人类遗传资源的保护和利用工作，1998 年国务院办公厅转发科技部、卫生部联合制定的《人类遗传资源管理暂行办法》（以下简称《暂行办法》），对有效保护和合理利用我国人类遗传资源发挥了积极作用。但是，随着形势的发展，我国人类遗传资源管理出现了一些新的情况和问题：人类遗传资源非法外流不断发生；人类遗传资源的利用不够规范，缺乏统筹；利用我国人类遗传资源开展国际合作科学研究的有关制度不够完善；《暂行办法》也存在对利用人类遗传资源的规范不够，法律责任不够完备，监管措施需要进一步完善等问题。为解决实践中出现的突出问题，促进我国人类遗传资源的有效保护和合理利用，有必要在总结《暂行办法》施行经验的基础上制定《中华人民共和国人类遗传资源管理条例》。2016 年 1 月，科技部向国务院报送了《中华人民共和国人类遗传资源管理条例（送审稿）》。原国务院法制办收到送审稿后，先后两次征求有关部门、地方政府、科研机构、相关企业和专家的意见，并向社会公开征求意见；通过地方调研，组织专题专家研讨会，会同科技部对送审稿进行了反复研究修改，形成了《中华人民共和国人类遗传资源管理条例（草案）》。"基因编辑婴儿"事件发生后，司法部会同科技部又根据最新形势变化，对草案作了进一步修改完善。2019 年 5 月 28 日，李克强总理签署国务院令，正式公布《中华人民共和国人类遗传资源管理条例》（以下简称《条例》）。《条例》重在保护我国人类遗传资源，促进人类遗传资源的合理利用，从源头上防止非法获取、利用人类遗传资源开展生物技术研究开发活动。

《条例》规定，国家开展人类遗传资源调查，对重要遗传家系和特定地区人类遗传资源实行申报登记制度。若外国组织、个人及其设立或者实际控制的机构需要利用我国人类遗传资源开展科学研究活动，应采取与中方单位合作的方式进行。将人类遗传资源信息对外提供或者开放使用的，应当备案并提交信息备份；若可能影响我国公众健康、国家安全和社会公共利益的，应当通过安全审查。《条例》规定，国家支持合理利用人类遗传资源开展科学研究，发展生物医药产业，提高诊疗技术，提高我国生物安全保障能力，提升人民健康保障水平；有关部门要统筹规划，合理布局，加强创新体系建设，促进生物科技和产业创新，协调发展；对利用人类遗传资源开展研究开发活动以及成果的产业化依照法律、行政法规和国家有关规定予以支持。《条例》规定，采集、保藏、利用、对外提供我国人类遗传资源，不得危害我国公众健康、国家安全和社会公共利益，应当符合伦理原则，保护资源提供者的合法权益，遵守相应的技术规范。开展生物技术研究开发活动或者临床试验，应当遵守有关生物技术研究、临床应用管理法律、行政法规和国家有关规定。《条例》对采集、保藏我国人类遗传资源、利用我国人类遗传资源开展国际合作科学研究等审批事项，明确了审批条件，完善了审批程序。《条例》要求，科学技术行政部门应当在方便申请人利用互联网办理审批、备案事项等方面优化和改进服务，加强对采集、保藏、利用、对外提供人类遗传资源活动各环节的监督检查；同时完善了相关法律责任，加大了处罚力度。2020 年 12 月 26 日通过的《中华人民共和国刑法修正案（十一）》，于 2021 年 3 月 1 日起开始实施。刑法修正案明确规定，违反国家有关规定，非法采集我国人类遗传资源或者非法运送、邮寄、携带我国人类遗传资源出境，危害公众健康或者社会公共利益，情节严重者，将处三年以下有期徒刑、拘役或者管制，并处或者单处罚金，情节特别严重的，处三年以上七年以下有期徒刑，并处罚金。

二、违反人类遗传资源管理规定的案例

国家支持合理利用人类遗传资源开展科学研究，发展生物医药产业，提高诊疗技术，提高我国生物安全保障能力，提升人民健康保障水平。外国组织、个人及其设立或者实

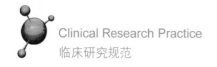

际控制的机构不得在我国境内采集、保藏我国人类遗传资源，不得向境外提供我国人类遗传资源。采集、保藏、利用、对外提供我国人类遗传资源不得危害我国公众健康、国家安全和社会公共利益。

利用我国人类遗传资源开展国际合作科学研究，应当符合下列条件，并由合作双方共同提出申请，经国务院科学技术行政部门批准：①对我国公众健康、国家安全和社会公共利益没有危害；②合作双方为具有法人资格的中方单位、外方单位，并具有开展相关工作的基础和能力；③合作研究目的和内容明确、合法、期限合理；④合作研究方案合理；⑤拟使用的人类遗传资源来源合法，种类、数量与研究内容相符；⑥通过合作双方各自所在国（地区）的伦理审查；⑦研究成果归属明确，有合理明确的利益分配方案。

为获得相关药品和医疗器械在我国上市许可，在临床机构利用我国人类遗传资源开展国际合作临床试验，不涉及人类遗传资源材料出境的不需要审批。但是，合作双方在开展临床试验前应当将拟使用的人类遗传资源种类、数量及其用途向国务院科学技术行政部门备案。国务院科学技术行政部门和省、自治区、直辖市人民政府科学技术行政部门加强对备案事项的监管。

案例1：某公司与某国外大型药企合作，未通过国家人类遗传资源行政许可审批，擅自接收外资药企大量血样，并进行保藏。

案例2：某大型外资药企将已获批项目的剩余样本转运至另外的第三方公司，开展超出审批范围的科研活动。

案例3：某医院与某国企联合某国外大学合作，该企业未经许可将我国人类遗传资源信息从网上传递出境。

案例4：某公司负责人类遗传资源行政许可的业务人员，伪造公章和法人签字，向中国人类遗传资源管理办公室提供虚假材料，违规获得人类遗传资源国际合作行政审批。

上述行为违反了《人类遗传资源管理管理条例》："采集我国重要遗传家系、特定地区人类遗传资源或者采集国务院科学技术行政部门规定种类、数量的人类遗传资源的，应当符合下列条件，并经国务院科学技术行政部门批准：①具有法人资格；②采集目的明确、合法；③采集方案合理；④通过伦理审查；⑤具有负责人类遗传资源管理的部门和管理制度；⑥具有与采集活动相适应的场所、设施、设备和人员"以及第十四条"保藏我国人类遗传资源，为科学研究提供基础平台的，应当符合下列条件，并经国务院科学技术行政部门批准：①具有法人资格；②保藏目的明确、合法；③保藏方案合理；④拟保藏的人类遗传资源来源合法；⑤通过伦理审查；⑥具有负责人类遗传资源管理的部门和保藏管理制度；⑦具有符合国家人类遗传资源保藏技术规范和要求的场所、设施、设备和人员"。根据国家相关规定，若未经批准，利用我国人类遗传资源开展国际合作科学研究，或未通过安全审查，将可能影响我国公众健康，国家安全和社会公共利益的人类遗传资源信息向外国组织、个人及其设立或者实际控制的机构提供或者开放使

用，对责任单位进行警告，没收并销毁违规利用的人类遗传资源材料。

三、常用人类遗传资源行政许可事项

为有效保护和合理利用我国人类遗传资源，维护公众健康、国家安全和社会公共利益，依据《中华人民共和国人类遗传资源管理条例》，主要是中国人类遗传资源管理办公室通过行政许可的方式进行人类遗传资源的管理。申请人类遗传资源行政审批需遵循此流程，目前主要事项包括"4+2+1"，即4审批、2备案、1登记。4审批主要包括采集、保藏、国际合作研究、材料出境行政审批；2备案是指国际合作临床试验备案、信息对外提供和开放使用备案；1登记主要是重要遗传家系和特定地区人类遗传资源登记。

（一）采集审批

本许可适用于在中国境内从事的中国人类遗传资源采集活动，包括重要遗传家系、特定地区人类遗传资源和国务院科学技术行政部门规定种类、数量的人类遗传资源的采集活动的规范和管理。人类遗传资源包括人类遗传资源材料和人类遗传资源信息。

重要遗传家系是指患有遗传性疾病或具有遗传性特殊体质或生理特征的有血缘关系的群体，患病家系或具有五人以上遗传性特殊体质或生理特征成员，涉及三代。特定地区人类遗传资源指在隔离或特殊环境下长期生活，并具有特殊体质特征或在生理特征方面有适应性性状发生的人群遗传资源。特定地区不以是否为少数民族聚居区为划分依据。国务院科学技术行政部门规定的种类是指罕见病、具有显著性差异的特殊体质或生理特征的人群；规定数量是指累积500人以上。以临床诊疗、采供血服务、查处违法犯罪、兴奋剂检测和殡葬等活动需要，对人类遗传资源进行的采集，按照国家相关法律法规管理，不在本许可的适用范围内。

办事条件：①申请人条件：具有法人资格的中方单位。②审批条件：申请开展中国人类遗传资源采集活动的单位应具备或符合如下条件：具有法人资格；采集目的明确、合法；采集方案合理；通过伦理审查，具有负责人类遗传资源管理的部门和管理制度；具有与采集活动相适应的场所、设施、设备和人员。

（二）保藏审批

本许可适用于对在中国境内从事中国人类遗传资源保藏活动、为科学研究提供基础平台的事项的规范和管理。保藏是指将来源合法的人类遗传资源保存在适宜环境条件下，保证其质量和安全，用于未来科学研究的行为，不包括实验室检测后按照法律、法规要求或临床研究方案约定的临时存储行为。为临床诊疗、采供血服务、查处违法犯罪、兴奋剂检测和殡葬等活动需要，对人类遗传资源进行的保藏，按照国家相关法律法规管理，不在本许可的适用范围内。

办事条件：①申请人条件：具有法人资格的中方单位。②审批条件：申请开展中国人类遗传资源保藏活动的单位应具备或符合如下条件：具有法人资格；保藏目的明确、合法；保藏方案合理；拟保藏的人类遗传资源来源合法，通过伦理审查，具有负责人类遗传资源管理的部门和保藏管理制度；具有符合国家人类遗传资源保藏技术规范和要求的场所、设施、设备和人员。

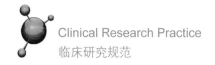
（三）国际合作科学研究行政审批

本许可适用于对利用中国人类遗传资源开展国际合作科学研究的规范和管理。为临床诊疗、采供血服务、查处违法犯罪、兴奋剂检测和殡葬等活动需要，利用中国人类遗传资源开展国际合作活动，依照相关法律、行政法规规定执行，不在本许可的适用范围内。

办事条件：①申请人条件：具有法人资格的中方单位（港澳台组织及港澳台组织、个人设立或者实际控制的机构参照外方单位进行管理）、外方单位。②审批条件：申请利用中国人类遗传资源开展国际合作科学研究应具备或符合如下条件：对中国公众健康、国家安全和社会公共利益没有危害；合作双方具有开展相关工作的基础和能力；合作研究目的和内容明确、合法，期限合理；合作研究方案合理；拟使用的人类遗传资源来源合法，种类、数量与研究内容相符；通过合作双方各自所在国（地区）的伦理审查；研究成果归属明确，有合理明确的利益分配方案。

申请利用中国人类遗传资源开展国际合作科学研究，应当由中国境内依法成立的法人单位办理报批手续。若同一国际合作科学研究，涉及两个以上中国境内法人单位，应当合并办理报批手续，不得拆分报批。利用中国人类遗传资源开展国际合作，双方均应通过各自所在国（地区）的伦理审查。对于开展多中心临床试验的，医疗机构（组长单位）通过伦理审查即可办理报批手续；参与医疗机构在组长单位取得行政许可后，将本单位伦理审查认可或同意的批件及本单位签字盖章的承诺书提交至科学技术部，即可开展国际合作临床试验。对于已获得许可利用中国人类遗传资源开展国际合作涉及变更的，获得变更审批决定前可按照原获批事项开展研究，变更的事项在获得同意变更审批决定后方可开展。利用中国人类遗传资源开展国际合作科学研究，确需将中国人类遗传资源材料运送、邮寄、携带出境的，应符合《中华人民共和国人类遗传资源管理条例》第二十七条规定的条件，并可以在国际合作科学研究申请中列明出境计划，一并提出申请。

（四）材料出境审批

本许可适用于对利用中国人类遗传资源开展国际合作科学研究，或者因其他特殊情况确需将中国人类遗传资源材料运送、邮寄、携带出境的规范和管理。为临床诊疗、采供血服务、查处违法犯罪、兴奋剂检测和殡葬等活动需要，对外提供人类遗传资源材料，依照国家相关法律法规管理，不在本许可的适用范围内。

办事条件：①申请人条件：具有法人资格的中方单位。②审批条件：申请将中国人类遗传资源材料运送、邮寄、携带出境应具备或符合如下条件：对我国公众健康、国家安全和社会公共利益没有危害，具有法人资格，有明确的境外合作方和合理的出境用途，人类遗传资源材料采集合法或者来自合法的保藏机构，通过伦理审查。

（五）国际合作临床试验备案

国际合作临床试验备案适用于为获得相关药品和医疗器械在我国的上市许可，在临床机构利用我国人类遗传资源开展国际合作临床试验、不涉及人类遗传资源材料出境。

临床机构利用我国人类遗传资源开展国际合作临床试验包括：①所涉及的人类遗传资源仅在临床机构内采集、检测、分析和剩余样本处理等；②所涉及的人类遗传资源在临床机构内采集，由临床机构委托的单位进行检测、分析和剩余样本处理等。临床机构应与其委托的单位签署正式协议,明确委托检测和分析的人类遗传资源材料的种类、数量、检测内容、转运方式、剩余样本和数据信息处理方式等,并对其委托的活动负责。

备案程序:①登录网上平台(网址:https://grants.most.gov.cn)在线提交备案材料;②备案材料提交成功,获得备案号后,即可开展国际合作临床试验。备案手续应由中国境内依法成立的法人单位办理,涉及多中心临床试验的,应当合并办理备案手续,不得拆分备案。涉及多中心临床试验的,医疗机构组长单位通过伦理审查即可办理备案手续。参与医疗机构在组长单位获得备案号后,将本单位伦理审查认可或同意的批件及本单位签字盖章的承诺书上传至网上平台,即可开展国际合作临床试验。③科技部将申请人获得的备案情况向社会公布。④临床试验过程中,需要对合作方、研究目的、研究内容、研究方案、合作期限等进行变更的,合作方应当及时终止备案记录、上传总结报告,并根据重大事项变更情况进行重新备案。合作方在获得新的备案号后,即可开展国际合作临床试验。研究方案变化不涉及人类遗传资源种类、数量、用途变化的或仅涉及合作期限变化的,不需要重新备案,但需在网上平台上传变更说明。⑤国际合作临床试验备案后,若科技部发现违反《条例》第二十二条相关规定的行为,可以暂停其临床试验,并有权要求其按照《条例》第二十二条的相关规定进行整改并重新备案。

(六)信息对外提供或开放使用备案

信息对外提供或开放使用备案适用于将人类遗传资源信息向外国组织、个人及其设立或者实际控制的机构提供或开放使用,申请单位应为中方单位。

办理流程:①申请人登录网上平台(网址:https://202.108.211.75)提交信息备份,并确定备份成功,获得信息备份号。②信息备份成功后,申请人可登录网上平台(网址:https://grants.most.gov.cn)在线提交备案材料,获得备案号。③申请人获得备案号,即可将人类遗传资源信息向外国组织、个人及其设立或者实际控制的机构提供或开放使用。

※ 拓展阅读 ※

科技伦理是开展科技活动需要遵循的价值理念和行为规范,是促进科技事业健康发展的重要保障。当前,我国科技创新快速发展,面临的科技伦理挑战日益增多,但科技伦理治理仍存在体制机制不健全、制度不完善、领域发展不均衡等问题,已难以适应科技创新发展的现实需要。为进一步完善科技伦理体系,提升科技伦理治理能力,有效防控科技伦理风险,不断推动科技向善、造福人类,实现高水平科技自立自强,我国提出加强科技伦理治理意见。

我国对科技伦理问题的关切由来已久,早在2019年国务院政府工作报告中就指出,要"加强科研伦理和学风建设"。同年5月,科技部监督司党支部组织开展了科技伦理专题学习活动,主要内容即为"研究伦理学、人类基因编辑伦理学"。7月,《国家科技伦理委员会组建方案》在中央全面深化改革委员会第九次会议上审议通过,会议指出:科技伦理是科技活动必须遵守的价值准则。组建国家科技伦理委员会,目的就是加强统筹规范和指导协调，推动构建覆盖全面、导向明确、规范有序、协调一致的科技伦理治理体系。要抓紧完善制度规范，健全治理机制，强化伦理监管，细化相关法律法规和伦理审查规则，规范各类科学研究活动。2020 年 10 月，科技部在国务院新闻办新闻发布会上表示，已正式成立国家科技伦理委员会。2021 年 7 月，在国家科技伦理委员会领导下，科技部研究起草并发布了《关于加强科技伦理治理的指导意见（征求意见稿）》（以下简称《意见》），向社会公开征求意见。该征求意见稿于 2021 年 12 月 21 日召开的中央全面深化改革委员会第二十三次会议上审议通过。意见对加强科技伦理治理工作作出系统部署，是我国首个国家层面的科技伦理治理指导性文件。这是我国科技伦理治理的标志性事件。《意见》明确指出了我国科技伦理工作的指导思想，科技伦理原则，科技伦理治理的相关重点任务；明确了伦理先行、依法依规、敏捷治理、立足国情、开放合作等科技伦理治理要求。意见从制定完善科技伦理规范和标准，建立科技伦理审查和监管制度，提高科技伦理治理法治化水平，加强科技伦理理论研究等方面对制度建设作出具体部署。此次发布的《意见》从总体愿景、伦理原则、伦理治理制度与体制建设、教育与宣传、审查与监管等角度对中国特色科技伦理体系建设提出了系统化的设计与意见。

参考文献

[1] 丛亚丽 . 医学伦理学和生命伦理学学科定位再探析 [J]. 医学与哲学，2020，40(19)：1-4.

[2] 杨建兵，李恩昌 . 医学伦理学发展溯源——写在新中国医学伦理研究 30 周年前夕之一 [J]. 中国医学伦理学，2008,21（6）：17-19.

[3] 王海明 . 新伦理学 (修订版)[M]. 北京：商务印书馆，2008.

[4] 邱仁宗 . 生命伦理学 [M]. 上海：上海人民出版社，1987.

[5] 杜治政 . 生命伦理学探新 [M]. 郑州：郑州大学出版社，2000.

[6] 陈晓阳，曹永福 . 医学伦理学 [M]. 济南：山东大学出版社，2006.

[7] 陈晓阳，曹永福 . 医学伦理学 [M]. 北京：人民卫生出版社，2010.

[8] 邱仁宗 . 生命伦理学 [M]. 北京：中国人民大学出版社，2010.

[9] 曹开宾 . 医学伦理学教程 [M]. 上海：复旦大学出版社，2004.

[10] 孙慕义 . 医学伦理学 [M].2 版 . 北京：高等教育出版社，2008.

[11] 李本富 . 医学伦理学 [M]. 北京：北京医科大学出版社，2000.

[12] 丘祥兴，孙富川 . 医学伦理学 [M].3 版 . 北京：人民卫生出版社，2008.

[13] 杜治政，许志伟 . 医学伦理学辞典 [M]. 郑州：郑州大学出版社，2003.

[14] 邱仁宗，翟晓梅 . 生命伦理学概论 [M]. 北京：中国协和医科大学出版社，2003.

[15] 张大庆 . 西方近代医学伦理学发展的特点 [J]. 中华医史杂志，1999，29（1）：29-34.

[16] GALLIN J，OGNIBENE F P. 伦理与法规 [M].3 版 . 时占祥，冯毅，主译 . 北京：科学出版社，2013.

[17]MACRINA F L.科研诚信——负责任的科研行为教程与案例[M].3 版 .何鸣鸿,陈越,译 . 北京：高等教育出版社，2011.

[18] 宋茂民 . 药物临床试验伦理审查 [M]. 北京：北京科学技术出版社，2019.

[19] 科学技术部科研诚信建设办公室 . 科研活动诚信指南 [M]. 北京：科学技术文献出版社，2009.

[20] 国家卫生健康委员会 . 涉及人的生物医学研究伦理审查办法 [J]. 中华人民共和国国务院公报，2017（27）：44-50.

[21] 国家科学技术部 . 中华人民共和国人类遗传资源管理条例 [J]. 中华人民共和国国务院公报，2019（18）：29-35.

[22] 朱伟，胡庆澧 . 2016 年版 CIOMS 伦理准则的新特点及启示 [J]. 医学与哲学，2019，40（11）：1-4.

[23] 国际医学科学组织委员会和世界卫生组织 . 涉及人的健康相关研究国际伦理准则〔J〕. 医学与哲学，2019，40（18）：75-81.

[24] 陈元方，邱仁宗 . 生物医学研究伦理学 [M]. 北京：中国协和医科大学出版社，2003.

[25] 汪秀琴 . 中医药临床研究伦理审查平台与能力建设 [D]. 南京：南京中医药大学，2008.

[26] 林义顺 . 临床研究中保护人类受试者——历史与美国现状 [J]. 福建医科大学学报（社会科学版），2005，5（6）：92-95.

[27] 张妍，胡剑 . 美国国际学术诚信中心：历史，功能及启示 [J]. 高教探索，2016（7）：5.

[28] 赵明珠，张勘 . 科研诚信的挑战与思考 [J]. 中国卫生资源，2014，17（6）：481-483.

[29] 袁军鹏，淮孟姣 . 科研失信概念、表现及影响因素分析 [J]. 科学与社会，2018,8（3）：22-38.

[30] 国家科技部社会发展科技司 . 人类遗传资源管理服务指南 [S/OL].(2019-07-01)[2022-04-16] https://fuwu.most.gov.cn/html/jcxtml/20181201/2837.html?tab=fwzn.

[31] 中共中央办公厅 国务院办公厅印发《关于加强科技伦理治理的意见》[J]. 中国法医学杂志，2022，37（2）：148.

[32] 科技向善造福人类 ——解读《关于加强科技伦理治理的意见》[J]. 信息技术与信息化，2022（4）：2-3.

（卜丽娟，张媛）

第九章　研究计划书和学术论文的撰写

学习目的

1. 掌握临床研究计划书的撰写方法。

2. 掌握临床研究学术论文的撰写方法。

3. 熟悉临床研究的报告规范。

4. 了解临床科研项目的经费来源。

案例

以 2019 年 12 月发表于《山东大学学报（医学版）》的《济南市平阴县农村成年居民高血压知晓现状及影响因素》为例，该学术论文摘要如下：

目的：了解济南市平阴县农村地区高血压知晓现状及其影响因素，为高血压的综合防治工作提供理论依据。

方法：2017 年 10~12 月采用整群抽样在济南市平阴县抽取 2283 名 18~90 岁的成年农村居民进行问卷调查和体格检查。

结果：在济南市平阴县调查的 2283 名成年居民中，高血压患者 1489 例，高血压粗患病率为 65.22%，标化患病率为 45.85%。其中，知晓自身患有高血压者有 491 例，知晓率为 32.98%。按照性别相同、年龄相差不超过 2 岁进行 1:1 匹配后，482 例高血压知晓者被成功匹配。单因素条件 logistic 回归分析发现，不同睡眠质量、饮酒史、高血压家族史、糖尿病或高血糖既往史、心脑血管疾病既往史、体质量指数、中心性肥胖、自评健康状况的居民高血压知晓率的差异均有统计学意义（$P<0.05$）。多因素条件 logistic 回归分析结果显示，睡眠质量比较差、已经戒酒、有高血压家族史、有糖尿病或高血糖既往史、有心脑血管疾病既往史、超重、肥胖、自评健康状况良好、自评健康状况一般、自评健康状况差的济南市平阴县农村成年居民的高血压知晓率较高（$P<0.05$）。

结论：济南市平阴县农村成年居民高血压患病率较高，知晓率较低，高血压已成为危害该地区居民生命健康的重要公共卫生问题，采取有效措施提升该地区高血压的综合管理水平迫在眉睫。

思考题

通过对临床研究规范各章节方法学知识的学习，思考如何撰写一个高质量的研究计划书，并总结研究成果，以及如何撰写一篇高水平的学术论文。

第一节　临床研究计划书概述

一、研究计划书的定义

研究计划书（protocol/proposal）简称标书，或科研计划书，是为了探索解决一个医学科学技术问题而提出设想及其依据，提出目标并设计出实施方案与措施的一个最基本的研究单元。一份高质量的研究计划书将从临床科学思维方法，文献检索与评阅，临床科研设计，临床资料收集、整理与分析，临床论文的撰写等方面体现一个研究团队的临床科研能力。

研究计划书可以是研究生在课题开始之前由导师指导撰写的开题报告，可以是研究人员向各类科研基金管理部门申请科研经费时撰写的申请书，也可以是医疗卫生机构开展科学性审查时由主要研究者制订的临床研究方案。研究计划书具有以下作用：①梳理、规划和监督研究过程，提高研究科学性和严密性；②申请研究经费支持；③使研究标准化、统一化和规范化等。

二、临床科研项目的经费来源

科研经费一般分为纵向经费和横向经费。纵向经费是指从政府部门获得的课题经费；横向经费是指从企业、社会机构获得的课题经费。

临床研究项目按经费来源不同可分为纵向项目和横向项目。纵向项目是指牵头承担各级政府部门立项（批准）的科研项目，包括牵头承担的子项目、子课题，如国家级项目（如国家重点研发计划、国家自然科学基金、国家科技重大专项等）、省部级项目（如某省重点研发计划、某省自然科学基金等）、厅局级项目（如某市科技计划项目等）。横向项目是指企业、事业单位、社会机构立项（批准）的科研项目，包括社会组织（如学会、协会、基金会）资助项目、境外政府或机构资助项目、企事业单位（如医院、高校、研究所、医药企业等机构）合作项目。另外，还有一些自有资金和自由选题项目，如校级项目、院级项目、个人资助（含自筹资金）项目等，是根据学科发展并结合医疗卫生工作的实际需要，由研究者自己提出的研究课题。

三、临床研究的基本程序

临床研究应涵盖从提出问题、验证假说到得出结论的全过程，其基本程序包括提出临床问题、查阅文献、研究设计、撰写标书、研究注册、研究实施、资料收集、数据处理、统计分析、撰写论文、临床应用等环节，全过程遵循"设计、测量、评价"三原则，遵循医学伦理要求和严格的质量控制，以达到指导实践、规范诊疗、修订指南和提高医

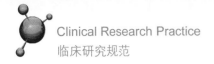

疗质量的目的（图9-1）。

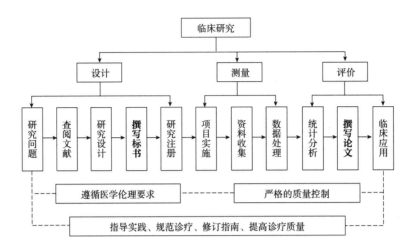

图 9-1　临床研究的基本程序

其中，标书撰写是研究设计阶段的关键环节，是研究者申请研究经费的第一道门槛；而研究论文是报告医学科研创新性成果的展示，是临床研究结果的总结，公开发表高质量论文并与国内外同行交流，可推动临床诊疗实践水平的提高。

四、医工交叉临床研究项目申请前的准备工作

（一）研究方向与选题

首先，要选择高发病率、高致残率、疾病负担重的重大疾病进行研究，如恶性肿瘤、心脑血管疾病、急性传染病、人畜共患病、新生儿疾病等疾病负担突出的国家重点防治疾病，应考虑将有限的资源投入到最需要解决的、关系大多数人民健康的方面，以满足社会和学科发展需要。其次，要进一步明确研究重点和焦点，从临床研究的角度出发，研究的重点应当是探索有效的疾病预防、治疗措施和改善患者预后的方法。一定要根据自己的基础、专业特长、兴趣爱好、工作条件、技术力量和经济支持等，实事求是地选择某一个关键问题去重点研究。再次，研究课题的选择要有自主创新性，不能总跟在别人后面做重复性研究，应立于该领域的研究前沿并具有领先水平，或者在过去研究的基础上有所突破和改进。最后，根据立题研究的课题性质，选择科学性及可行性良好的设计方案是保障研究课题获得成功的关键，选题时要根据实际情况充分考虑研究对象的来源和数量，同时考虑拟采用的研究措施、技术条件、经费和伦理的可行性等。

（二）文献检索与阅读

针对提出的临床研究问题，在研究设计阶段，需要进行大量的文献阅读。文献检索和复习既是课题选择的前提，也是产生或形成科学问题假设的前提。通过文献检索，可以充分把握本学科的整体发展动态，跟踪相关研究领域的国内外最新进展，关注当前研究的热点和焦点问题，展望学科发展趋势以及未来发展方向。根据文献来源不同，把文献分为一次文献和二次文献，即原始研究文献和二次研究文献。原始研究文献源

包括美国医学索引（Medline）、荷兰医学文摘（Embase）、中国生物医学文献服务系统、中国知网、万方医学网等；二次研究文献源包括 Cochrane 图书馆、最佳证据（Best Evidence）数据库、UpToDate 临床顾问、指南数据库等。阅读系统评价和 Meta 分析可在短时间内了解该领域的研究现状。

（三）阅读申报指南

在申请科研项目、撰写计划书之前，申报者应仔细阅读项目申报指南，把握研究大方向和重点资助领域。例如，国家重点研发计划"工程科学与综合交叉"重点专项 2021 年度项目申报指南明确医工领域支持"实时原位超分辨光学成像关键问题研究"，研究活体大深度高时空分辨光学成像技术及高灵敏度基因编码探针，发展可快速识别生物微观结构并获取多维光学信息的成像手段；支持"重大心脏病心肌纤维化演变规律与精准诊断方法研究"，研究多尺度、多模态、基于分子 - 病理 - 影像的心肌纤维化诊断体系，提高医学成像精度，缩短成像时间，丰富评价指标，对各类心脏病患者的心肌纤维化发生与演变进行识别及预后评价；支持"基于学习模型的超高场磁共振成像关键问题研究"，阐明多信号反问题理论，建立超高场下多对比度快速成像方法，形成超高场射频继发策略，最终和超高场人体磁共振成像系统集成并实现全身多部位应用。认真研读申报指南非常重要，脱离指南的项目撰写，申报成功的概率将会大大降低。

（四）组建多学科研究团队

团队的组建需要考虑几个先决条件，如优秀的医工交叉研究的领导者与组织者，专业过硬的多学科参与者，团队成员能否付出足够的时间和精力专心投入研究，工作诚信度和成熟度，合作精神和沟通能力等。团队成员应包括临床医学、临床流行病学、工程科学、生物统计学等相关领域专家和专业技术人员。多学科科研攻关团队的锻炼非一朝一夕，需要学科带头人的"传帮带"、先进的团队管理方法、规范的研究设计方案、严格的质量控制措施、周密的人员分工和统筹协调，以及认真慎重地选择多中心研究的参与单位、企业等；同时，要快（行动快）、准（定位准）、好（方案好）地领衔或参与具有全球影响力的医工交叉研究，全面提升国际化合作水平，推动高水平研究成果的产出。

第二节　临床研究计划书的撰写

一、临床研究计划书的组成部分

研究计划书要充分展示出研究项目的必要性、科学性、创新性和可行性，反映出申请者及其研究团队的严谨作风、学术水平、研究基础及综合实力。研究项目资助渠道不同，研究计划书格式也不同，但组成部分都大同小异。研究计划书主要需阐明四个方面的问题：要做什么研究，为什么要做这项研究，如何做这项研究，以及是否有能力完成这项研究。具体而言，一份完整的临床科研计划书一般应包括项目名称、研究摘要、立项依据、研究目标、研究内容、研究方案、可行性分析、研究特色与创新性、年度计划、预期结果

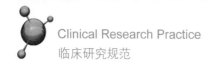

和考核指标、研究基础和工作条件、经费预算和伦理问题等。

二、临床研究计划书各部分的撰写要点

（一）项目名称

项目名称是对研究问题的高度概括，是计划书给评审者的第一印象，会起到画龙点睛的作用。研究问题的选择是临床科研中最重要的一个过程，建议名称的撰写包含构成研究问题的几个基本要素，即PICO。一定要多推敲项目名称，在写作过程中也要不断修改，字数不宜过多也不能太少，应便于理解且逻辑性要好，避免使用缩写。

（二）研究摘要

研究摘要是计划书的核心部分，摘要有固定的字数要求，一般为250~400字，是对计划书的高度概括。摘要必须准确反映研究中最重要的内容，主要包括研究背景和现状、存在的问题和不足、既往研究基础或预试验结果、研究目标或假设、研究内容和方法、预期研究成果及研究意义。研究摘要切忌空谈，若有英文摘要，一定注意英文单词的拼写是否正确，以及专业术语的用词是否规范。

（三）立项依据

立项依据是解决"为什么要做这项研究"的问题，是整个研究的立论基础，主要阐述研究的重要性和必要性。例如，在国家自然科学基金标书中，该部分要求撰写"研究意义、国内外研究现状及发展动态分析，需结合科学研究发展趋势来论述科学意义；或结合国民经济和社会发展中迫切需要解决的关键科学问题来论述其应用前景；附主要参考文献目录"。

1. 研究意义

开展研究的意义在于解决临床实践中遇到的各种问题。因此，立项依据部分应首先说明，该研究问题是否为临床实践过程中需要解决的诊断、治疗、预后或预防问题，需求的对象是谁，需求的普遍性和迫切性如何。

2. 国内外相关问题的研究现状及发展动态

重点阐述该领域的国内外研究进展，既往有关该问题的研究有哪些不足，还有哪些方面尚需进一步研究，或需要加以改进或提供更多的知识。同时还要对国内外研究的发展动态进行分析，这些都是形成立题思路和提出立题点的关键，可以充分说明这些问题是亟待解决、需要深入探讨的重要科学问题。

3. 提出研究假设及研究思路

这部分在立项依据中起到承上启下的作用，提出研究的理论设想或假设，简要介绍拟通过什么研究思路、采取何种研究方法和技术手段，重点阐明解决什么研究问题，将有哪些益处。例如，研究的结果可以带来哪些诊断、治疗、预后或病因研究方面的改变，是可以改善对疾病发病机制的认识，还是为临床指南或卫生政策的制定提供依据。

4. 参考文献

立项依据部分需要有可靠权威的文献材料来支撑，包括引用相关文献中的论题、观点、概念、理论、方法、结果、结论或重要事实、数据等。引用的文献必须与本研究的问题密切相关，应尽量引用本领域最有影响力的研究文献、系统评价和 Meta 分析，以及本研究团队既往发表过的相关文章。需要完整列出参考文献的作者、题目、期刊名称、年份、卷（期）、起止页。尽量引用近 3~5 年的文献，以体现本研究反映国内外的最新研究进展。

（四）研究目标

研究目标是指研究拟要达到的最终目标，是对题目、研究对象、研究方法、成果和应用的高度概括和具体化。研究目标是研究计划书的精髓，研究内容、研究方法等部分都将围绕研究目标展开叙述。可参考以下格式："通过某种技术手段，解决某个关键问题，证实某个科学假说，达到某个预期目标"。

（五）研究内容

研究内容是研究目标的具体体现与分解，应紧扣研究目标，与每项研究目标是一一对应的关系。研究内容的表述应具体详实、明确中肯，切忌笼统、模糊；应设定适当，确保预算内可满足，期限内可完成。要注意区分研究内容和研究方法，不要写得过于复杂和繁琐，不能将研究内容写成研究方案，具体的步骤是在研究方案中得到体现的。研究内容以 2~4 个为宜。

（六）拟解决的关键科学问题

关键科学问题代表着研究计划书的灵魂，反映申请者对研究总体目标实现的理解和统筹解决的能力，是研究过程中对达到预期目标有重要影响的某些研究内容或因素，或为达到预期目标所必须掌握的关键技术或研究手段。关键科学问题一定要找准，一定是决定研究成败的主要问题，通常凝练 2~3 个关键科学问题。

（七）研究方案

研究方案是研究计划书中文字篇幅最长的一部分，是在确定研究目标和研究内容之后，对项目具体实施方案的详尽描述，此部分撰写质量的高低决定了项目申报的成败，通常包括研究方法、技术路线、实验手段等的说明。

1. 研究方法

第一，明确研究的设计类型，临床研究常用设计类型包括横断面研究、病例对照研究、队列研究、临床试验等，在前面章节均已详细描述。第二，研究对象的选择，包括研究对象的来源（是社区人群还是医院患者，是住院患者还是门诊患者，来自一家医院还是多家医院）、纳入标准和排除标准。第三，资料收集的方法，资料收集是临床研究设计的重要内容，包括通过专门调查或检查检验收集资料，如现场询问、电话随访、医学检验、体检或直接观察，还包括从病历资料或人口普查、死亡登记、疾病登记、电子健康档案中获得资料，绝大多数研究都需要通过调查问卷或病例报告表来收集资料，所以一般在研究计划书后附调查问卷。第四，样本量的计算，样本量是在保证研究结论具有一定可靠性前提下，所收集的最小样本数，不同类型研究的样本量有不同计算公式，现通常借助专门的样本量计算软件，如 PASS 软件来完成。第五，统计分析方法，研究计划书应介绍数据分析的方法，要列出分析的主要指标及采用的统计学方法，如正态性检验、t 检验、卡方检验、非参数检验、logistic 回归、Cox 回归分析等。第六，质量控制贯穿于整个研究的过程，质量控制的过程就是找出可能影响研究质量的因素并采取措施加以预

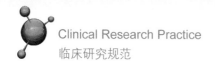

防，包括制定工作手册和标准操作规程、调查员的培训和考核、预调查、量表的信效度检验、试验盲法、仪器设备的校准质控、原始数据的核对及双人录入等。

2. 技术路线

技术路线是项目实施的流程图，是研究者通过文字、箭头等形式对研究时间和研究步骤之间的内在逻辑关系的描述。流程图比单纯的文字说明更为清晰，有助于读者在短时间内了解研究的总体框架。一个项目可以用一个流程图，也可以每部分研究内容分别配一个流程图。技术路线包括前期工作基础、研究内容、研究方法、研究目标等要素。

3. 实验手段

研究计划书介绍所用的生物学技术与方法，包括细胞生物学技术、蛋白分析技术、核酸分析技术等，如利用无创循环肿瘤细胞 DNA（ctDNA）甲基化液体活检技术进行肿瘤的早诊早筛研究，将酶联免疫吸附实验应用于多种细菌和病毒所致疾病的诊断等。

（八）可行性分析

可行性分析一般按以下思路来撰写，如设计构思上可行（立项依据充分）、技术方法上可行（研究设计及技术合理）、工作基础上可行（工作及研究基础坚实）、平台配置上可行（技术平台与硬件设施完善）、成员结构上可行（项目组成员构成合理），针对每一方面展开详细叙述，目的是说明申请者有能力和条件完成所申请的课题。除上述几点，还可以从经济上可行（经费预算合理）、时间上可行（研究计划可按期完成）等方面进行论证。

（九）研究特色与创新性

特色与创新点是研究计划书中撰写难度较大的部分，其凝练要从研究问题的创新、研究方法和材料的创新、预期结果的临床价值几方面着手。它可以是一个全新的研究问题，也可以是对既往研究问题从深度和广度的扩展；可以是一种全新的方法或材料，也可以是对现有方法或材料的改进。研究结果在不同程度上推动临床问题的解决，影响诊断、治疗或预后，也是一种创新。特色与创新点以 2~4 条为宜。

（十）年度计划及预期结果

1. 年度计划

合理的年度计划安排，是项目顺利实施和完成的保障，即具体的时间内完成哪些具体的工作任务，年度计划应具体、合理、可量化、可操作，一般以半年为间隔做计划安排。

2. 预期结果

预期结果包括：①完成研究设定的具体内容。②研究成果：论文、专利等成果的数量和水平。③国内外学术交流：拟组织或参加国内外学术会议、以发言或壁报的形式汇报研究结果、出国培训学习等。④人才培养：包括拟培养研究生和青年骨干的数量和质量。

（十一）研究基础和工作条件

1. 研究基础

研究基础部分重点介绍申报者和项目组主要成员既往从事的与本项目相关的研究工作和已取得的工作成绩。如果进行了前期研究或预试验，即使尚未发表文章，也应该介绍取得的初步结果，并评价这些前期工作对本课题的作用。前期研究积累可以为项目申请奠定基础。

2. 工作条件

工作条件包括研究团队及所在单位的相关工作条件、人员和设备的资源，研究团队包括申请者及项目组成员，一般为6~10名，年龄、职称、人员结构搭配要合理。研究方法中要求的条件都应具体说明，包括已具备的实验条件，尚缺少的实验条件和拟解决的途径。

（十二）经费预算

科研经费是进行科研活动的基本保障，经费预算一般包括设备费、材料费、测试化验加工费、燃料动力费、差旅费、会议费、国际合作与交流费、出版或文献或信息传播或知识产权事务费、劳务费、专家咨询费、管理费等。预算编制要和研究过程的开销相挂钩，结合项目研究实际需要，认真据实编制项目预算，每一类的预算都要有一定的测算依据。

第三节　临床研究学术论文的撰写

一、临床研究学术论文的撰写要求

临床研究学术论文是临床研究工作的总结，是阐述原始研究结果并公开发表的书面报告。撰写论文可参考中华人民共和国国家标准《科技技术报告、学位论文和学术论文的编写格式》（GB7713-87），以及国际医学期刊编辑委员会（International Committee of Medical Journal Editors，ICMJE）1991年修订的《生物医学期刊投稿统一要求》，拟定题目和作者、摘要和关键词、引言、研究对象与方法、结果、讨论、参考文献、致谢及其他等部分。

（一）题目和作者

题目是以最恰当、最简明的词语反映论文中最重要的特定内容的逻辑组合，一般不宜超过20字，应避免使用不常见的缩略词、首字母缩写字、字符和代号等。外文题目一般不宜超过10个实词。题目可以有副标题，以补充说明论文中的特定内容，如"肝癌筛查在我国人群中的可及性：一项探索性分析"。

作者的姓名在题目下按顺序排列，作者应为：①参与选题和设计，或参与资料的分析和解释者；②撰写论文，或修改论文中关键理论或主要内容者；③能对编辑和审稿人的返修意见进行答复者。通讯作者对整篇论文负有主要责任。

（二）摘要和关键词

摘要是对学术论文的内容不加注释和评论的简短陈述，应具有独立性和自含性，即不阅读论文的全文，就能获得必要的信息。摘要中有数据、有结论，是一篇完整的短文，可以独立使用。摘要分为结构式摘要和非结构式摘要，结构式摘要一般包括目的、方法、结果和结论四部分。如临床试验的学术论文摘要，目的一般为一句话；方法主要介绍设计方案、研究对象、干预方法、主要和次要结局指标及其测量方法、重要的统计分析方法；结果主要报告纳入分析的例数、结局指标的具体数值、统计学意义、不良事件等；结论是对结果的总结和解释，一般1~2句话。中文摘要一般不宜超过200~300字，外文摘要不宜超过250个实词，如遇特殊需要，字数可以略多。学术论文的摘要一般置于题名和

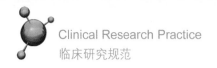

作者之后、正文之前，以第三人称撰写，不引用参考文献，避免主观评论和解释。

关键词一般列 3~8 个，主要是为了便于建立索引和文献检索，因此要尽可能准确而全面地体现研究的重点内容。

（三）引言

引言简要说明研究工作的目的、范围、相关领域的前人工作和知识空白、理论基础和分析、研究设想、研究方法和实验设计、预期结果和意义等。应言简意赅，不要与摘要雷同，不要成为摘要的注释。以介绍研究问题、研究背景和研究目的为主，重点说明目前研究的热点及难点问题，引出本文研究的内容。前言字数不宜过多，一般为 300~500 字。

（四）研究对象与方法

研究对象与方法通常包括研究对象的选择、研究方法和统计分析方法三部分。研究对象要写明诊断标准、纳入和排除标准、研究场所等；研究方法要详细说明研究设计类型、分组方法（病例组和对照组、暴露组和非暴露组、试验组和对照组）、资料收集方法、测量指标及结果判读、质量控制方案等；统计分析方法包括样本量计算、统计分析软件、统计分析方法等。

（五）结果

结果是学术论文正文的核心部分，应重点详细描述，不可随意篡改、取舍数据，对结果要客观陈述，不能只报告 P 值，要同时报告统计量。要正确把握统计学意义和临床意义之间的关系。

图或表是结果展示的重要补充手段，其制作要规范、清晰，具有自明性。每一图应有简短确切的题名，连同图号置于图下。每一表应有简短确切的题名，连同表号置于表上。

（六）讨论

讨论是学术论文写作难度较大的一部分，讨论的作用是解释和评价结果，阐明研究的系统性，起到画龙点睛和深化主题的作用。应紧密结合本研究所获得的重要发现进行讨论，且作出恰当的推论；应讨论本研究发现与文献报道的同类研究结论有何相同和不同之处；最后对本研究的不足进行讨论。

（七）参考文献

在正文后面列出的参考文献必须是作者亲自阅读的文献，未经阅读的文献不能直接引用。参考文献要按照在正文中出现的先后顺序依次列出，格式要符合所投期刊的具体要求，一般包括作者、论文题目、期刊名称、发表时间及起始页码等信息，可采用 Endnote 或 Noteexpress 等文献管理软件进行文献的编辑和插入。

参考文献示例：

[1] 国雪杰，杨孝荣，桑少伟，等 . 济南市平阴县农村成年居民高血压知晓现状及影响因素 [J]. 山东大学学报（医学版）， 2019，57(12)：103-109.

[2] CHEN X，GOLE J，GORE A，et al. Non-invasive early detection of cancer four years before conventional diagnosis using a blood test [J]. Nature Communications，2020，11(1)：3475.

（八）致谢及其他

可以在正文后对下列方面致谢：基金，项目，资助或支持的企业、组织或个人；在研究工作中提出建议和提供帮助的人；给予转载和引用权的资料、图片、文献、研究思想和设想的所有者；其他应感谢的组织或个人。

其他部分还包括附录等，附录是学术论文主体的补充，并不是必需的。

二、投稿及返修

投稿前要对本领域的学术期刊分布特征和学术水平有一个系统的了解，全面考虑投稿难易、发表周期、学术影响力等因素，选择合适杂志投稿。投稿前要仔细阅读投稿须知，按照杂志要求做好投稿准备工作，如投稿推荐信、稿件、版权转让协议等。特别强调，投稿时切记：①不要一稿多投，一稿多投是学术不端的表现，会损害作者的学术信誉；②论文的投稿和发表都讲求时效性，所以完成论文后，要尽快投稿；③有实质性贡献的作者进行署名。

论文修稿是作者依据编辑提供的修改意见对稿件进行再加工，科学地回答审稿问题，从而使稿件从内容到形式都能尽善尽美的一个过程。审稿意见是编辑和审稿专家对论文的综合评定，通常在审稿意见中包含若干问题，需要论文作者高度关注，并准确地、逐一去回答；对审稿问题的回答直接关系到论文能否被接收。

第四节　临床研究的报告规范

一、报告规范的发展历程

医学研究报告规范，是针对不同的研究设计类型或研究领域制定的。它不仅有利于实现研究结果的传播性与可评价性，还能保证研究开展的科学性和真实性，从而真正地服务于改善健康的需求，检查发表于医学期刊的研究工作及其他资料在实施和报告过程中是否遵循了最佳实践及伦理标准，以帮助作者、编辑、同行评议，以及生物医学出版过程中的其他相关人员科学创作和准确传播清晰、真实的医学论文。报告规范往往被研究者误认为是研究报告的理想目标，但其更应该被视为研究报告的最低要求。

最早的医学研究报告规范颁布于 1979 年，即《生物医学期刊投稿的统一要求》，制定该要求的团队后来扩大和发展为国际医学期刊编辑委员会。随着所关注领域的不断扩展，ICMJE 对该要求进行了多次修订，2013 年 8 月修订时将其更名为《学术研究实施与报告和医学期刊编辑与发表的推荐规范》，简称"ICMJE 推荐规范"。该规范从生物医学期刊的稿件撰写和杂志编辑两个方面进行了统一的规范和指导，并不断完善。里面提到的每一个内容都是作者和编辑关心的问题，目的就是为了统一论文的格式，便于成果的传播。该规范的推出，对医学研究成果的科学传播起到了重要的推动作用。

ICMJE 制定的上述要求具有普适性，适用于所有医学研究，但无法兼顾各种研究设计和研究领域的所有细节。1987 年，结构式摘要的提出大大提高了摘要的质量和可读

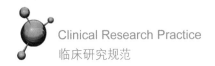

性，但因研究类型、研究领域等存在差异，不同的研究设计或研究内容有其各自的特点，制定针对各种医学研究设计和研究内容的统一的报告规范是不可能的。针对这一现实问题，ICMJE 在 1996 年首先推出了随机对照试验的报告规范，即临床试验报告的统一标准（Consolidated Standards of Reporting Trials，CONSORT）声明。之后 CONSORT 制定经验不断被借鉴，并拓展到其他研究类型或研究领域中，各种报告规范纷纷问世。

如今，著名的提高健康研究的质量和透明度（Enhancing the Quality and Transparency of Health Research，EQUATOR）协作网就是从 CONSORT 和其他报告规范的制定小组中发展而来的学术组织，致力于研究、制定、整理、推广医学研究报告规范。2006 年，已具雏形的 EQUATOR 协作网在牛津举行了第一次国际性的工作会议，来自 10 个国家的报告规范制定者、杂志编辑、同行评审专家、资助机构等领域的代表参加了会议，交流讨论报告规范的制定和实施经验。该协作网（www.equator-network.org/reporting-guidelines）2008 年在伦敦正式宣布成立，目前已整理和收录 270 多种已经发表的医学研究报告规范，如随机对照试验的 CONSORT 报告规范、非随机干预研究的 TREND 规范、观察性研究的 STROBE 规范、病例报告的 CARE 标准、诊断试验评价的 STARD 规范、卫生经济学评价的 CHEERS 规范、基于随机对照试验 Meta 分析的 PROSMA 规范以及基于观察性研究 Meta 分析的 MOOSE 规范等。本章节将介绍常用的两个报告规范，即 CONSORT 和 STROBE。

二、随机对照试验的报告规范——CONSORT

CONSORT 声明分为报告清单和受试者流程图两部分。清单共有 25 个条目，对题目、摘要、方法、结果和讨论等撰写内容都做了详细要求。在研究设计和论文写作之前都应该认真阅读和理解，论文完成后也应该检查是否都报告了这些内容。投稿时多数杂志要求作者逐条核对清单，并且标注报告的页码，说明是否均按照要求完成了相关的报告内容。随机对照试验 CONSORT 声明条目清单如表 9-1 所示，受试者流程图如图 9-2 所示。

表 9-1　CONSORT 声明条目清单

报告条目	条目序号	条目内容
标题与摘要 Title and abstract	1a	在题目中体现随机化试验 Identification as a randomized trial in the title
	1b	结构化摘要，包括试验设计、方法、结果和结论 Structured summary of trial design, methods, results, and conclusions
引言 Introduction		
背景和目标 Background and objectives	2a	科学背景与试验理由解释 Scientific background and explanation of rationale
	2b	研究目标或假设 Specific objectives or hypotheses
方法 Methods		

续表

报告条目	条目序号	条目内容
试验设计 Trial design	3a	试验设计（如平行、析因设计），包括分配比 Description of trial design (such as parallel, factorial), including allocation ratio
	3b	试验开始后方法上的重要改变（如研究对象入选标准的改变）及原因 Important changes to methods after trial commencement (such as eligibility criteria), with reasons
研究对象 Participants	4a	研究对象的入选标准 Eligibility criteria for participants
	4b	数据收集的机构和地点 Settings and locations where the data were collected
干预 Interventions	5	各组干预的详细内容，包括何时、如何实施，以便重复 The interventions for each group with sufficient details to allow replication, including how and when they were actually administered
结局 Outcomes	6a	明确定义主要和次要结局指标，包括何时、如何评价 Completely defined prespecified primary and secondary outcome measures, including how and when they were assessed
	6b	试验开始后结局的改变及原因 Any changes to trial outcomes after the trial commenced, with reasons
样本量 Sample size	7a	样本量如何确定 How sample size was determined
	7b	对期中分析和中止试验的条件进行解释（如适用） When applicable, explanation of any interim analyses and stopping guidelines
随机化 Randomization		
序列产生 Sequence generation	8a	产生随机分配序列的方法 Method used to generate the random allocation sequence
	8b	随机化类型；任何限定情况（如区组和区组大小） Type of randomization; details of any restriction (such as blocking and block size)
分配隐藏 Allocation concealment mechanism	9	实施随机序列的方法（如连续编码的容器），阐明隐藏分配序列的措施 Mechanism used to implement the random allocation sequence (such as sequentially numbered containers), describing any steps taken to conceal the sequence until interventions were assigned

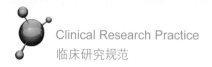

Clinical Research Practice
临床研究规范

续表

报告条目	条目序号	条目内容
实施 Implementation	10	谁产生分配序列，谁纳入研究对象，谁分配研究对象 Who generated the random allocation sequence, who enrolled participants, and who assigned participants to interventions
盲法 Blinding	11a	如果实施了盲法，应说明对谁实施（如研究对象、干预提供者、评价结局者），如何实施的 If done, who was blinded after assignment to interventions (for example, participants, care providers, those assessing outcomes) and how
	11b	组间干预的相似性 If relevant, description of the similarity of interventions
统计方法 Statistical methods	12a	比较组间主要结局与次要结局的统计方法 Statistical methods used to compare groups for primary and secondary outcomes
	12b	其他分析方法，如亚组分析和调整分析 Methods for additional analyses, such as subgroup analyses and adjusted analyses
结果 Results		
研究对象纳入流程（推荐流程图） Participant flow (a diagram is strongly recommended)	13a	各组接受随机分配、接受干预和进入主要结局分析的研究对象数量 For each group, the numbers of participants who were randomly assigned, received intended treatment, and were analyzed for the primary outcome
	13b	各组随机化之后发生的失访、排除，以及原因 For each group, losses and exclusions after randomization, together with reasons
研究对象的招募 Recruitment	14a	招募研究对象和随访的日期范围 Dates defining the periods of recruitment and follow - up
	14b	研究终止或停止的原因 Why the trial ended or was stopped
基线数据 Baseline data	15	反映各组基线人口学特征和临床特征的表格 A table showing baseline demographic and clinical characteristics for each group
分析数量 Number analyzed	16	各组纳入分析的研究对象数量（分母），是否按照最初分组进行分析 For each group, number of participants (denominator) included in each analysis and whether the analysis was by original assigned groups

续表

报告条目	条目序号	条目内容
结局和估计 Outcomes and estimation	17a	对每个主要和次要结局，报告各组结果、效应估计和精度（如95%置信区间） For each primary and secondary outcome, results for each group, and the estimated effect size and its precision (such as 95% confidence interval)
	17b	对二分类结局，报告绝对效应和相对效应 For binary outcomes, presentation of both absolute and relative effect sizes is recommended
其他分析 Ancillary analyses	18	报告其他分析（包括亚组分析和调整分析）结果，区分预先设定的分析和探索性分析 Results of any other analyses performed, including subgroup analyses and adjusted analyses, distinguishing prespecified from exploratory
危害 Harms	19	所有重要危害或未预期到的效应 All important harms or unintended effects in each group
讨论 Discussion		
局限性 Limitations	20	试验局限性；关注偏倚的来源；不精确程度；多重比较问题 Trial limitations; addressing sources of potential bias; imprecision; and，if relevant, multiplicity of analyses
外推性 Generalizability	21	试验结果的外推性（外部有效性、适用性） Generalizability (external validity, applicability) of the trial findings
结果解释 Interpretation	22	权衡利弊并考虑其他相关证据，对结果进行解释 Interpretation consistent with results, balancing benefits and harms, and considering other relevant evidence
其他信息 Other information		
注册 Registration	23	注册机构名称与注册号 Registration number and name of trial registry
研究方案 Protocol	24	可以获得完整研究方案的地方 Where the full trial protocol can be accessed, if available

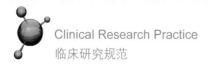

续表

报告条目	条目序号	条目内容
资助 Funding	25	资助来源和其他支持，资助者的作用 Sources of funding and other support (such as supply of drugs), role of funders

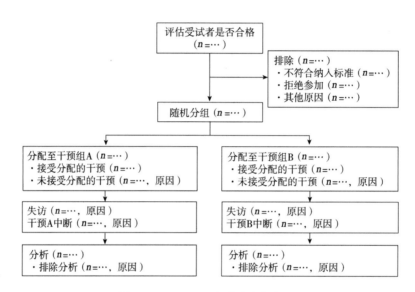

图 9-2　CONSORT 声明受试者流程图

三、观察性研究的报告规范——STROBE

STROBE（Strengthening the Reporting of Observational Studies in Epidemiology）声明由一份清单组成，该清单包含了三种主要观察性研究（队列研究、病例对照研究、横断面研究）中应报告的项目，由 22 个条目组成，有 18 个是三种研究设计共用的，另外 4 项则在不同研究设计上存在差异。观察性研究 STROBE 声明条目清单如表 9-2 所示。

表 9-2　STROBE 声明条目清单

报告条目	条目序号	条目内容
题目和摘要 Title and abstract	1	（a）在题目或摘要中使用常用术语体现研究设计的类型 Indicate the study's design with a commonly used term in the title or the abstract （b）在摘要中对所做工作和获得的结果进行总结 Provide in the abstract an informative and balanced summary of what was done and what was found
介绍 Introduction		

续表

报告条目	条目序号	条目内容
背景 / 原理 Background/ rationale	2	解释研究的科学背景和原理 Explain the scientific background and rationale for the investigation being reported
目标 Objectives	3	阐明研究目标，包括任何预先确定的假设 State specific objectives, including any prespecified hypotheses
方法 Methods		
研究设计 Study design	4	在文章中尽早报告研究设计的重要内容 Present key elements of study design early in the paper
机构 Setting	5	描述数据收集的机构、地点和时间范围，包括征集研究对象、暴露、随访和数据收集的时间范围 Describe the setting, locations, and relevant dates, including periods of recruitment, exposure, follow-up, and data collection
研究对象 Participants	6	（a）队列研究——描述研究对象合格标准、研究对象选择的来源和方法、随访方法 病例对照研究——描述研究对象合格标准，确定病例和选择对照的来源与方法，选择病例和对照的原理 横断面研究——描述研究对象合格标准、研究对象选择的来源和方法 Cohort study——Give the eligibility criteria, and the sources and methods of selection of participants. Describe methods of follow-up Case-control study——Give the eligibility criteria, and the sources and methods of case ascertainment and control selection. Give the rationale for the choice of cases and controls Cross-sectional study——Give the eligibility criteria, and the sources and methods of selection of participants （b）队列研究——对于匹配研究，报告匹配标准、暴露与非暴露的人数 病例对照研究——对于匹配研究，报告匹配标准和每个病例匹配的对照数 Cohort study——For matched studies, give matching criteria and number of exposed and unexposed Case-control study——For matched studies, give matching criteria and the number of controls per case

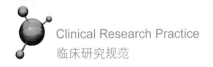

续表

报告条目	条目序号	条目内容
变量 Variables	7	明确定义所有结局、暴露、预测因子、潜在混杂因素和效应修正因子，尽可能给出诊断标准 Clearly define all outcomes, exposures, predictors, potential confounders, and effect modifiers. Give diagnostic criteria, if applicable
数据来源 / 测量 Data sources/ measurement	8*	对每个变量，描述数据来源和详细的测量方法。如果存在两组或以上，描述组间测量方法的可比性 For each variable of interest, give sources of data and details of methods of assessment (measurement). Describe comparability of assessment methods if there is more than one group
偏倚 Bias	9	描述减小潜在偏倚的措施 Describe any efforts to address potential sources of bias
样本量 Study size	10	描述样本量是如何确定的 Explain how the study size was arrived at
定量变量 Quantitative variables	11	解释定量变量如何分析，描述如何分组以及分组原因 Explain how quantitative variables were handled in the analyses. If applicable, describe which groupings were chosen, and why
统计方法 Statistical methods	12	（a）描述所有统计方法，包括控制混杂的方法 Describe all statistical methods, including those used to control for confounding （b）描述亚组分析和交互作用分析的方法 Describe any methods used to examine subgroups and interactions （c）描述缺失数据如何处理 Explain how missing data were addressed （d）队列研究——描述如何处理失访 病例对照研究——如何分析匹配设计 横断面研究——针对抽样策略的分析方法 Cohort study——If applicable, explain how loss to follow-up was addressed Case-control study——If applicable, explain how matching of cases and controls was addressed Cross-sectional study——If applicable, describe analytical methods taking account of sampling strategy （e）描述敏感性分析的方法 Describe any sensitivity analyses
结果 Results		

续表

报告条目	条目序号	条目内容
研究对象 Participants	13*	（a）报告各阶段研究对象数量，如可能合格的人数、参加合格性检查的人数、被证实合格的人数、纳入研究的人数、完成随访的人数和纳入分析的人数 Report the number of individuals at each stage of the study-e.g., numbers potentially eligible，examined for eligibility, confirmed eligible, included in the study, completing follow-up, and analysed （b）描述各阶段退出研究的原因 Give reasons for non-participation at each stage （c）推荐使用流程图 Consider use of a flow diagram
描述性资料 Descriptive data	14*	（a）描述研究对象的特征（如人口学、临床和社会特征）、关于暴露和潜在混杂因素的信息 Give characteristics of study participants (e.g., demographic, clinical, social) and information on exposures and potential confounders （b）报告各变量上存在缺失数据的人数 Indicate the number of participants with missing data for each variable of interest （c）队列研究——总结随访时间（如总随访时间和平均随访时间） Cohort study——Summarise follow-up time (e.g., average and total amount)
结局资料 Outcome data	15*	队列研究——报告结局事件数量或人时综合指标 病例对照研究——报告各暴露类别的人数或暴露综合指标 横断面研究——报告结局事件的人数或相关综合指标 Cohort study——Report numbers of outcome events or summary measures over time Case-control study——Report numbers in each exposure category, or summary measures of exposure Cross-sectional study——Report numbers of outcome events or summary measures
主要结果 Main results	16	（a）报告未调整结果、调整混杂后结果及精确度（如95%置信区间）。阐明对哪些混杂因素进行了调整，以及选择这些混杂因素的原因 Give unadjusted estimates and, if applicable, confounder-adjusted estimates and their precision (eg., 95% confidence interval). Make clear which confounders were adjusted for and why they were included （b）对连续变量进行分组时，报告分组界值 Report category boundaries when continuous variables were categorized （c）把相对危险度估计转化为绝对危险 If relevant, consider translating estimates of relative risk into absolute risk for a meaningful time period

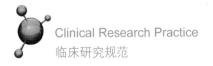

续表

报告条目	条目序号	条目内容
其他分析 Other analyses	17	报告其他分析，如亚组分析、交互作用分析和敏感性分析 Report other analyses done–e.g., analyses of subgroups and interactions, and sensitivity analyses
讨论 **Discussion**		
主要结果 Key results	18	概括与研究目标有关的主要结果 Summarise key results with reference to study objectives
局限性 Limitations	19	结合潜在偏倚或不精确性，讨论研究局限性。讨论可能偏倚的方向和大小 Discuss limitations of the study, taking into account sources of potential bias or imprecision. Discuss both direction and magnitude of any potential bias
解释 Interpretation	20	结合研究目标、局限性、多重比较、相似研究的结果和其他相关证据，对结果进行谨慎解释 Give a cautious overall interpretation of results considering objectives, limitations, multiplicity of analyses, results from similar studies, and other relevant evidence
外推性 Generalisability	21	讨论研究结果的外推性（外部真实性） Discuss the generalizability (external validity) of the study results
其他信息 **Other information**		
资助 Funding	22	给出当前研究的资助来源和资助者的角色，如果可能，给出当前文章所基于的原始研究的资助情况 Give the source of funding and the role of the funders for the present study and, if applicable, for the original study on which present article is based

注：*表示在病例对照研究里分别给出病例组和对照组的相应信息；在队列研究和横断面研究里分别给出暴露组和未暴露组的相应信息。（Give such information separately for cases and controls in case-control studies, and, if applicable, for exposed and unexposed groups in cohort and cross-sectional studies.）

※ 拓展阅读 ※

医工交叉专业要求高校教师在立德树人引领下，交叉、融合，培养面向未来、具有开放思维和创新能力的卓越医学工程人才。但目前，很多高校在学生评奖评优等工作上仍存在"挣工分"的现象。2018 年 11 月，教育部办公厅发布《关于开展清理"唯论文、唯帽子、唯职称、唯学历、唯奖项"专项行动的通知》，该文件要求，"深入学习习近平总书记在全国教育大会和 2018 年两院院士大会上的重要讲话，深化高校体制改革，健全立德树人落实机制，扭转不科学的教育评价导向，推行代表作评价制度，注重标志性成果的质量、贡献、影响。"

近年来，为什么"五唯"痼疾屡屡牵动全社会的敏感神经？因为学生一头连着教师、学校，一头连着家庭、社会，学生的事、学校的事、教育的事，越来越成为全社会的事，成为全社会议论的热点、焦点。"五唯"评价标准的特征是简单化、片面化、绝对化，"一叶障目，不见森林"，会给教育带来诸多负效应。例如，"唯论文"，论文的地位就会被无限拔高。教师晋升职称、年终考核、选拔人才、评国家奖、申请项目基本上以论文为标尺，对科研工作形成错误导向，使科研工作越来越功利化，有的研究者甚至"加工"实验图片，"杜撰"研究结果，不仅败坏了学术风气，更造成了国家人力、物力、财力的巨大浪费。

教育是国之大计、党之大计，贯彻落实好全国教育大会精神，既要有决心，更要见行动。要深化高校体制改革，健全立德树人落实机制，推行代表作评价制度，注重标志性成果的质量、贡献、影响，坚决扭转不科学的教育评价导向。让教育评价回归教育的本质、回归教育的规律、回归教育的初心。

参考文献

[1] 李济宾，张晋昕，洪明晃 . 临床研究方法学 [M]. 北京：科学出版社，2020.

[2] 刘续宝，孙业桓 . 临床流行病学与循证医学 [M]. 5 版 . 北京：人民卫生出版社，2018.

[3] 彭晓霞，冯福民 . 临床流行病学 [M]. 北京：北京大学医学出版社，2013.

[4] 孙凤 . 医学研究报告规范解读 [M]. 北京：北京大学医学出版社，2015.

[5] 国雪杰，杨孝荣，桑少伟，等 . 济南市平阴县农村成年居民高血压知晓现状及影响因素 [J]. 山东大学学报（医学版），2019，57（12）:103-109.

[6] 邓正艳，钟福如，洪敦华 . "破五唯"背景下本科生创新创业能力培养策略 [J]. 教育观察，2021，10（38）：72-74.

[7] 何忠国 . 坚决克服"五唯"痼疾 [N]. 学习时报，2018-09-19（1）.

[8] 教育部办公厅 . 教育部办公厅发布关于开展清理"唯论文、唯帽子、唯职称、唯学历、唯奖项"专项行动的通知 [EB/OL]. （2018-11-7）[2022-4-30] http://www.moe.gov.cn/srcsite/A16/s7062/201811/t20181113_354444.html.

（张媛，王瑾）

附　录

附录一：医疗卫生机构开展研究者发起的临床研究管理办法（试行）

（2021年7月21日国家卫生健康委员会 国卫科教函〔2021〕155号 自2021年10月1日起试行）

第一章　总　则

第一条　为规范临床研究管理，提高临床研究质量，促进临床研究健康发展，提升医疗卫生机构诊断治疗、预防控制疾病的能力，根据《基本医疗卫生与健康促进法》《科学技术进步法》《执业医师法》《药品管理法》《医疗机构管理条例》《涉及人的生物医学研究伦理审查办法》等有关法律法规及部门规章，制定本办法。

第二条　医疗卫生机构开展的研究者发起的临床研究（以下简称临床研究）是指医疗卫生机构（以下简称机构）开展的，以人个体或群体（包括医疗健康信息）为研究对象，不以药品医疗器械（含体外诊断试剂）等产品注册为目的，研究疾病的诊断、治疗、康复、预后、病因、预防及健康维护等活动。

本办法所称医疗卫生机构包括各级各类医疗机构、疾病预防控制机构、采供血机构、妇幼保健机构。

第三条　医疗卫生机构开展临床研究是为了探索医学科学规律、积累医学知识，不得以临床研究为名开展超范围的临床诊疗或群体性疾病预防控制活动。

所有临床研究均应通过科学性审查和伦理审查。

临床研究过程中，医疗卫生机构及其研究者要充分尊重研究对象的知情权与自主选择权利。

第四条　医疗卫生机构及其研究者开展临床研究应当取得法律法规要求的临床资质，具备相应的能力和必要的资金保障。

第五条　医疗卫生机构是临床研究实施的责任主体，开展临床研究应当遵守有关法律法规、部门规章及有关规范性文件和技术准则、伦理规范的要求，制定切实有效的临床研究管理实施细则，建立健全保障科学、规范、有序开展临床研究的组织体系、质量体系、利益冲突防范机制和研究对象权益保护机制，加强对临床研究的质量保证和全过程管理。

积极支持和组织开展临床研究学术交流和培训。

医疗卫生机构应当结合自身实际，合理判断临床研究的风险，结合研究类型、干预措施等对临床研究实行分类管理。

第六条　临床研究的主要研究者对临床研究的科学性、伦理合规性负责，应当加强对其他研究者的培训和管理，对研究对象履行恰当的关注义务并在必要时给予妥善处置。

临床研究的主要研究者和其他研究者应当遵守科研诚信。根据有关法律法规、部门规章、有关规范性文件、技术准则、伦理规范及医疗卫生机构制定的规章制度要求，加强对临床研究过程的自查，及时如实报告有关事项。

第七条　省级及以上卫生健康行政部门应当设立专家委员会或遴选有关专业机构，全面掌握并定期梳理辖区内医疗卫生机构开展临床研究情况，通过专业学术指导、伦理审查监督、研究资金支持等方式，加强对临床研究的监督管理和统筹协调，支持和组织开展临床研究学术交流和培训，促进临床研究的质量提升和效能提高。

第八条　在突发公共卫生事件应急响应期间，根据突发公共卫生事件应急响应范围，省级及以上卫生健康行政部门或其确定的专业机构，可以在科学论证的基础上，牵头组织省域范围内或全国范围内的临床研究。

医疗卫生机构自主开展的临床研究与上述研究发生冲突时，医疗卫生机构应优先保障完成上述研究，同时暂停医疗卫生机构自主开展的临床研究受试者新入组。

第二章　基本分类及原则性要求

第九条　根据研究者是否基于研究目的主动施加某种干预措施（以下简称研究性干预措施），临床研究可以分为观察性研究和干预性研究。

第十条　开展观察性研究，不得对研究对象施加研究性干预措施，不得使研究对象承担超出常规诊疗或疾病防控需要的额外健康（疾病）风险或经济负担。

研究对象因参加观察性研究接受超出常规诊疗或疾病防控需要的额外检查、检验、诊断等措施，可能造成的风险超出最小风险的，参照干预性研究管理。

第十一条　开展干预性研究，研究性干预措施应当符合医学的基本理论和伦理规范、具有扎实的前期研究基础、制定科学规范的研究方案和风险预案、通过科学性审查和伦理审查。

医疗卫生机构和研究者应当对干预性研究可能出现的风险进行评估，具备与风险相适应的处置能力，妥善保护干预性研究的研究对象（以下简称受试者）的健康权益，不得违反临床研究管理规定向受试者收取与研究相关的费用，对于受试者在受试过程中支出的合理费用还应当给予适当补偿。

干预性研究一般由三级医疗机构、设区的市级及以上卫生机构牵头开展，其他医疗卫生机构可以参与干预性研究。

研究性干预措施为临床干预措施的，应当建立多学科研究团队，成员必须包括具备相应执业资格的医师，研究过程中涉及的医学判断、临床决策应当由其作出，原则上主要研究者须具备相应的医师执业资格。

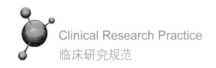

第十二条 以上市后药品、医疗器械等产品为研究性干预措施的临床研究，一般在遵循产品临床应用指导原则、临床诊疗指南和说明书的前提下开展。

当同时满足下列条件时，可以超出上述范围开展干预性研究。

（一）在临床研究管理体系完备的三级甲等医院或与之具有相同医疗技术水平和医疗保障能力的医院开展。

（二）针对严重危害人的生命健康或者严重影响生存质量且目前无确切有效干预措施的疾病，或者虽有确切有效的干预措施但不可获取或者研究性干预措施具有显著的卫生经济学效益。

（三）有体外实验手段、动物模型的，相关实验研究结果应当支持开展临床研究；或者观察性研究结果提示确有必要开展干预性研究。

（四）使用方法不超过现有说明书的用法用量，预期人体内药物浓度（或生物效应）可以达到有效浓度（或有效水平）；或使用方法虽超过现有说明书用法用量但有充分证据证明其安全性、耐受性良好，或具有明确的风险获益评估证据且具有良好风险控制措施。

第十三条 以手术和操作、物理治疗、心理治疗、行为干预、临床诊疗方案、群体性健康措施、生物医学技术等为干预措施的临床研究，应当使用已经批准上市的药品、医疗器械等产品并在产品批准的适用范围内或在符合产品临床应用指导原则的前提下开展。

第十四条 对已经得到充分验证的干预措施，不得开展无意义的重复性临床研究。

第三章 组织管理

第十五条 开展临床研究的医疗卫生机构应当设有临床研究管理委员会，并明确专门部门（以下称临床研究管理部门）负责临床研究管理。

医疗卫生机构应当为临床研究管理配备必要的管理人员和条件保障。

第十六条 临床研究管理委员会由医疗卫生机构相关负责人、相关职能部门负责人和临床研究专家代表组成，负责医疗卫生机构临床研究的决策、审核、管理和监督。

第十七条 临床研究管理部门在临床研究管理委员会指导下，负责临床研究的立项审查、过程管理、质量管理、合同管理、结项管理和档案管理等工作，并协调科学性审查和伦理审查。

第十八条 医疗卫生机构应当制定临床研究科学性审查管理制度、细则和工作程序，组织开展科学性审查。

第十九条 医疗卫生机构应当按照《涉及人的生物医学研究伦理审查办法》要求，建立医疗卫生机构伦理（审查）委员会，健全工作制度，提供工作条件，保障伦理（审查）委员会独立开展伦理审查。

第四章 立项管理

第二十条 临床研究实行医疗卫生机构立项制度，未经医疗卫生机构批准立项的临床研究不得实施。

根据法律法规等要求，临床研究涉及行政审批、备案、登记、注册等事项的，在未按要求完成上述事项之前，医疗卫生机构不得批准研究者启动实施临床研究。

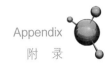

第二十一条　主要研究者应当制定临床研究方案，并按照要求向医疗卫生机构临床研究管理部门提交临床研究方案和相关资料，接受全程管理。

第二十二条　医疗卫生机构应当按照科学性审查制度、细则和工作程序，独立开展科学性审查。

科学性审查的内容应当包括研究的合理性、必要性、可行性，以及研究目的、干预措施、研究假设、研究方法、样本量、研究终点、研究安全性等。

科学性审查的专家应覆盖临床研究所属专业领域和研究方法学领域。干预性研究的科学性审查一般应邀请本机构外专家参加。

第二十三条　医疗卫生机构伦理（审查）委员会按照工作制度，对临床研究独立开展伦理审查，确保临床研究符合伦理规范。

第二十四条　临床研究管理部门应当对提交的材料进行审核。有以下情形之一的，不予立项：

（一）不符合法律、法规、规章及规范性文件要求的；

（二）未通过科学性审查和伦理审查的；

（三）违背科研诚信规范的；

（四）研究前期准备不足，临床研究时机尚不成熟的；

（五）临床研究经费不足以完成临床研究的；

（六）药品、医疗器械等产品不符合使用规范的；

（七）临床研究的安全风险超出实施医疗卫生机构和研究者可控范围的；

（八）可能存在商业贿赂或其他不当利益关系的。

研究者应当签署利益冲突声明并与研究方案等一并提交医疗卫生机构审查，在发表研究结果时应当如实披露。

第二十五条　医疗卫生机构受其他机构委托、资助开展临床研究或者参与多中心临床研究的，应当与委托、资助机构或多中心临床研究牵头机构签订临床研究协议，明确双方权利、义务及责任分担等。

牵头机构对临床研究负主体责任，参与机构对本机构参与的临床研究内容负责。

参与机构应当根据自身情况对多中心研究中是否采用牵头机构科学性审查、伦理审查意见进行规定。

第二十六条　在医疗卫生机构立项审核通过时，临床研究的有关信息应当在国家医学研究登记备案信息系统（以下简称系统）按要求完成上传。鼓励医疗卫生机构和研究者在临床研究提出、科学性审查、伦理审查、立项审核等环节，实时在系统上传临床研究有关信息。

研究者应当如实、准确、完整填写临床研究信息，临床研究管理部门、伦理（审查）委员会等应当分别在系统填写并上传科学性审查、伦理审查和医疗卫生机构立项审核意见。

医疗卫生机构应当对临床研究信息的真实性、准确性、完整性等进行审核，并对相关内容负责，医疗卫生机构审核后完成信息上传。

在系统填写临床研究信息，应当使用规范汉字，涉及专业术语的应当符合学术规范。

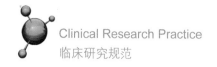

完成信息上传的临床研究由系统统一编号。

第二十七条 多中心研究由牵头医疗卫生机构的研究者在系统填写,牵头机构和参与机构的临床研究管理部门、伦理(审查)委员会根据要求在系统上确认或上传有关补充材料、提交审核意见,并分别对有关信息的真实性、准确性、完整性负责。

第二十八条 完成信息上传的临床研究有关信息,通过系统或国家卫生健康委明确的平台向社会公开,接受同行和社会监督。

第五章 财务管理

第二十九条 医疗卫生机构应当根据国家法律法规规定和文件要求,建立临床研究经费管理制度,对批准立项的临床研究经费纳入单位收支进行统一管理,专款专用。

医疗卫生机构内设科室、部门和个人不得私自收受临床研究项目经费及物品。

第三十条 研究者应当严格执行本医疗卫生机构规章制度,合理使用研究经费,不得擅自调整或挪作他用。

第三十一条 医疗卫生机构或研究者严禁违规向受试者或研究对象收取与研究相关的费用。

第六章 实施管理

第三十二条 研究者应当严格按照批准的方案开展临床研究,稳慎、积极推动临床研究开展,如实记录临床研究过程和结果并妥善保存,配合医疗卫生机构及卫生健康行政部门完成对临床研究的监督检查。

第三十三条 在研究过程中,研究者需要对已立项的临床研究项目进行变更的,应当向医疗卫生机构临床研究管理部门报告。

临床研究管理部门应当按照科学性审查和伦理审查制度组织评估,对涉及研究目的、研究方法、主要研究终点、统计方法以及研究对象等实质修改的,应当重新进行科学性和伦理审查。

对需要重新审查的,应当及时启动审查。

第三十四条 研究者可以申请暂停或终止临床研究。

申请暂停或终止临床研究的,应当向临床研究管理部门报告并说明原因。医疗卫生机构应当按照临床研究全过程管理制度,作出是否同意暂停或终止的决定。

暂停或终止的干预性临床研究,已经有受试者入组的,医疗卫生机构及研究者应当制定方案,妥善保障已经入组受试者的权益。

第三十五条 医疗卫生机构应当对临床研究实施全过程监管,定期组织开展核查。主要研究者应当对负责的临床研究定期自查,确保临床研究的顺利进行。

第三十六条 医疗卫生机构应当加强临床研究的安全性评价,制定并落实不良事件记录、报告和处理相关的规章制度和规范标准,根据不良事件的性质和严重程度及时作出继续、暂停或者终止已经批准的临床研究的决定,并妥善保障已经入组受试者的权益。

第三十七条 医疗卫生机构应当建立受试者争议和投诉的处理机制,科学判定是否有

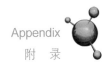

损害产生及其产生的原因，合理划分责任，按照约定或有关管理规定，对受到损害的受试者进行合理的补偿或赔偿。

医疗卫生机构应当建立受试者和研究对象损害风险预防、控制及财务保障机制。

第三十八条 临床研究过程中出现如下情形之一的，在充分考虑受试者安全的前提下，医疗卫生机构应当暂停或者终止研究。

（一）存在违反法律法规、规章的行为；

（二）存在违背伦理原则或科研诚信原则的行为；

（三）研究过程中发现相关药品、医疗器械可能存在严重质量缺陷；

（四）发现临床研究存在严重安全风险；

（五）存在商业贿赂或其他不当利益关系；

（六）违规使用研究经费的行为。

第三十九条 医疗卫生机构应当建立临床研究源数据的管理体系，实现集中统一存储，保障临床研究数据在收集、记录、修改、处理和保存过程中的真实性、准确性、完整性、规范性、保密性，确保数据可查询、可溯源。

第四十条 医疗卫生机构应当加强临床研究档案管理，如实记录并妥善保管相关文书档案。自研究结束之日起，档案保存年限不少于 10 年。在确保安全的前提下，可以实行电子归档。

第四十一条 临床研究发生启动、方案调整、暂停、终止、完成等情形时，医疗卫生机构和研究者应当在系统及时更新临床研究信息。

第四十二条 临床研究实行结项报告制度。临床研究终止或完成时，研究者应当及时分析研究结果，形成全面、客观、准确的研究报告。

临床研究管理部门应当对研究报告进行审核，并对该临床研究结项。

结项后的研究报告应当在系统上传，并向同行公开，加强学术交流。

第七章 监督管理

第四十三条 省级卫生健康行政部门应当依托系统加强辖区内临床研究的监测、评估、分析，实施监督管理。跨省域开展的临床研究的监督管理，由牵头医疗卫生机构所在地省级卫生健康行政部门牵头实施，参与医疗卫生机构所在地省级卫生健康行政部门配合实施。

省级卫生健康行政部门发现医疗卫生机构违反本办法规定，应当要求其立即改正，停止违规开展的研究、妥善保护受试者权益；发现医疗卫生机构临床研究管理体系及临床研究过程管理存在系统性、结构性问题，应当要求医疗卫生机构暂停所有临床研究，进行整改；并按照相关法律法规给予行政处罚及处分。有关监督检查情况，应当定期通报。

被要求停止的临床研究，由省级卫生健康行政部门在系统更新该临床研究有关行政监管信息并予以公布。

第四十四条 省级及以上卫生健康行政部门设立的专家委员会或其遴选的专业机构，应当依托系统对辖区内医疗卫生机构开展的临床研究进行技术核查，对科学性不强、伦

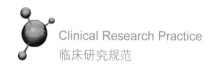

理不合规、研究过程管理不规范以及违反本办法有关规定的，应当及时建议其所在医疗卫生机构停止相关研究、妥善保护有关受试者的合法权益；发现医疗卫生机构临床研究技术管理体系及临床研究技术管理存在系统性、结构性问题，应当建议医疗卫生机构暂停所有临床研究，进行整改。

有关技术核查情况，应向有关卫生健康行政部门反馈并提出处理建议，定期向辖区医疗卫生机构通报。

第四十五条 医疗卫生机构应当加强本机构开展临床研究情况的监督检查，发现研究者擅自开展临床研究、实质性调整研究方案未经医疗卫生机构批准或者违规收受临床研究经费等，应当按照有关规定处理。

第四十六条 未经医疗卫生机构批准，研究者擅自开展临床研究、调整已批准研究方案或者违规收受临床研究经费的，省级卫生健康行政部门和医疗卫生机构应当按照相关规定予以相应处理；医疗卫生机构未履行监督管理职责的，由相关卫生健康行政部门依法处理；构成犯罪的，移交司法机关依法处理。

第八章 附则

第四十七条 干细胞临床研究按照《干细胞临床研究管理办法（试行）》管理，非产品研制的体细胞临床研究参照《干细胞临床研究管理办法（试行）》管理。

第四十八条 中医临床研究不纳入试点。

第四十九条 本办法自 2021 年 10 月 1 日起试行，此前有关规范性文件的要求与本办法不一致的，在试行期间，以本办法为准。

附录二：医疗器械注册与备案管理办法

（2021 年 8 月 26 日国家市场监督管理总局令第 47 号 自 2021 年 10 月 1 日起施行）

第一章 总则

第一条 为了规范医疗器械注册与备案行为，保证医疗器械的安全、有效和质量可控，根据《医疗器械监督管理条例》，制定本办法。

第二条 在中华人民共和国境内从事医疗器械注册、备案及其监督管理活动，适用本办法。

第三条 医疗器械注册是指医疗器械注册申请人（以下简称申请人）依照法定程序和要求提出医疗器械注册申请，药品监督管理部门依据法律法规，基于科学认知，进行安全性、有效性和质量可控性等审查，决定是否同意其申请的活动。

医疗器械备案是指医疗器械备案人（以下简称备案人）依照法定程序和要求向药品监督管理部门提交备案资料，药品监督管理部门对提交的备案资料存档备查的活动。

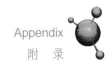

第四条 国家药品监督管理局主管全国医疗器械注册与备案管理工作，负责建立医疗器械注册与备案管理工作体系和制度，依法组织境内第三类和进口第二类、第三类医疗器械审评审批，进口第一类医疗器械备案以及相关监督管理工作，对地方医疗器械注册与备案工作进行监督指导。

第五条 国家药品监督管理局医疗器械技术审评中心（以下简称国家局器械审评中心）负责需进行临床试验审批的医疗器械临床试验申请以及境内第三类和进口第二类、第三类医疗器械产品注册申请、变更注册申请、延续注册申请等的技术审评工作。

国家药品监督管理局医疗器械标准管理中心、中国食品药品检定研究院、国家药品监督管理局食品药品审核查验中心（以下简称国家局审核查验中心）、国家药品监督管理局药品评价中心、国家药品监督管理局行政事项受理服务和投诉举报中心、国家药品监督管理局信息中心等其他专业技术机构，依职责承担实施医疗器械监督管理所需的医疗器械标准管理、分类界定、检验、核查、监测与评价、制证送达以及相应的信息化建设与管理等相关工作。

第六条 省、自治区、直辖市药品监督管理部门负责本行政区域内以下医疗器械注册相关管理工作：

（一）境内第二类医疗器械注册审评审批；

（二）境内第二类、第三类医疗器械质量管理体系核查；

（三）依法组织医疗器械临床试验机构以及临床试验的监督管理；

（四）对设区的市级负责药品监督管理的部门境内第一类医疗器械备案的监督指导。

省、自治区、直辖市药品监督管理部门设置或者指定的医疗器械专业技术机构，承担实施医疗器械监督管理所需的技术审评、检验、核查、监测与评价等工作。

设区的市级负责药品监督管理的部门负责境内第一类医疗器械产品备案管理工作。

第七条 医疗器械注册与备案管理遵循依法、科学、公开、公平、公正的原则。

第八条 第一类医疗器械实行产品备案管理。第二类、第三类医疗器械实行产品注册管理。

境内第一类医疗器械备案，备案人向设区的市级负责药品监督管理的部门提交备案资料。

境内第二类医疗器械由省、自治区、直辖市药品监督管理部门审查，批准后发给医疗器械注册证。

境内第三类医疗器械由国家药品监督管理局审查，批准后发给医疗器械注册证。

进口第一类医疗器械备案，备案人向国家药品监督管理局提交备案资料。

进口第二类、第三类医疗器械由国家药品监督管理局审查，批准后发给医疗器械注册证。

第九条 医疗器械注册人、备案人应当加强医疗器械全生命周期质量管理，对研制、生产、经营、使用全过程中的医疗器械的安全性、有效性和质量可控性依法承担责任。

第十条 国家药品监督管理局对临床急需医疗器械实行优先审批，对创新医疗器械实行特别审批，鼓励医疗器械的研究与创新，推动医疗器械产业高质量发展。

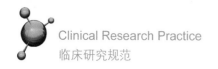

第十一条 国家药品监督管理局依法建立健全医疗器械标准、技术指导原则等体系，规范医疗器械技术审评和质量管理体系核查，指导和服务医疗器械研发和注册申请。

第十二条 药品监督管理部门依法及时公开医疗器械注册、备案相关信息，申请人可以查询审批进度和结果，公众可以查阅审批结果。

未经申请人同意，药品监督管理部门、专业技术机构及其工作人员、参与评审的专家等人员不得披露申请人或者备案人提交的商业秘密、未披露信息或者保密商务信息，法律另有规定或者涉及国家安全、重大社会公共利益的除外。

第二章 基本要求

第十三条 医疗器械注册、备案应当遵守相关法律、法规、规章、强制性标准，遵循医疗器械安全和性能基本原则，参照相关技术指导原则，证明注册、备案的医疗器械安全、有效、质量可控，保证全过程信息真实、准确、完整和可追溯。

第十四条 申请人、备案人应当为能够承担相应法律责任的企业或者研制机构。

境外申请人、备案人应当指定中国境内的企业法人作为代理人，办理相关医疗器械注册、备案事项。代理人应当依法协助注册人、备案人履行《医疗器械监督管理条例》第二十条第一款规定的义务，并协助境外注册人、备案人落实相应法律责任。

第十五条 申请人、备案人应当建立与产品相适应的质量管理体系，并保持有效运行。

第十六条 办理医疗器械注册、备案事项的人员应当具有相应的专业知识，熟悉医疗器械注册、备案管理的法律、法规、规章和注册管理相关规定。

第十七条 申请注册或者进行备案，应当按照国家药品监督管理局有关注册、备案的要求提交相关资料，申请人、备案人对资料的真实性负责。

注册、备案资料应当使用中文。根据外文资料翻译的，应当同时提供原文。引用未公开发表的文献资料时，应当提供资料权利人许可使用的文件。

第十八条 申请进口医疗器械注册、办理进口医疗器械备案，应当提交申请人、备案人注册地或者生产地所在国家（地区）主管部门准许该医疗器械上市销售的证明文件。

申请人、备案人注册地或者生产地所在国家（地区）未将该产品作为医疗器械管理的，申请人、备案人需提供相关文件，包括注册地或者生产地所在国家（地区）准许该产品上市销售的证明文件。

未在申请人、备案人注册地或者生产地所在国家（地区）上市的创新医疗器械，不需提交相关文件。

第十九条 医疗器械应当符合适用的强制性标准。产品结构特征、预期用途、使用方式等与强制性标准的适用范围不一致的，申请人、备案人应当提出不适用强制性标准的说明，并提供相关资料。

没有强制性标准的，鼓励申请人、备案人采用推荐性标准。

第二十条 医疗器械注册、备案工作应当遵循医疗器械分类规则和分类目录的有关要求。

第二十一条 药品监督管理部门持续推进审评审批制度改革，加强医疗器械监管科学

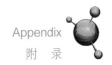
研究，建立以技术审评为主导，核查、检验、监测与评价等为支撑的医疗器械注册管理技术体系，优化审评审批流程，提高审评审批能力，提升审评审批质量和效率。

第二十二条 医疗器械专业技术机构建立健全沟通交流制度，明确沟通交流的形式和内容，根据工作需要组织与申请人进行沟通交流。

第二十三条 医疗器械专业技术机构根据工作需要建立专家咨询制度，在审评、核查、检验等过程中就重大问题听取专家意见，充分发挥专家的技术支撑作用。

第三章 医疗器械注册

第一节 产品研制

第二十四条 医疗器械研制应当遵循风险管理原则，考虑现有公认技术水平，确保产品所有已知和可预见的风险以及非预期影响最小化并可接受，保证产品在正常使用中受益大于风险。

第二十五条 从事医疗器械产品研制实验活动，应当符合我国相关法律、法规和强制性标准等的要求。

第二十六条 申请人、备案人应当编制申请注册或者进行备案医疗器械的产品技术要求。

产品技术要求主要包括医疗器械成品的可进行客观判定的功能性、安全性指标和检测方法。

医疗器械应当符合经注册或者备案的产品技术要求。

第二十七条 申请人、备案人应当编制申请注册或者进行备案医疗器械的产品说明书和标签。

产品说明书和标签应当符合《医疗器械监督管理条例》第三十九条要求以及相关规定。

第二十八条 医疗器械研制，应当根据产品适用范围和技术特征开展医疗器械非临床研究。

非临床研究包括产品化学和物理性能研究，电气安全研究，辐射安全研究，软件研究，生物学特性研究，生物源材料安全性研究，消毒、灭菌工艺研究，动物试验研究，稳定性研究等。

申请注册或者进行备案，应当提交研制活动中产生的非临床证据，包括非临床研究报告综述、研究方案和研究报告。

第二十九条 医疗器械非临床研究过程中确定的功能性、安全性指标及方法应当与产品预期使用条件、目的相适应，研究样品应当具有代表性和典型性。必要时，应当进行方法学验证、统计学分析。

第三十条 申请注册或者进行备案，应当按照产品技术要求进行检验，并提交检验报告。检验合格的，方可开展临床试验或者申请注册、进行备案。

第三十一条 检验用产品应当能够代表申请注册或者进行备案产品的安全性和有效性，其生产应当符合医疗器械生产质量管理规范的相关要求。

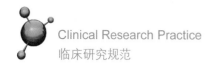

第三十二条 申请注册或者进行备案提交的医疗器械产品检验报告可以是申请人、备案人的自检报告，也可以是委托有资质的医疗器械检验机构出具的检验报告。

第二节 临床评价

第三十三条 除本办法第三十四条规定情形外，医疗器械产品注册、备案，应当进行临床评价。

医疗器械临床评价是指采用科学合理的方法对临床数据进行分析、评价，以确认医疗器械在其适用范围内的安全性、有效性的活动。

申请医疗器械注册，应当提交临床评价资料。

第三十四条 有下列情形之一的，可以免于进行临床评价：

（一）工作机理明确、设计定型，生产工艺成熟，已上市的同品种医疗器械临床应用多年且无严重不良事件记录，不改变常规用途的；

（二）其他通过非临床评价能够证明该医疗器械安全、有效的。

免于进行临床评价的，可以免于提交临床评价资料。

免于进行临床评价的医疗器械目录由国家药品监督管理局制定、调整并公布。

第三十五条 开展医疗器械临床评价，可以根据产品特征、临床风险、已有临床数据等情形，通过开展临床试验，或者通过对同品种医疗器械临床文献资料、临床数据进行分析评价，证明医疗器械的安全性、有效性。

按照国家药品监督管理局的规定，进行医疗器械临床评价时，已有临床文献资料、临床数据不足以确认产品安全、有效的医疗器械，应当开展临床试验。

国家药品监督管理局制定医疗器械临床评价指南，明确通过同品种医疗器械临床文献资料、临床数据进行临床评价的要求，需要开展临床试验的情形，临床评价报告的撰写要求等。

第三十六条 通过同品种医疗器械临床文献资料、临床数据进行临床评价的，临床评价资料包括申请注册产品与同品种医疗器械的对比，同品种医疗器械临床数据的分析评价，申请注册产品与同品种产品存在差异时的科学证据以及评价结论等内容。

通过临床试验开展临床评价的，临床评价资料包括临床试验方案、伦理委员会意见、知情同意书、临床试验报告等。

第三十七条 开展医疗器械临床试验，应当按照医疗器械临床试验质量管理规范的要求，在具备相应条件并按照规定备案的医疗器械临床试验机构内进行。临床试验开始前，临床试验申办者应当向所在地省、自治区、直辖市药品监督管理部门进行临床试验备案。临床试验医疗器械的生产应当符合医疗器械生产质量管理规范的相关要求。

第三十八条 第三类医疗器械进行临床试验对人体具有较高风险的，应当经国家药品监督管理局批准。

临床试验审批是指国家药品监督管理局根据申请人的申请，对拟开展临床试验的医疗器械的风险程度、临床试验方案、临床受益与风险对比分析报告等进行综合分析，以决定是否同意开展临床试验的过程。

需进行临床试验审批的第三类医疗器械目录由国家药品监督管理局制定、调整并公

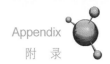

布。需进行临床试验审批的第三类医疗器械临床试验应在符合要求的三级甲等医疗机构开展。

第三十九条　需进行医疗器械临床试验审批的，申请人应当按照相关要求提交综述资料、研究资料、临床资料、产品说明书和标签样稿等申请资料。

第四十条　国家局器械审评中心对受理的临床试验申请进行审评。对临床试验申请应当自受理申请之日 60 日内作出是否同意的决定，并通过国家局器械审评中心网站通知申请人。逾期未通知的，视为同意。

第四十一条　审评过程中需要申请人补正资料的，国家局器械审评中心应当一次告知需要补正的全部内容。申请人应当在收到补正通知 1 年内，按照补正通知的要求一次提供补充资料。国家局器械审评中心收到补充资料后，按照规定的时限完成技术审评。

申请人对补正通知内容有异议的，可以向国家局器械审评中心提出书面意见，说明理由并提供相应的技术支持资料。

申请人逾期未提交补充资料的，终止技术审评，作出不予批准的决定。

第四十二条　对于医疗器械临床试验期间出现的临床试验医疗器械相关严重不良事件，或者其他严重安全性风险信息，临床试验申办者应当按照相关要求，分别向所在地和临床试验机构所在地省、自治区、直辖市药品监督管理部门报告，并采取风险控制措施。未采取风险控制措施的，省、自治区、直辖市药品监督管理部门依法责令申办者采取相应的风险控制措施。

第四十三条　医疗器械临床试验中出现大范围临床试验医疗器械相关严重不良事件，或者其他重大安全性问题时，申办者应当暂停或者终止医疗器械临床试验，分别向所在地和临床试验机构所在地省、自治区、直辖市药品监督管理部门报告。未暂停或者终止的，省、自治区、直辖市药品监督管理部门依法责令申办者采取相应的风险控制措施。

第四十四条　已批准开展的临床试验，有下列情形之一的，国家药品监督管理局可以责令申请人终止已开展的医疗器械临床试验：

（一）临床试验申请资料虚假的；

（二）已有最新研究证实原批准的临床试验伦理性和科学性存在问题的；

（三）其他应当终止的情形。

第四十五条　医疗器械临床试验应当在批准后 3 年内实施；医疗器械临床试验申请自批准之日起，3 年内未有受试者签署知情同意书的，该医疗器械临床试验许可自行失效。仍需进行临床试验的，应当重新申请。

第四十六条　对正在开展临床试验的用于治疗严重危及生命且尚无有效治疗手段的疾病的医疗器械，经医学观察可能使患者获益，经伦理审查、知情同意后，可以在开展医疗器械临床试验的机构内免费用于其他病情相同的患者，其安全性数据可以用于医疗器械注册申请。

第三节　注册体系核查

第四十七条　申请人应当在申请注册时提交与产品研制、生产有关的质量管理体系相关资料，受理注册申请的药品监督管理部门在产品技术审评时认为有必要对质量管理体

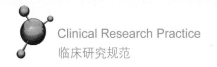

系进行核查的，应当组织开展质量管理体系核查，并可以根据需要调阅原始资料。

第四十八条 境内第三类医疗器械质量管理体系核查，由国家局器械审评中心通知申请人所在地的省、自治区、直辖市药品监督管理部门开展。

境内第二类医疗器械质量管理体系核查，由申请人所在地的省、自治区、直辖市药品监督管理部门组织开展。

第四十九条 省、自治区、直辖市药品监督管理部门按照医疗器械生产质量管理规范的要求开展质量管理体系核查，重点对申请人是否按照医疗器械生产质量管理规范的要求建立与产品相适应的质量管理体系，以及与产品研制、生产有关的设计开发、生产管理、质量控制等内容进行核查。

在核查过程中，应当同时对检验用产品和临床试验产品的真实性进行核查，重点查阅设计开发过程相关记录，以及检验用产品和临床试验产品生产过程的相关记录。

提交自检报告的，应当对申请人、备案人或者受托机构研制过程中的检验能力、检验结果等进行重点核查。

第五十条 省、自治区、直辖市药品监督管理部门可以通过资料审查或者现场检查的方式开展质量管理体系核查。根据申请人的具体情况、监督检查情况、本次申请注册产品与既往已通过核查产品生产条件及工艺对比情况等，确定是否现场检查以及检查内容，避免重复检查。

第五十一条 国家局器械审评中心对进口第二类、第三类医疗器械开展技术审评时，认为有必要进行质量管理体系核查的，通知国家局审核查验中心根据相关要求开展核查。

第四节 产品注册

第五十二条 申请人应当在完成支持医疗器械注册的安全性、有效性研究，做好接受质量管理体系核查的准备后，提出医疗器械注册申请，并按照相关要求，通过在线注册申请等途径向药品监督管理部门提交下列注册申请资料：

（一）产品风险分析资料；

（二）产品技术要求；

（三）产品检验报告；

（四）临床评价资料；

（五）产品说明书以及标签样稿；

（六）与产品研制、生产有关的质量管理体系文件；

（七）证明产品安全、有效所需的其他资料。

第五十三条 药品监督管理部门收到申请后对申请资料进行审核，并根据下列情况分别作出处理：

（一）申请事项属于本行政机关职权范围，申请资料齐全、符合形式审核要求的，予以受理；

（二）申请资料存在可以当场更正的错误的，应当允许申请人当场更正；

（三）申请资料不齐全或者不符合法定形式的，应当当场或者在5日内一次告知申请人需要补正的全部内容，逾期不告知的，自收到申请资料之日起即为受理；

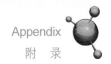

（四）申请事项依法不属于本行政机关职权范围的，应当即时作出不予受理的决定，并告知申请人向有关行政机关申请。

药品监督管理部门受理或者不予受理医疗器械注册申请，应当出具加盖本行政机关专用印章和注明日期的受理或者不予受理的通知书。

医疗器械注册申请受理后，需要申请人缴纳费用的，申请人应当按规定缴纳费用。申请人未在规定期限内缴纳费用的，视为申请人主动撤回申请，药品监督管理部门终止其注册程序。

第五十四条 技术审评过程中需要申请人补正资料的，技术审评机构应当一次告知需要补正的全部内容。申请人应当在收到补正通知1年内，按照补正通知要求一次提供补充资料；技术审评机构收到补充资料后，在规定的时限内完成技术审评。

申请人对补正通知内容有异议的，可以向相应的技术审评机构提出书面意见，说明理由并提供相应的技术支持资料。

申请人逾期未提交补充资料的，终止技术审评，药品监督管理部门作出不予注册的决定。

第五十五条 对于已受理的注册申请，申请人可以在行政许可决定作出前，向受理该申请的药品监督管理部门申请撤回注册申请及相关资料，并说明理由。同意撤回申请的，药品监督管理部门终止其注册程序。

审评、核查、审批过程中发现涉嫌存在隐瞒真实情况或者提供虚假信息等违法行为的，依法处理，申请人不得撤回医疗器械注册申请。

第五十六条 对于已受理的注册申请，有证据表明注册申请资料可能虚假的，药品监督管理部门可以中止审评审批。经核实后，根据核实结论继续审查或者作出不予注册的决定。

第五十七条 医疗器械注册申请审评期间，对于拟作出不通过的审评结论的，技术审评机构应当告知申请人不通过的理由，申请人可以在15日内向技术审评机构提出异议，异议内容仅限于原申请事项和原申请资料。技术审评机构结合申请人的异议意见进行综合评估并反馈申请人。异议处理时间不计入审评时限。

第五十八条 受理注册申请的药品监督管理部门应当在技术审评结束后，作出是否批准的决定。对符合安全、有效、质量可控要求的，准予注册，发给医疗器械注册证，经过核准的产品技术要求以附件形式发给申请人。对不予注册的，应当书面说明理由，并同时告知申请人享有依法申请行政复议或者提起行政诉讼的权利。

医疗器械注册证有效期为5年。

第五十九条 对于已受理的注册申请，有下列情形之一的，药品监督管理部门作出不予注册的决定，并告知申请人：

（一）申请人对拟上市销售医疗器械的安全性、有效性、质量可控性进行的研究及其结果无法证明产品安全、有效、质量可控的；

（二）质量管理体系核查不通过，以及申请人拒绝接受质量管理体系现场检查的；

（三）注册申请资料虚假的；

（四）注册申请资料内容混乱、矛盾，注册申请资料内容与申请项目明显不符，不

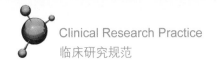

能证明产品安全、有效、质量可控的；

（五）不予注册的其他情形。

第六十条 法律、法规、规章规定实施行政许可应当听证的事项，或者药品监督管理部门认为需要听证的其他涉及公共利益的重大行政许可事项，药品监督管理部门应当向社会公告，并举行听证。医疗器械注册申请直接涉及申请人与他人之间重大利益关系的，药品监督管理部门在作出行政许可决定前，应当告知申请人、利害关系人享有要求听证的权利。

第六十一条 对用于治疗罕见疾病、严重危及生命且尚无有效治疗手段的疾病和应对公共卫生事件等急需的医疗器械，药品监督管理部门可以作出附条件批准决定，并在医疗器械注册证中载明有效期、上市后需要继续完成的研究工作及完成时限等相关事项。

第六十二条 对附条件批准的医疗器械，注册人应当在医疗器械上市后收集受益和风险相关数据，持续对产品的受益和风险开展监测与评估，采取有效措施主动管控风险，并在规定期限内按照要求完成研究并提交相关资料。

第六十三条 对附条件批准的医疗器械，注册人逾期未按照要求完成研究或者不能证明其受益大于风险的，注册人应当及时申请办理医疗器械注册证注销手续，药品监督管理部门可以依法注销医疗器械注册证。

第六十四条 对新研制的尚未列入分类目录的医疗器械，申请人可以直接申请第三类医疗器械产品注册，也可以依据分类规则判断产品类别并向国家药品监督管理局申请类别确认后，申请产品注册或者进行产品备案。

直接申请第三类医疗器械注册的，国家药品监督管理局按照风险程度确定类别。境内医疗器械确定为第二类或者第一类的，应当告知申请人向相应的药品监督管理部门申请注册或者进行备案。

第六十五条 已注册的医疗器械，其管理类别由高类别调整为低类别的，医疗器械注册证在有效期内继续有效。有效期届满需要延续的，应当在医疗器械注册证有效期届满6个月前，按照调整后的类别向相应的药品监督管理部门申请延续注册或者进行备案。

医疗器械管理类别由低类别调整为高类别的，注册人应当按照改变后的类别向相应的药品监督管理部门申请注册。国家药品监督管理局在管理类别调整通知中应当对完成调整的时限作出规定。

第六十六条 医疗器械注册证及其附件遗失、损毁的，注册人应当向原发证机关申请补发，原发证机关核实后予以补发。

第六十七条 注册申请审查过程中及批准后发生专利权纠纷的，应当按照有关法律、法规的规定处理。

第四章　特殊注册程序

第一节　创新产品注册程序

第六十八条 符合下列要求的医疗器械，申请人可以申请适用创新产品注册程序：

（一）申请人通过其主导的技术创新活动，在中国依法拥有产品核心技术发明专利权，

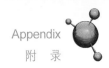

或者依法通过受让取得在中国发明专利权或其使用权，且申请适用创新产品注册程序的时间在专利授权公告日起 5 年内；或者核心技术发明专利的申请已由国务院专利行政部门公开，并由国家知识产权局专利检索咨询中心出具检索报告，载明产品核心技术方案具备新颖性和创造性；

（二）申请人已完成产品的前期研究并具有基本定型产品，研究过程真实和受控，研究数据完整和可溯源；

（三）产品主要工作原理或者作用机理为国内首创，产品性能或者安全性与同类产品比较有根本性改进，技术上处于国际领先水平，且具有显著的临床应用价值。

第六十九条 申请适用创新产品注册程序的，申请人应当在产品基本定型后，向国家药品监督管理局提出创新医疗器械审查申请。国家药品监督管理局组织专家进行审查，符合要求的，纳入创新产品注册程序。

第七十条 对于适用创新产品注册程序的医疗器械注册申请，国家药品监督管理局以及承担相关技术工作的机构，根据各自职责指定专人负责，及时沟通，提供指导。

纳入创新产品注册程序的医疗器械，国家局器械审评中心可以与申请人在注册申请受理前以及技术审评过程中就产品研制中的重大技术问题、重大安全性问题、临床试验方案、阶段性临床试验结果的总结与评价等问题沟通交流。

第七十一条 纳入创新产品注册程序的医疗器械，申请人主动要求终止或者国家药品监督管理局发现不再符合创新产品注册程序要求的，国家药品监督管理局终止相关产品的创新产品注册程序并告知申请人。

第七十二条 纳入创新产品注册程序的医疗器械，申请人在规定期限内未提出注册申请的，不再适用创新产品注册程序。

第二节 优先注册程序

第七十三条 满足下列情形之一的医疗器械，可以申请适用优先注册程序：

（一）诊断或者治疗罕见病、恶性肿瘤且具有明显临床优势，诊断或者治疗老年人特有和多发疾病且目前尚无有效诊断或者治疗手段，专用于儿童且具有明显临床优势，或者临床急需且在我国尚无同品种产品获准注册的医疗器械；

（二）列入国家科技重大专项或者国家重点研发计划的医疗器械；

（三）国家药品监督管理局规定的其他可以适用优先注册程序的医疗器械。

第七十四条 申请适用优先注册程序的，申请人应当在提出医疗器械注册申请时，向国家药品监督管理局提出适用优先注册程序的申请。属于第七十三条第一项情形的，由国家药品监督管理局组织专家进行审核，符合的，纳入优先注册程序；属于第七十三条第二项情形的，由国家局器械审评中心进行审核，符合的，纳入优先注册程序；属于第七十三条第三项情形的，由国家药品监督管理局广泛听取意见，并组织专家论证后确定是否纳入优先注册程序。

第七十五条 对纳入优先注册程序的医疗器械注册申请，国家药品监督管理局优先进行审评审批，省、自治区、直辖市药品监督管理部门优先安排医疗器械注册质量管理体系核查。

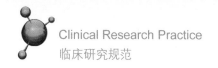

国家局器械审评中心在对纳入优先注册程序的医疗器械产品开展技术审评过程中，应当按照相关规定积极与申请人进行沟通交流，必要时，可以安排专项交流。

第三节　应急注册程序

第七十六条 国家药品监督管理局可以依法对突发公共卫生事件应急所需且在我国境内尚无同类产品上市，或者虽在我国境内已有同类产品上市但产品供应不能满足突发公共卫生事件应急处理需要的医疗器械实施应急注册。

第七十七条 申请适用应急注册程序的，申请人应当向国家药品监督管理局提出应急注册申请。符合条件的，纳入应急注册程序。

第七十八条 对实施应急注册的医疗器械注册申请，国家药品监督管理局按照统一指挥、早期介入、随到随审、科学审批的要求办理，并行开展医疗器械产品检验、体系核查、技术审评等工作。

第五章　变更注册与延续注册

第一节　变更注册

第七十九条 注册人应当主动开展医疗器械上市后研究，对医疗器械的安全性、有效性和质量可控性进行进一步确认，加强对已上市医疗器械的持续管理。

已注册的第二类、第三类医疗器械产品，其设计、原材料、生产工艺、适用范围、使用方法等发生实质性变化，有可能影响该医疗器械安全、有效的，注册人应当向原注册部门申请办理变更注册手续；发生其他变化的，应当在变化之日起30日内向原注册部门备案。

注册证载明的产品名称、型号、规格、结构及组成、适用范围、产品技术要求、进口医疗器械的生产地址等，属于前款规定的需要办理变更注册的事项。注册人名称和住所、代理人名称和住所等，属于前款规定的需要备案的事项。境内医疗器械生产地址变更的，注册人应当在办理相应的生产许可变更后办理备案。

发生其他变化的，注册人应当按照质量管理体系要求做好相关工作，并按照规定向药品监督管理部门报告。

第八十条 对于变更注册申请，技术审评机构应当重点针对变化部分进行审评，对变化后产品是否安全、有效、质量可控形成审评意见。

在对变更注册申请进行技术审评时，认为有必要对质量管理体系进行核查的，药品监督管理部门应当组织开展质量管理体系核查。

第八十一条 医疗器械变更注册文件与原医疗器械注册证合并使用，有效期截止日期与原医疗器械注册证相同。

第二节　延续注册

第八十二条 医疗器械注册证有效期届满需要延续注册的，注册人应当在医疗器械注册证有效期届满6个月前，向原注册部门申请延续注册，并按照相关要求提交申请资料。

除有本办法第八十三条规定情形外，接到延续注册申请的药品监督管理部门应当在医疗器械注册证有效期届满前作出准予延续的决定。逾期未作决定的，视为准予延续。

第八十三条 有下列情形之一的，不予延续注册：

（一）未在规定期限内提出延续注册申请；

（二）新的医疗器械强制性标准发布实施，申请延续注册的医疗器械不能达到新要求；

（三）附条件批准的医疗器械，未在规定期限内完成医疗器械注册证载明事项。

第八十四条 延续注册的批准时间在原注册证有效期内的，延续注册的注册证有效期起始日为原注册证到期日次日；批准时间不在原注册证有效期内的，延续注册的注册证有效期起始日为批准延续注册的日期。

第八十五条 医疗器械变更注册申请、延续注册申请的受理与审批程序，本章未作规定的，适用本办法第三章的相关规定。

第六章　医疗器械备案

第八十六条 第一类医疗器械生产前，应当进行产品备案。

第八十七条 进行医疗器械备案，备案人应当按照《医疗器械监督管理条例》的规定向药品监督管理部门提交备案资料，获取备案编号。

第八十八条 已备案的医疗器械，备案信息表中登载内容及备案的产品技术要求发生变化的，备案人应当向原备案部门变更备案，并提交变化情况的说明以及相关文件。药品监督管理部门应当将变更情况登载于备案信息中。

第八十九条 已备案的医疗器械管理类别调整为第二类或者第三类医疗器械的，应当按照本办法规定申请注册。

第七章　工作时限

第九十条 本办法所规定的时限是医疗器械注册的受理、技术审评、核查、审批等工作的最长时间。特殊注册程序相关工作时限，按特殊注册程序相关规定执行。

国家局器械审评中心等专业技术机构应当明确本单位工作程序和时限，并向社会公布。

第九十一条 药品监督管理部门收到医疗器械注册申请及临床试验申请后，应当自受理之日起3日内将申请资料转交技术审评机构。临床试验申请的受理要求适用于本办法第五十三条规定。

第九十二条 医疗器械注册技术审评时限，按照以下规定执行：

（一）医疗器械临床试验申请的技术审评时限为60日，申请资料补正后的技术审评时限为40日；

（二）第二类医疗器械注册申请、变更注册申请、延续注册申请的技术审评时限为60日，申请资料补正后的技术审评时限为60日；

（三）第三类医疗器械注册申请、变更注册申请、延续注册申请的技术审评时限为90日，申请资料补正后的技术审评时限为60日。

第九十三条 境内第三类医疗器械质量管理体系核查时限，按照以下规定执行：

（一）国家局器械审评中心应当在医疗器械注册申请受理后10日内通知相关省、自治区、直辖市药品监督管理部门启动核查；

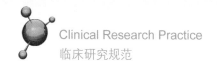
（二）省、自治区、直辖市药品监督管理部门原则上在接到核查通知后 30 日内完成核查，并将核查情况、核查结果等相关材料反馈至国家局器械审评中心。

第九十四条 受理注册申请的药品监督管理部门应当自收到审评意见之日起 20 日内作出决定。

第九十五条 药品监督管理部门应当自作出医疗器械注册审批决定之日起 10 日内颁发、送达有关行政许可证件。

第九十六条 因产品特性以及技术审评、核查等工作遇到特殊情况确需延长时限的，延长时限不得超过原时限的二分之一，经医疗器械技术审评、核查等相关技术机构负责人批准后，由延长时限的技术机构书面告知申请人，并通知其他相关技术机构。

第九十七条 原发证机关应当自收到医疗器械注册证补办申请之日起 20 日内予以补发。

第九十八条 以下时间不计入相关工作时限：

（一）申请人补充资料、核查后整改等所占用的时间；

（二）因申请人原因延迟核查的时间；

（三）外聘专家咨询、召开专家咨询会、药械组合产品需要与药品审评机构联合审评的时间；

（四）根据规定中止审评审批程序的，中止审评审批程序期间所占用的时间；

（五）质量管理体系核查所占用的时间。

第九十九条 本办法规定的时限以工作日计算。

第八章　监督管理

第一百条 药品监督管理部门应当加强对医疗器械研制活动的监督检查，必要时可以对为医疗器械研制提供产品或者服务的单位和个人进行延伸检查，有关单位和个人应当予以配合，提供相关文件和资料，不得拒绝、隐瞒、阻挠。

第一百零一条 国家药品监督管理局建立并分步实施医疗器械唯一标识制度，申请人、备案人应当按照相关规定提交唯一标识相关信息，保证数据真实、准确、可溯源。

第一百零二条 国家药品监督管理局应当及时将代理人信息通报代理人所在地省、自治区、直辖市药品监督管理部门。省、自治区、直辖市药品监督管理部门对本行政区域内的代理人组织开展日常监督管理。

第一百零三条 省、自治区、直辖市药品监督管理部门根据医疗器械临床试验机构备案情况，组织对本行政区域内已经备案的临床试验机构开展备案后监督检查。对于新备案的医疗器械临床试验机构，应当在备案后 60 日内开展监督检查。

省、自治区、直辖市药品监督管理部门应当组织对本行政区域内医疗器械临床试验机构遵守医疗器械临床试验质量管理规范的情况进行日常监督检查，监督其持续符合规定要求。国家药品监督管理局根据需要对医疗器械临床试验机构进行监督检查。

第一百零四条 药品监督管理部门认为有必要的，可以对临床试验的真实性、准确性、完整性、规范性和可追溯性进行现场检查。

第一百零五条 承担第一类医疗器械产品备案工作的药品监督管理部门在备案后监督

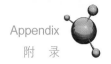

中，发现备案资料不规范的，应当责令备案人限期改正。

第一百零六条 药品监督管理部门未及时发现本行政区域内医疗器械注册管理系统性、区域性风险，或者未及时消除本行政区域内医疗器械注册管理系统性、区域性隐患的，上级药品监督管理部门可以对下级药品监督管理部门主要负责人进行约谈。

第九章 法律责任

第一百零七条 违反本办法第七十九条的规定，未按照要求对发生变化进行备案的，责令限期改正；逾期不改正的，处1万元以上3万元以下罚款。

第一百零八条 开展医疗器械临床试验未遵守临床试验质量管理规范的，依照《医疗器械监督管理条例》第九十四条予以处罚。

第一百零九条 医疗器械技术审评机构未依照本办法规定履行职责，致使审评工作出现重大失误的，由负责药品监督管理的部门责令改正，通报批评，给予警告；造成严重后果的，对违法单位的法定代表人、主要负责人、直接负责的主管人员和其他责任人员，依法给予处分。

第一百一十条 负责药品监督管理的部门工作人员违反规定，滥用职权、玩忽职守、徇私舞弊的，依法给予处分。

第十章 附 则

第一百一十一条 医疗器械注册或者备案单元原则上以产品的技术原理、结构组成、性能指标和适用范围为划分依据。

第一百一十二条 获准注册的医疗器械，是指与该医疗器械注册证及附件限定内容一致且在医疗器械注册证有效期内生产的医疗器械。

第一百一十三条 医疗器械注册证中"结构及组成"栏内所载明的组合部件，以更换耗材、售后服务、维修等为目的，用于原注册产品的，可以单独销售。

第一百一十四条 申请人在申请医疗器械产品注册、变更注册、临床试验审批中可以经医疗器械主文档所有者授权，引用经登记的医疗器械主文档。医疗器械主文档登记相关工作程序另行规定。

第一百一十五条 医疗器械注册证格式由国家药品监督管理局统一制定。

注册证编号的编排方式为：

×1械注 ×2×××3×4××5×××6。其中：

×1为注册审批部门所在地的简称：

境内第三类医疗器械、进口第二类、第三类医疗器械为"国"字；

境内第二类医疗器械为注册审批部门所在地省、自治区、直辖市简称；

×2为注册形式：

"准"字适用于境内医疗器械；

"进"字适用于进口医疗器械；

"许"字适用于香港、澳门、台湾地区的医疗器械；

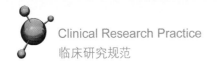

×××3 为首次注册年份；

×4 为产品管理类别；

××5 为产品分类编码；

×××6 为首次注册流水号。

延续注册的，×××3 和 ×××6 数字不变。产品管理类别调整的，应当重新编号。

第一百一十六条　第一类医疗器械备案编号的编排方式为：

×1 械备 ×××2×××3。其中：

×1 为备案部门所在地的简称：

进口第一类医疗器械为"国"字；

境内第一类医疗器械为备案部门所在地省、自治区、直辖市简称加所在地设区的市级行政区域的简称（无相应设区的市级行政区域时，仅为省、自治区、直辖市的简称）；

×××2 为备案年份；

×××3 为备案流水号。

第一百一十七条　药品监督管理部门制作的医疗器械注册证、变更注册文件电子文件与纸质文件具有同等法律效力。

第一百一十八条　根据工作需要，国家药品监督管理局可以依法委托省、自治区、直辖市药品监督管理部门或者技术机构、社会组织承担有关的具体工作。

第一百一十九条　省、自治区、直辖市药品监督管理部门可以参照本办法第四章规定制定本行政区域内第二类医疗器械特殊注册程序，并报国家药品监督管理局备案。

第一百二十条　医疗器械产品注册收费项目、收费标准按照国务院财政、价格主管部门的有关规定执行。

第一百二十一条　按照医疗器械管理的体外诊断试剂的注册与备案，适用《体外诊断试剂注册与备案管理办法》。

第一百二十二条　定制式医疗器械监督管理的有关规定，由国家药品监督管理局另行制定。

药械组合产品注册管理的有关规定，由国家药品监督管理局另行制定。

医疗器械紧急使用的有关规定，由国家药品监督管理局会同有关部门另行制定。

第一百二十三条　香港、澳门、台湾地区医疗器械的注册、备案，参照进口医疗器械办理。

第一百二十四条　本办法自 2021 年 10 月 1 日起施行。2014 年 7 月 30 日原国家食品药品监督管理总局令第 4 号公布的《医疗器械注册管理办法》同时废止。

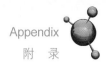

附录三：科研失信行为调查处理规则

（2022年8月25日 国科发监〔2022〕221号 经科技部会同科研诚信建设联席会议成员单位修订通过 自发布之日起实施）

第一章 总则

第一条 为规范科研失信行为调查处理工作，贯彻中共中央办公厅、国务院办公厅《关于进一步加强科研诚信建设的若干意见》精神，根据《中华人民共和国科学技术进步法》《中华人民共和国高等教育法》等规定，制定本规则。

第二条 本规则所称的科研失信行为是指在科学研究及相关活动中发生的违反科学研究行为准则与规范的行为，包括：

（一）抄袭剽窃、侵占他人研究成果或项目申请书；

（二）编造研究过程、伪造研究成果，买卖实验研究数据，伪造、篡改实验研究数据、图表、结论、检测报告或用户使用报告等；

（三）买卖、代写、代投论文或项目申报验收材料等，虚构同行评议专家及评议意见；

（四）以故意提供虚假信息等弄虚作假的方式或采取请托、贿赂、利益交换等不正当手段获得科研活动审批，获取科技计划（专项、基金等）项目、科研经费、奖励、荣誉、职务职称等；

（五）以弄虚作假方式获得科技伦理审查批准，或伪造、篡改科技伦理审查批准文件等；

（六）无实质学术贡献署名等违反论文、奖励、专利等署名规范的行为；

（七）重复发表，引用与论文内容无关的文献，要求作者非必要地引用特定文献等违反学术出版规范的行为；

（八）其他科研失信行为。

本规则所称抄袭剽窃、伪造、篡改、重复发表等行为按照学术出版规范及相关行业标准认定。

第三条 有关主管部门和高等学校、科研机构、医疗卫生机构、企业、社会组织等单位对科研失信行为不得迁就包庇，任何单位和个人不得阻挠、干扰科研失信行为的调查处理。

第四条 科研失信行为当事人及证人等应积极配合调查，如实说明情况、提供证据，不得伪造、篡改、隐匿、销毁证据材料。

第二章 职责分工

第五条 科技部和中国社科院分别负责统筹自然科学和哲学社会科学领域的科研失信行为调查处理工作。有关科研失信行为引起社会普遍关注或涉及多个部门（单位）的，

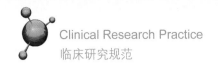
可组织开展联合调查处理或协调不同部门（单位）分别开展调查处理。

主管部门负责指导和监督本系统的科研失信行为调查处理工作，建立健全重大科研失信事件信息报送机制，并可对本系统发生的科研失信行为独立组织开展调查处理。

第六条 科研失信行为被调查人是自然人的，一般由其被调查时所在单位负责调查处理；没有所在单位的，由其所在地的科技行政部门或哲学社会科学科研诚信建设责任单位负责组织开展调查处理。调查涉及被调查人在其他曾任职或求学单位实施的科研失信行为的，所涉单位应积极配合开展调查处理并将调查处理情况及时送被调查人所在单位。牵头调查单位应根据本规则要求，负责对其他参与调查单位的调查程序、处理尺度等进行审核把关。

被调查人是单位主要负责人或法人、非法人组织的，由其上级主管部门负责组织开展调查处理。没有上级主管部门的，由其所在地的科技行政部门或哲学社会科学科研诚信建设责任单位负责组织开展调查处理。

第七条 财政性资金资助的科技计划（专项、基金等）项目的申报、评审、实施、结题、成果发布等活动中的科研失信行为，由科技计划（专项、基金等）项目管理部门（单位）负责组织调查处理。项目申报推荐单位、项目承担单位、项目参与单位等应按照项目管理部门（单位）的要求，主动开展并积极配合调查，依据职责权限对违规责任人作出处理。

第八条 科技奖励、科技人才申报中的科研失信行为，由科技奖励、科技人才管理部门（单位）负责组织调查，并分别依据管理职责权限作出相应处理。科技奖励、科技人才推荐（提名）单位和申报单位应积极配合并主动开展调查处理。

第九条 论文发表中的科研失信行为，由第一通讯作者的第一署名单位牵头调查处理；没有通讯作者的，由第一作者的第一署名单位牵头调查处理。作者的署名单位与所在单位不一致的，由所在单位牵头调查处理，署名单位应积极配合。论文其他作者所在单位应积极配合牵头调查单位，做好对本单位作者的调查处理，并及时将调查处理情况书面反馈牵头调查单位。

学位论文涉嫌科研失信行为的，由学位授予单位负责调查处理。

发表论文的期刊或出版单位有义务配合开展调查，应主动对论文是否违背科研诚信要求开展调查，并应及时将相关线索和调查结论、处理决定等书面反馈牵头调查单位、作者所在单位。

第十条 负有科研失信行为调查处理职责的相关单位，应明确本单位承担调查处理职责的机构，负责登记、受理、调查、处理、复查等工作。

第三章 调查

第一节 举报和受理

第十一条 举报科研失信行为可通过下列途径进行：

（一）向被举报人所在单位举报；

（二）向被举报人所在单位的上级主管部门或相关管理部门举报；

（三）向科技计划（专项、基金等）项目、科技奖励、科技人才计划等的管理部门（单

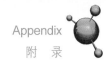

位）举报；

（四）向发表论文的期刊或出版单位举报；

（五）其他途径。

第十二条 举报科研失信行为应同时满足下列条件：

（一）有明确的举报对象；

（二）举报内容属于本规则第二条规定的范围；

（三）有明确的违规事实；

（四）有客观、明确的证据材料或可查证线索。

鼓励实名举报，不得捏造、歪曲事实，不得诬告、陷害他人。

第十三条 对具有下列情形之一的举报，不予受理：

（一）举报内容不属于本规则第二条规定的范围；

（二）没有明确的证据和可查证线索的；

（三）对同一对象重复举报且无新的证据、线索的；

（四）已经作出生效处理决定且无新的证据、线索的。

第十四条 接到举报的单位应在 15 个工作日内提出是否受理的意见并通知实名举报人，不予受理的应说明情况。符合本规则第十二条规定且属于本单位职责范围的，应予以受理；不属于本单位职责范围的，可转送相关责任单位或告知举报人向相关责任单位举报。

举报人可以对不予受理提出异议并说明理由；异议不成立的，不予受理。

第十五条 下列科研失信行为线索，符合受理条件的，有关单位应主动受理，主管部门应加强督查。

（一）上级机关或有关部门移送的线索；

（二）在日常科研管理活动中或科技计划（专项、基金等）项目、科技奖励、科技人才管理等工作中发现的问题线索；

（三）媒体、期刊或出版单位等披露的线索。

第二节 调查

第十六条 调查应制订调查方案，明确调查内容、人员、方式、进度安排、保障措施、工作纪律等，经单位相关负责人批准后实施。

第十七条 调查应包括行政调查和学术评议。行政调查由单位组织对相关事实情况进行调查，包括对相关原始实验数据、协议、发票等证明材料和研究过程、获利情况等进行核对验证。学术评议由单位委托本单位学术（学位、职称）委员会或根据需要组成专家组，对涉及的学术问题进行评议。专家组应不少于 5 人，根据需要由相关领域的同行科技专家、管理专家、科研诚信专家、科技伦理专家等组成。

第十八条 调查需要与被调查人、证人等谈话的，参与谈话的调查人员不得少于 2 人，谈话内容应书面记录，并经谈话人和谈话对象签字确认，在履行告知程序后可录音、录像。

第十九条 调查人员可按规定和程序调阅、摘抄、复印相关资料，现场察看相关实验室、设备等。调阅相关资料应书面记录，由调查人员和资料、设备管理人签字确认，并

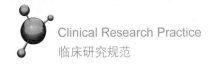

在调查处理完成后退还管理人。

第二十条 调查中应当听取被调查人的陈述和申辩，对有关事实、理由和证据进行核实。可根据需要要求举报人补充提供材料，必要时可开展重复实验或委托第三方机构独立开展测试、评估或评价，经举报人同意可组织举报人与被调查人就有关学术问题当面质证。严禁以威胁、引诱、欺骗以及其他非法手段收集证据。

第二十一条 调查中发现被调查人的行为可能影响公众健康与安全或导致其他严重后果的，调查人员应立即报告，或按程序移送有关部门处理。

第二十二条 调查中发现第三方中介服务机构涉嫌从事论文及其实验研究数据、科技计划（专项、基金等）项目申报验收材料等的买卖、代写、代投服务的，应及时报请有关主管部门依法依规调查处理。

第二十三条 调查中发现关键信息不充分或暂不具备调查条件的，可经单位相关负责人批准中止调查。中止调查的原因消除后，应及时恢复调查，中止的时间不计入调查时限。

调查期间被调查人死亡的，终止对其调查，但不影响对涉及的其他被调查人的调查。

第二十四条 调查结束应形成调查报告。调查报告应包括线索来源、举报内容、调查组织、调查过程、事实认定及相关当事人确认情况、调查结论、处理意见建议及依据，并附证据材料。调查报告须由全体调查人员签字。一般应在调查报告形成后的 15 个工作日内将相关调查处理情况书面告知参与调查单位或其他具有处理权限的单位。

需要补充调查的，应根据补充调查情况重新形成调查报告。

第二十五条 科研失信行为的调查处理应自决定受理之日起 6 个月内完成。

因特别重大复杂在前款规定期限内仍不能完成调查的，经单位负责人批准后可延长调查期限，延长时间一般不超过 6 个月。对上级机关和有关部门移送的，调查延期情况应向移送机关或部门报告。

第四章　处理

第二十六条 被调查人科研失信行为的事实、情节、性质等最终认定后，由具有处理权限的单位按程序对被调查人作出处理决定。

第二十七条 处理决定作出前，应书面告知被调查人拟作出处理决定的事实、依据，并告知其依法享有陈述与申辩的权利。被调查人逾期没有进行陈述或申辩的，视为放弃权利。被调查人作出陈述或申辩的，应充分听取其意见。

第二十八条 处理决定书应载明以下内容：

（一）被处理人的基本情况（包括姓名或名称，身份证件号码或社会信用代码等）；

（二）认定的事实及证据；

（三）处理决定和依据；

（四）救济途径和期限；

（五）其他应载明的内容。

作出处理决定的单位负责向被处理人送达书面处理决定书，并告知实名举报人。有牵头调查单位的，应同时将处理决定书送牵头调查单位。对于上级机关和有关部门移送的，应将处理决定书和调查报告报送移送单位。

第二十九条 处理措施的种类：

（一）科研诚信诫勉谈话；

（二）一定范围内公开通报；

（三）暂停科技计划（专项、基金等）项目等财政性资金支持的科技活动，限期整改；

（四）终止或撤销利用科研失信行为获得的科技计划（专项、基金等）项目等财政性资金支持的科技活动，追回结余资金，追回已拨财政资金；

（五）一定期限禁止承担或参与科技计划（专项、基金等）项目等财政性资金支持的科技活动；

（六）撤销利用科研失信行为获得的相关学术奖励、荣誉等并追回奖金，撤销利用科研失信行为获得的职务职称；

（七）一定期限取消申请或申报科技奖励、科技人才称号和职务职称晋升等资格；

（八）取消已获得的院士等高层次专家称号，学会、协会、研究会等学术团体以及学术、学位委员会等学术工作机构的委员或成员资格；

（九）一定期限取消作为提名或推荐人、被提名或被推荐人、评审专家等资格；

（十）一定期限减招、暂停招收研究生直至取消研究生导师资格；

（十一）暂缓授予学位；

（十二）不授予学位或撤销学位；

（十三）记入科研诚信严重失信行为数据库；

（十四）其他处理。

上述处理措施可合并使用。给予前款第五、七、九、十项处理的，应同时给予前款第十三项处理。被处理人是党员或公职人员的，还应根据《中国共产党纪律处分条例》《中华人民共和国公职人员政务处分法》等规定，由有管辖权的机构给予处理或处分；其他适用组织处理或处分的，由有管辖权的机构依规依纪依法给予处理或处分。构成犯罪的，依法追究刑事责任。

第三十条 对科研失信行为情节轻重的判定应考虑以下因素：

（一）行为偏离科技界公认行为准则的程度；

（二）是否有造假、欺骗，销毁、藏匿证据，干扰、妨碍调查或打击、报复举报人的行为；

（三）行为造成不良影响的程度；

（四）行为是首次发生还是屡次发生；

（五）行为人对调查处理的态度；

（六）其他需要考虑的因素。

第三十一条 有关机构或单位有组织实施科研失信行为，或在调查处理中推诿、包庇，打击报复举报人、证人、调查人员的，主管部门应依据相关法律法规等规定，撤销该机构或单位因此获得的相关利益、荣誉，给予公开通报，暂停拨款或追回结余资金、追回已拨财政资金，禁止一定期限内承担或参与财政性资金支持的科技活动等本规则第二十九条规定的相应处理，并按照有关规定追究其主要负责人、直接负责人的责任。

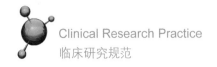

第三十二条 经调查认定存在科研失信行为的，应视情节轻重给予以下处理：

（一）情节较轻的，给予本规则第二十九条第一项、第三项、第十一项相应处理；

（二）情节较重的，给予本规则第二十九条第二项、第四至第十项、第十二项、第十三项相应处理，其中涉及取消或禁止期限的，期限为 3 年以内；

（三）情节严重的，给予本规则第二十九条第二项、第四至第十项、第十二项、第十三项相应处理，其中涉及取消或禁止期限的，期限为 3 至 5 年；

（四）情节特别严重的，给予本规则第二十九条第二项、第四至第十项、第十二项、第十三项相应处理，其中涉及取消或禁止期限的，期限为 5 年以上。

存在本规则第二条第一至第五项规定情形之一的，处理不应低于前款第二项规定的尺度。

第三十三条 给予本规则第三十二条第二、三、四项处理的被处理人正在申报财政性资金支持的科技活动或被推荐为相关候选人、被提名人、被推荐人等的，终止其申报资格或被提名、被推荐资格。

第三十四条 有下列情形之一的，可从轻处理：

（一）有证据显示属于过失行为且未造成重大影响的；

（二）过错程度较轻且能积极配合调查的；

（三）在调查处理前主动纠正错误，挽回损失或有效阻止危害结果发生的；

（四）在调查中主动承认错误，并公开承诺严格遵守科研诚信要求、不再实施科研失信行为的。

论文作者在被举报前主动撤稿且未造成较大负面影响的，可从轻或免予处理。

第三十五条 有下列情形之一的，应从重处理：

（一）伪造、篡改、隐匿、销毁证据的；

（二）阻挠他人提供证据，或干扰、妨碍调查核实的；

（三）打击、报复举报人、证人、调查人员的；

（四）存在利益输送或利益交换的；

（五）有组织地实施科研失信行为的；

（六）多次实施科研失信行为或同时存在多种科研失信行为的；

（七）证据确凿、事实清楚而拒不承认错误的。

第三十六条 根据本规则给予被处理人记入科研诚信严重失信行为数据库处理的，处理决定由省级及以下地方相关单位作出的，处理决定作出单位应在决定生效后 10 个工作日内将处理决定书和调查报告报送上级主管部门和所在地省级科技行政部门。省级科技行政部门应在收到之日起 10 个工作日内通过科研诚信管理信息系统按规定汇交科研诚信严重失信行为数据信息，并将处理决定书和调查报告报送科技部。

处理决定由国务院部门及其所属（含管理）单位作出的，由该部门在处理决定生效后 10 个工作日内通过科研诚信管理信息系统按规定汇交科研诚信严重失信行为数据信息，并将处理决定书和调查报告报送科技部。

第三十七条 有关部门和地方依法依规对记入科研诚信严重失信行为数据库的相关被

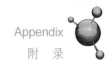

处理人实施联合惩戒。

第三十八条 被处理人科研失信行为涉及科技计划（专项、基金等）项目、科技奖励、科技人才等的，调查处理单位应将处理决定书和调查报告同时报送科技计划（专项、基金等）项目、科技奖励、科技人才管理部门（单位）。科技计划（专项、基金等）项目、科技奖励、科技人才管理部门（单位）应依据经查实的科研失信行为，在职责范围内对被处理人作出处理，并制作处理决定书，送达被处理人及其所在单位。

第三十九条 对经调查未发现存在科研失信行为的，调查单位应及时以适当方式澄清。

对举报人捏造歪曲事实、诬告陷害他人的，举报人所在单位应依据相关规定对举报人严肃处理。

第四十条 处理决定生效后，被处理人如果通过全国性媒体公开作出严格遵守科研诚信要求、不再实施科研失信行为承诺，或对国家和社会作出重大贡献的，作出处理决定的单位可根据被处理人申请对其减轻处理。

第五章　申诉复查

第四十一条 举报人或被处理人对处理决定不服的，可在收到处理决定书之日起 15个工作日内，按照处理决定书载明的救济途径向作出调查处理决定的单位或部门书面提出申诉，写明理由并提供相关证据或线索。

调查处理单位（部门）应在收到申诉之日起 15 个工作日内作出是否受理决定并告知申诉人，不予受理的应说明情况。

决定受理的，另行组织调查组或委托第三方机构，按照本规则的调查程序开展复查，并向申诉人反馈复查结果。

第四十二条 举报人或被处理人对复查结果不服的，可向调查处理单位的上级主管部门书面提出申诉，申诉必须明确理由并提供充分证据。对国务院部门作出的复查结果不服的，向作出该复查结果的国务院部门书面提出申诉。

上级主管部门应在收到申诉之日起 15 个工作日内作出是否受理决定。仅以对调查处理结果和复查结果不服为由，不能说明其他理由并提供充分证据，或以同一事实和理由提出申诉的，不予受理。决定受理的，应组织复核，复核结果为最终结果。

第四十三条 复查、复核应制作复查、复核意见书，针对申诉人提出的理由给予明确回复。复查、复核原则上均应自受理之日起 90 个工作日内完成。

第六章　保障与监督

第四十四条 参与调查处理工作的人员应秉持客观公正，遵守工作纪律，主动接受监督。要签署保密协议，不得私自留存、隐匿、摘抄、复制或泄露问题线索和调查资料，未经允许不得透露或公开调查处理工作情况。

委托第三方机构开展调查、测试、评估或评价时，应履行保密程序。

第四十五条 调查处理应严格执行回避制度。参与科研失信行为调查处理人员应签署回避声明。被调查人或举报人近亲属、本案证人、利害关系人、有研究合作或师生关系

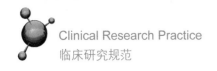

或其他可能影响公正调查处理情形的，不得参与调查处理工作，应主动申请回避。被调查人、举报人有权要求其回避。

第四十六条 调查处理应保护举报人、被举报人、证人等的合法权益，不得泄露相关信息，不得将举报材料转给被举报人或被举报单位等利益相关方。对于调查处理过程中索贿受贿、违反保密和回避制度、泄露信息的，依法依规严肃处理。

第四十七条 高等学校、科研机构、医疗卫生机构、企业、社会组织等是科研失信行为调查处理第一责任主体，应建立健全调查处理工作相关的配套制度，细化受理举报、科研失信行为认定标准、调查处理程序和操作规程等，明确单位科研诚信负责人和内部机构职责分工，保障工作经费，加强对相关人员的培训指导，抓早抓小，并发挥聘用合同（劳动合同）、科研诚信承诺书和研究数据管理政策等在保障调查程序正当性方面的作用。

第四十八条 高等学校、科研机构、医疗卫生机构、企业、社会组织等不履行科研失信行为调查处理职责的，由主管部门责令其改正。拒不改正的，对负有责任的领导人员和直接责任人员依法依规追究责任。

第四十九条 科技部和中国社科院对自然科学和哲学社会科学领域重大科研失信事件应加强信息通报与公开。

科研诚信建设联席会议各成员单位和各地方应加强科研失信行为调查处理的协调配合、结果互认、信息共享和联合惩戒等工作。

第七章 附则

第五十条 本规则下列用语的含义：

（一）买卖实验研究数据，是指未真实开展实验研究，通过向第三方中介服务机构或他人付费获取实验研究数据。委托第三方进行检验、测试、化验获得检验、测试、化验数据，因不具备条件委托第三方按照委托方提供的实验方案进行实验获得原始实验记录和数据，通过合法渠道获取第三方调查统计数据或相关公共数据库数据，不属于买卖实验研究数据。

（二）代投，是指论文提交、评审意见回应等过程不是由论文作者完成而是由第三方中介服务机构或他人代理。

（三）实质学术贡献，是指对研究思路、设计以及分析解释实验研究数据等有重要贡献，起草论文或在重要的知识性内容上对论文进行关键性修改，对将要发表的版本进行最终定稿等。

（四）被调查人所在单位，是指调查时被调查人的劳动人事关系所在单位。被调查人是学生的，调查处理由其学籍所在单位负责。

（五）从轻处理，是指在本规则规定的科研失信行为应受到的处理幅度以内，给予较轻的处理。

（六）从重处理，是指在本规则规定的科研失信行为应受到的处理幅度以内，给予较重的处理。

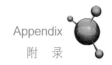

本规则所称的"以上""以内"不包括本数，所称的"3至5年"包括本数。

第五十一条　各有关部门和单位可依据本规则结合实际情况制定具体细则。

第五十二条　科研失信行为被调查人属于军队管理的，由军队按照其有关规定进行调查处理。

相关主管部门已制定本行业、本领域、本系统科研失信行为调查处理规则且处理尺度不低于本规则的，可按照已有规则开展调查处理。

第五十三条　本规则自发布之日起实施，由科技部和中国社科院负责解释。《科研诚信案件调查处理规则（试行）》（国科发监〔2019〕323号）同时废止。

附录四：涉及人的生物医学研究伦理审查办法

（2016年10月12日国家卫生和计划生育委员会令第11号　自2016年12月1日起施行）

第一章　总　则

第一条　为保护人的生命和健康，维护人的尊严，尊重和保护受试者的合法权益，规范涉及人的生物医学研究伦理审查工作，制定本办法。

第二条　本办法适用于各级各类医疗卫生机构开展涉及人的生物医学研究伦理审查工作。

第三条　本办法所称涉及人的生物医学研究包括以下活动：

（一）采用现代物理学、化学、生物学、中医药学和心理学等方法对人的生理、心理行为、病理现象、疾病病因和发病机制，以及疾病的预防、诊断、治疗和康复进行研究的活动；

（二）医学新技术或者医疗新产品在人体上进行试验研究的活动；

（三）采用流行病学、社会学、心理学等方法收集、记录、使用、报告或者储存有关人的样本、医疗记录、行为等科学研究资料的活动。

第四条　伦理审查应当遵守国家法律法规规定，在研究中尊重受试者的自主意愿，同时遵守有益、不伤害以及公正的原则。

第五条　国家卫生计生委负责全国涉及人的生物医学研究伦理审查工作的监督管理，成立国家医学伦理专家委员会。国家中医药管理局负责中医药研究伦理审查工作的监督管理，成立国家中医药伦理专家委员会。

省级卫生计生行政部门成立省级医学伦理专家委员会。

县级以上地方卫生计生行政部门负责本行政区域涉及人的生物医学研究伦理审查工作的监督管理。

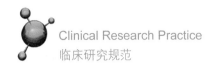
第六条 国家医学伦理专家委员会、国家中医药伦理专家委员会（以下称国家医学伦理专家委员会）负责对涉及人的生物医学研究中的重大伦理问题进行研究，提供政策咨询意见，指导省级医学伦理专家委员会的伦理审查相关工作。

省级医学伦理专家委员会协助推动本行政区域涉及人的生物医学研究伦理审查工作的制度化、规范化，指导、检查、评估本行政区域从事涉及人的生物医学研究的医疗卫生机构伦理委员会的工作，开展相关培训、咨询等工作。

第二章 伦理委员会

第七条 从事涉及人的生物医学研究的医疗卫生机构是涉及人的生物医学研究伦理审查工作的管理责任主体，应当设立伦理委员会，并采取有效措施保障伦理委员会独立开展伦理审查工作。

医疗卫生机构未设立伦理委员会的，不得开展涉及人的生物医学研究工作。

第八条 伦理委员会的职责是保护受试者合法权益，维护受试者尊严，促进生物医学研究规范开展；对本机构开展涉及人的生物医学研究项目进行伦理审查，包括初始审查、跟踪审查和复审等；在本机构组织开展相关伦理审查培训。

第九条 伦理委员会的委员应当从生物医学领域和伦理学、法学、社会学等领域的专家和非本机构的社会人士中遴选产生，人数不得少于7人，并且应当有不同性别的委员，少数民族地区应当考虑少数民族委员。

必要时，伦理委员会可以聘请独立顾问。独立顾问对所审查项目的特定问题提供咨询意见，不参与表决。

第十条 伦理委员会委员任期5年，可以连任。伦理委员会设主任委员一人，副主任委员若干人，由伦理委员会委员协商推举产生。

伦理委员会委员应当具备相应的伦理审查能力，并定期接受生物医学研究伦理知识及相关法律法规知识培训。

第十一条 伦理委员会对受理的申报项目应当及时开展伦理审查，提供审查意见；对已批准的研究项目进行定期跟踪审查，受理受试者的投诉并协调处理，确保项目研究不会将受试者置于不合理的风险之中。

第十二条 伦理委员会在开展伦理审查时，可以要求研究者提供审查所需材料、知情同意书等文件以及修改研究项目方案，并根据职责对研究项目方案、知情同意书等文件提出伦理审查意见。

第十三条 伦理委员会委员应当签署保密协议，承诺对所承担的伦理审查工作履行保密义务，对所受理的研究项目方案、受试者信息以及委员审查意见等保密。

第十四条 医疗卫生机构应当在伦理委员会设立之日起3个月内向本机构的执业登记机关备案，并在医学研究登记备案信息系统登记。医疗卫生机构还应当于每年3月31日前向备案的执业登记机关提交上一年度伦理委员会工作报告。

伦理委员会备案材料包括：

（一）人员组成名单和每位委员工作简历；

（二）伦理委员会章程；

（三）工作制度或者相关工作程序；

（四）备案的执业登记机关要求提供的其他相关材料。

以上信息发生变化时，医疗卫生机构应当及时向备案的执业登记机关更新信息。

第十五条　伦理委员会应当配备专（兼）职工作人员、设备、场所等，保障伦理审查工作顺利开展。

第十六条　伦理委员会应当接受所在医疗卫生机构的管理和受试者的监督。

第三章　伦理审查

第十七条　伦理委员会应当建立伦理审查工作制度或者操作规程，保证伦理审查过程独立、客观、公正。

第十八条　涉及人的生物医学研究应当符合以下伦理原则：

（一）知情同意原则。尊重和保障受试者是否参加研究的自主决定权，严格履行知情同意程序，防止使用欺骗、利诱、胁迫等手段使受试者同意参加研究，允许受试者在任何阶段无条件退出研究。

（二）控制风险原则。首先将受试者人身安全、健康权益放在优先地位，其次才是科学和社会利益，研究风险与受益比例应当合理，力求使受试者尽可能避免伤害。

（三）免费和补偿原则。应当公平、合理地选择受试者，对受试者参加研究不得收取任何费用，对于受试者在受试过程中支出的合理费用还应当给予适当补偿。

（四）保护隐私原则。切实保护受试者的隐私，如实将受试者个人信息的储存、使用及保密措施情况告知受试者，未经授权不得将受试者个人信息向第三方透露。

（五）依法赔偿原则。受试者参加研究受到损害时，应当得到及时、免费治疗，并依据法律法规及双方约定得到赔偿。

（六）特殊保护原则。对儿童、孕妇、智力低下者、精神障碍患者等特殊人群的受试者，应当予以特别保护。

第十九条　涉及人的生物医学研究项目的负责人作为伦理审查申请人，在申请伦理审查时应当向负责项目研究的医疗卫生机构的伦理委员会提交下列材料：

（一）伦理审查申请表；

（二）研究项目负责人信息、研究项目所涉及的相关机构的合法资质证明以及研究项目经费来源说明；

（三）研究项目方案、相关资料，包括文献综述、临床前研究和动物实验数据等资料；

（四）受试者知情同意书；

（五）伦理委员会认为需要提交的其他相关材料。

第二十条　伦理委员会收到申请材料后，应当及时组织伦理审查，并重点审查以下内容：

（一）研究者的资格、经验、技术能力等是否符合试验要求。

（二）研究方案是否科学，并符合伦理原则的要求。中医药项目研究方案的审查，

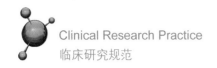
还应当考虑其传统实践经验。

（三）受试者可能遭受的风险程度与研究预期的受益相比是否在合理范围之内。

（四）知情同意书提供的有关信息是否完整易懂，获得知情同意的过程是否合规恰当。

（五）是否有对受试者个人信息及相关资料的保密措施。

（六）受试者的纳入和排除标准是否恰当、公平。

（七）是否向受试者明确告知其应当享有的权益，包括在研究过程中可以随时无理由退出且不受歧视的权利等。

（八）受试者参加研究的合理支出是否得到了合理补偿；受试者参加研究受到损害时，给予的治疗和赔偿是否合理、合法。

（九）是否有具备资格或者经培训后的研究者负责获取知情同意，并随时接受有关安全问题的咨询。

（十）对受试者在研究中可能承受的风险是否有预防和应对措施。

（十一）研究是否涉及利益冲突。

（十二）研究是否存在社会舆论风险。

（十三）需要审查的其他重点内容。

第二十一条 伦理委员会委员与研究项目存在利害关系的，应当回避；伦理委员会对与研究项目有利害关系的委员应当要求其回避。

第二十二条 伦理委员会批准研究项目的基本标准是：

（一）坚持生命伦理的社会价值；

（二）研究方案科学；

（三）公平选择受试者；

（四）合理的风险与受益比例；

（五）知情同意书规范；

（六）尊重受试者权利；

（七）遵守科研诚信规范。

第二十三条 伦理委员会应当对审查的研究项目作出批准、不批准、修改后批准、修改后再审、暂停或者终止研究的决定，并说明理由。

伦理委员会作出决定应当得到伦理委员会全体委员的 1/2 以上同意。伦理审查时应当通过会议审查方式，充分讨论达成一致意见。

第二十四条 经伦理委员会批准的研究项目需要修改研究方案时，研究项目负责人应当将修改后的研究方案再报伦理委员会审查；研究项目未获得伦理委员会审查批准的，不得开展项目研究工作。

对已批准研究项目的研究方案作较小修改且不影响研究的风险受益比的研究项目和研究风险不大于最小风险的研究项目可以申请简易审查程序。

简易审查程序可以由伦理委员会主任委员或者由其指定的一个或者几个委员进行审查。审查结果和理由应当及时报告伦理委员会。

第二十五条 经伦理委员会批准的研究项目在实施前，研究项目负责人应当将该研究项目的主要内容、伦理审查决定在医学研究登记备案信息系统进行登记。

第二十六条　在项目研究过程中，项目研究者应当将发生的严重不良反应或者严重不良事件及时向伦理委员会报告；伦理委员会应当及时审查并采取相应措施，以保护受试者的人身安全与健康权益。

第二十七条　对已批准实施的研究项目，伦理委员会应当指定委员进行跟踪审查。跟踪审查包括以下内容：

（一）是否按照已通过伦理审查的研究方案进行试验；

（二）研究过程中是否擅自变更项目研究内容；

（三）是否发生严重不良反应或者不良事件；

（四）是否需要暂停或者提前终止研究项目；

（五）其他需要审查的内容。

跟踪审查的委员不得少于2人，在跟踪审查时应当及时将审查情况报告伦理委员会。

第二十八条　对风险较大或者比较特殊的涉及人的生物医学研究伦理审查项目，伦理委员会可以根据需要申请省级医学伦理专家委员会协助提供咨询意见。

第二十九条　多中心研究可以建立协作审查机制，确保各项目研究机构遵循一致性和及时性原则。

牵头机构的伦理委员会负责项目审查，并对参与机构的伦理审查结果进行确认。

参与机构的伦理委员会应当及时对本机构参与的研究进行伦理审查，并对牵头机构反馈审查意见。

为了保护受试者的人身安全，各机构均有权暂停或者终止本机构的项目研究。

第三十条　境外机构或者个人与国内医疗卫生机构合作开展涉及人的生物医学研究的，应当向国内合作机构的伦理委员会申请研究项目伦理审查。

第三十一条　在学术期刊发表涉及人的生物医学研究成果的项目研究者，应当出具该研究项目经过伦理审查批准的证明文件。

第三十二条　伦理审查工作具有独立性，任何单位和个人不得干预伦理委员会的伦理审查过程及审查决定。

第四章　知情同意

第三十三条　项目研究者开展研究，应当获得受试者自愿签署的知情同意书；受试者不能以书面方式表示同意时，项目研究者应当获得其口头知情同意，并提交过程记录和证明材料。

第三十四条　对无行为能力、限制行为能力的受试者，项目研究者应当获得其监护人或者法定代理人的书面知情同意。

第三十五条　知情同意书应当含有必要、完整的信息，并以受试者能够理解的语言文字表达。

第三十六条　知情同意书应当包括以下内容：

（一）研究目的、基本研究内容、流程、方法及研究时限；

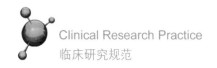
（二）研究者基本信息及研究机构资质；

（三）研究结果可能给受试者、相关人员和社会带来的益处，以及给受试者可能带来的不适和风险；

（四）对受试者的保护措施；

（五）研究数据和受试者个人资料的保密范围和措施；

（六）受试者的权利，包括自愿参加和随时退出、知情、同意或不同意、保密、补偿、受损害时获得免费治疗和赔偿、新信息的获取、新版本知情同意书的再次签署、获得知情同意书等；

（七）受试者在参与研究前、研究后和研究过程中的注意事项。

第三十七条 在知情同意获取过程中，项目研究者应当按照知情同意书内容向受试者逐项说明，其中包括：受试者所参加的研究项目的目的、意义和预期效果，可能遇到的风险和不适，以及可能带来的益处或者影响；有无对受试者有益的其他措施或者治疗方案；保密范围和措施；补偿情况，以及发生损害的赔偿和免费治疗；自愿参加并可以随时退出的权利，以及发生问题时的联系人和联系方式等。

项目研究者应当给予受试者充分的时间理解知情同意书的内容，由受试者作出是否同意参加研究的决定并签署知情同意书。

在心理学研究中，因知情同意可能影响受试者对问题的回答，从而影响研究结果的准确性的，研究者可以在项目研究完成后充分告知受试者并获得知情同意书。

第三十八条 当发生下列情形时，研究者应当再次获取受试者签署的知情同意书：

（一）研究方案、范围、内容发生变化的；

（二）利用过去用于诊断、治疗的有身份标识的样本进行研究的；

（三）生物样本数据库中有身份标识的人体生物学样本或者相关临床病史资料，再次使用进行研究的；

（四）研究过程中发生其他变化的。

第三十九条 以下情形经伦理委员会审查批准后，可以免除签署知情同意书：

（一）利用可识别身份信息的人体材料或者数据进行研究，已无法找到该受试者，且研究项目不涉及个人隐私和商业利益的；

（二）生物样本捐献者已经签署了知情同意书，同意所捐献样本及相关信息可用于所有医学研究的。

第五章 监督管理

第四十条 国家卫生计生委负责组织全国涉及人的生物医学研究伦理审查工作的检查、督导；国家中医药管理局负责组织全国中医药研究伦理审查工作的检查、督导。

县级以上地方卫生计生行政部门应当加强对本行政区域涉及人的生物医学研究伦理审查工作的日常监督管理。主要监督检查以下内容：

（一）医疗卫生机构是否按照要求设立伦理委员会，并进行备案；

（二）伦理委员会是否建立伦理审查制度；

（三）伦理审查内容和程序是否符合要求；

（四）审查的研究项目是否如实在我国医学研究登记备案信息系统进行登记；

（五）伦理审查结果执行情况；

（六）伦理审查文档管理情况；

（七）伦理委员会委员的伦理培训、学习情况；

（八）对国家和省级医学伦理专家委员会提出的改进意见或者建议是否落实；

（九）其他需要监督检查的相关内容。

第四十一条 国家医学伦理专家委员会应当对省级医学伦理专家委员会的工作进行指导、检查和评估。

省级医学伦理专家委员会应当对本行政区域内医疗卫生机构的伦理委员会进行检查和评估，重点对伦理委员会的组成、规章制度及审查程序的规范性、审查过程的独立性、审查结果的可靠性、项目管理的有效性等内容进行评估，并对发现的问题提出改进意见或者建议。

第四十二条 医疗卫生机构应当加强对本机构设立的伦理委员会开展的涉及人的生物医学研究伦理审查工作的日常管理，定期评估伦理委员会工作质量，对发现的问题及时提出改进意见或者建议，根据需要调整伦理委员会委员等。

第四十三条 医疗卫生机构应当督促本机构的伦理委员会落实县级以上卫生计生行政部门提出的整改意见；伦理委员会未在规定期限内完成整改或者拒绝整改，违规情节严重或者造成严重后果的，其所在医疗卫生机构应当撤销伦理委员会主任委员资格，追究相关人员责任。

第四十四条 任何单位或者个人均有权举报涉及人的生物医学研究中存在的违规或者不端行为。

第六章 法律责任

第四十五条 医疗卫生机构未按照规定设立伦理委员会擅自开展涉及人的生物医学研究的，由县级以上地方卫生计生行政部门责令限期整改；逾期不改的，由县级以上地方卫生计生行政部门予以警告，并可处以 3 万元以下罚款；对机构主要负责人和其他责任人员，依法给予处分。

第四十六条 医疗卫生机构及其伦理委员会违反本办法规定，有下列情形之一的，由县级以上地方卫生计生行政部门责令限期整改，并可根据情节轻重给予通报批评、警告；对机构主要负责人和其他责任人员，依法给予处分：

（一）伦理委员会组成、委员资质不符合要求的；

（二）未建立伦理审查工作制度或者操作规程的；

（三）未按照伦理审查原则和相关规章制度进行审查的；

（四）泄露研究项目方案、受试者个人信息以及委员审查意见的；

（五）未按照规定进行备案的；

（六）其他违反本办法规定的情形。

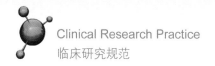

第四十七条 项目研究者违反本办法规定，有下列情形之一的，由县级以上地方卫生计生行政部门责令限期整改，并可根据情节轻重给予通报批评、警告；对主要负责人和其他责任人员，依法给予处分：

（一）研究项目或者研究方案未获得伦理委员会审查批准擅自开展项目研究工作的；

（二）研究过程中发生严重不良反应或者严重不良事件未及时报告伦理委员会的；

（三）违反知情同意相关规定开展项目研究的；

（四）其他违反本办法规定的情形。

第四十八条 医疗卫生机构、项目研究者在开展涉及人的生物医学研究工作中，违反《执业医师法》《医疗机构管理条例》等法律法规相关规定的，由县级以上地方卫生计生行政部门依法进行处理。

第四十九条 违反本办法规定的机构和个人，给他人人身、财产造成损害的，应当依法承担民事责任；构成犯罪的，依法追究刑事责任。

第七章 附 则

第五十条 本办法自 2016 年 12 月 1 日起施行。本办法发布前，从事涉及人的生物医学研究的医疗卫生机构已设立伦理委员会的，应当自本办法发布之日起 3 个月内向本机构的执业登记机关备案，并在医学研究登记备案信息系统登记。

附录五：科研诚信案件调查处理规则（试行）

国科发监〔2019〕323 号

第一章 总 则

第一条 为规范科研诚信案件调查处理工作，根据《中华人民共和国科学技术进步法》《中华人民共和国高等教育法》《关于进一步加强科研诚信建设的若干意见》等规定，制定本规则。

第二条 本规则所称的科研诚信案件，是指根据举报或其他相关线索，对涉嫌违背科研诚信要求的行为开展调查并作出处理的案件。

前款所称违背科研诚信要求的行为（以下简称科研失信行为），是指在科学研究及相关活动中发生的违反科学研究行为准则与规范的行为，包括：

（一）抄袭、剽窃、侵占他人研究成果或项目申请书；

（二）编造研究过程，伪造、篡改研究数据、图表、结论、检测报告或用户使用报告；

（三）买卖、代写论文或项目申请书，虚构同行评议专家及评议意见；

（四）以故意提供虚假信息等弄虚作假的方式或采取贿赂、利益交换等不正当手段

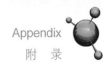

获得科研活动审批，获取科技计划项目（专项、基金等）、科研经费、奖励、荣誉、职务职称等；

（五）违反科研伦理规范；

（六）违反奖励、专利等研究成果署名及论文发表规范；

（七）其他科研失信行为。

第三条　任何单位和个人不得阻挠、干扰科研诚信案件的调查处理，不得推诿包庇。

第四条　科研诚信案件被调查人和证人等应积极配合调查，如实说明问题，提供相关证据，不得隐匿、销毁证据材料。

第二章　职责分工

第五条　科技部和社科院分别负责统筹自然科学和哲学社会科学领域科研诚信案件的调查处理工作。应加强对科研诚信案件调查处理工作的指导和监督，对引起社会普遍关注，或涉及多个部门（单位）的重大科研诚信案件，可组织开展联合调查，或协调不同部门（单位）分别开展调查。

主管部门负责指导和监督本系统科研诚信案件调查处理工作，建立健全重大科研诚信案件信息报送机制，并可对本系统重大科研诚信案件独立组织开展调查。

第六条　科研诚信案件被调查人是自然人的，由其被调查时所在单位负责调查。调查涉及被调查人在其他曾任职或求学单位实施的科研失信行为的，所涉单位应积极配合开展调查处理并将调查处理情况及时送被调查人所在单位。

被调查人担任单位主要负责人或被调查人是法人单位的，由其上级主管部门负责调查。没有上级主管部门的，由其所在地的省级科技行政管理部门或哲学社会科学科研诚信建设责任单位负责组织调查。

第七条　财政资金资助的科研项目、基金等的申请、评审、实施、结题等活动中的科研失信行为，由项目、基金管理部门（单位）负责组织调查处理。项目申报推荐单位、项目承担单位、项目参与单位等应按照项目、基金管理部门（单位）的要求，主动开展并积极配合调查，依据职责权限对违规责任人作出处理。

第八条　科技奖励、科技人才申报中的科研失信行为，由科技奖励、科技人才管理部门（单位）负责组织调查，并分别依据管理职责权限作出相应处理。科技奖励、科技人才推荐（提名）单位和申报单位应积极配合并主动开展调查处理。

第九条　论文发表中的科研失信行为，由第一通讯作者或第一作者的第一署名单位负责牵头调查处理，论文其他作者所在单位应积极配合做好对本单位作者的调查处理并及时将调查处理情况报送牵头单位。学位论文涉嫌科研失信行为的，学位授予单位负责调查处理。

发表论文的期刊编辑部或出版社有义务配合开展调查，应当主动对论文内容是否违背科研诚信要求开展调查，并应及时将相关线索和调查结论、处理决定等告知作者所在单位。

第十条　负有科研诚信案件调查处理职责的相关单位，应明确本单位承担调查处理职

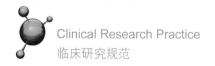

责的机构，负责科研诚信案件的登记、受理、调查、处理、复查等。

第三章　调 查

第一节　举报和受理

第十一条 科研诚信案件举报可通过下列途径进行：

（一）向被举报人所在单位举报；

（二）向被举报人单位的上级主管部门或相关管理部门举报；

（三）向科研项目、科技奖励、科技人才计划等的管理部门（单位）、监督主管部门举报；

（四）向发表论文的期刊编辑部或出版机构举报；

（五）其他方式。

第十二条 科研诚信案件的举报应同时满足下列条件：

（一）有明确的举报对象；

（二）有明确的违规事实；

（三）有客观、明确的证据材料或查证线索。

鼓励实名举报，不得恶意举报、诬陷举报。

第十三条 下列举报，不予受理：

（一）举报内容不属于科研失信行为的；

（二）没有明确的证据和可查线索的；

（三）对同一对象重复举报且无新的证据、线索的；

（四）已经做出生效处理决定且无新的证据、线索的。

第十四条 接到举报的单位应在15个工作日内进行初核。初核应由2名工作人员进行。

初核符合受理条件的，应予以受理。其中，属于本单位职责范围的，由本单位调查；不属于本单位职责范围的，可转送相关责任单位或告知举报人向相关责任单位举报。

举报受理情况应在完成初核后5个工作日内通知实名举报人，不予受理的应说明情况。举报人可以对不予受理提出异议并说明理由，符合受理条件的，应当受理；异议不成立的，不予受理。

第十五条 下列科研诚信案件线索，符合受理条件的，有关单位应主动受理，主管部门应加强督查。

（一）上级机关或有关部门移送的线索；

（二）在日常科研管理活动中或科技计划、科技奖励、科技人才管理等工作中发现的问题和线索；

（三）媒体披露的科研失信行为线索。

第二节　调 查

第十六条 调查应制订调查方案，明确调查内容、人员、方式、进度安排、保障措施等，经单位相关负责人批准后实施。

第十七条 调查应包括行政调查和学术评议。行政调查由单位组织对案件的事实情况进行调查，包括对相关原始数据、协议、发票等证明材料和研究过程、获利情况等进行

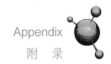

核对验证。学术评议由单位委托本单位学术（学位、职称）委员会或根据需要组成专家组，对案件涉及的学术问题进行评议。专家组应不少于 5 人，根据需要由案件涉及领域的同行科技专家、管理专家、科研伦理专家等组成。

第十八条 调查需要与被调查人、证人等谈话的，参与谈话的调查人员不得少于 2 人，谈话内容应书面记录，并经谈话人和谈话对象签字确认，在履行告知程序后可录音、录像。

第十九条 调查人员可按规定和程序调阅、摘抄、复印、封存相关资料、设备。调阅、封存的相关资料、设备应书面记录，并由调查人员和资料、设备管理人签字确认。

第二十条 调查中应当听取被调查人的陈述和申辩，对有关事实、理由和证据进行核实。可根据需要要求举报人补充提供材料，必要时经举报人同意可组织举报人与被调查人当面质证。严禁以威胁、引诱、欺骗以及其他非法手段收集证据。

第二十一条 调查中发现被调查人的行为可能影响公众健康与安全或导致其他严重后果的，调查人员应立即报告，或按程序移送有关部门处理。

第二十二条 调查中发现关键信息不充分，或暂不具备调查条件的，或被调查人在调查期间死亡的，可经单位负责人批准中止或终止调查。条件具备时，应及时启动已中止的调查，中止的时间不计入调查时限。对死亡的被调查人中止或终止调查不影响对案件涉及的其他被调查人的调查。

第二十三条 调查结束应形成调查报告。调查报告应包括举报内容的说明、调查过程、查实的基本情况、违规事实认定与依据、调查结论、有关人员的责任、被调查人的确认情况以及处理意见或建议等。调查报告须由全体调查人员签字。

如需补充调查，应确定调查方向和主要问题，由原调查人员进行，并根据补充调查情况重新形成调查报告。

第二十四条 科研诚信案件应自决定受理之日起 6 个月内完成调查。

特别重大复杂的案件，在前款规定期限内仍不能完成调查的，经单位主要负责人批准后可延长调查期限，延长时间最长不得超过一年。上级机关和有关部门移交的案件，调查延期情况应向移交机关或部门报备。

第四章 处 理

第二十五条 被调查人科研失信行为的事实、性质、情节等最终认定后，由调查单位按职责对被调查人作出处理决定，或向有关单位或部门提出处理建议，并制作处理决定书或处理建议书。

第二十六条 处理决定书或处理建议书应载明以下内容：

（一）责任人的基本情况（包括身份证件号码、社会信用代码等）；

（二）违规事实情况；

（三）处理决定和依据；

（四）救济途径和期限；

（五）其他应载明的内容。

作出处理决定的单位负责向被调查人送达书面处理决定书，并告知实名举报人。

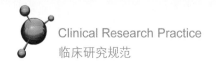

第二十七条 作出处理决定前，应书面告知被处理人拟作出处理决定的事实、理由及依据，并告知其依法享有陈述与申辩的权利。被调查人没有进行陈述或申辩的，视为放弃陈述与申辩的权利。被调查人作出陈述或申辩的，应充分听取其意见。

第二十八条 处理包括以下措施：

（一）科研诚信诫勉谈话；

（二）一定范围内或公开通报批评；

（三）暂停财政资助科研项目和科研活动，限期整改；

（四）终止或撤销财政资助的相关科研项目，按原渠道收回已拨付的资助经费、结余经费，撤销利用科研失信行为获得的相关学术奖励、荣誉称号、职务职称等，并收回奖金；

（五）一定期限直至永久取消申请或申报科技计划项目（专项、基金等）、科技奖励、科技人才称号和专业技术职务晋升等资格；

（六）取消已获得的院士等高层次专家称号，学会、协会、研究会等学术团体以及学术、学位委员会等学术工作机构的委员或成员资格；

（七）一定期限直至永久取消作为提名或推荐人、被提名或推荐人、评审专家等资格；

（八）一定期限减招、暂停招收研究生直至取消研究生导师资格；

（九）暂缓授予学位、不授予学位或撤销学位；

（十）其他处理。

上述处理措施可合并使用。科研失信行为责任人是党员或公职人员的，还应根据《中国共产党纪律处分条例》等规定，给予责任人党纪和政务处分。责任人是事业单位工作人员的，应按照干部人事管理权限，根据《事业单位工作人员处分暂行规定》给予处分。涉嫌违法犯罪的，应移送有关国家机关依法处理。

第二十九条 有关机构或单位有组织实施科研失信行为的，或在调查处理中推诿塞责、隐瞒包庇、打击报复举报人的，主管部门应撤销该机构或单位因此获得的相关利益、荣誉，给予单位警告、重点监管、通报批评、暂停拨付或追回资助经费、核减间接费用、取消一定期限内申请和承担项目资格等处理，并按照有关规定追究其主要负责人、直接负责人的责任。

第三十条 被调查人有下列情形之一的，认定为情节较轻，可从轻或减轻处理：

（一）有证据显示属于过失行为且未造成重大影响的；

（二）过错程度较轻且能积极配合调查的；

（三）在调查处理前主动纠正错误，挽回损失或有效阻止危害结果发生的；

（四）在调查中主动承认错误，并公开承诺严格遵守科研诚信要求、不再实施科研失信行为的。

第三十一条 被调查人有下列情形之一的，认定为情节较重或严重，应从重或加重处理：

（一）伪造、销毁、藏匿证据的；

（二）阻止他人提供证据，或干扰、妨碍调查核实的；

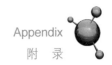

（三）打击、报复举报人的；

（四）存在利益输送或利益交换的；

（五）有组织地实施科研失信行为的；

（六）多次实施科研失信行为或同时存在多种科研失信行为的；

（七）态度恶劣，证据确凿、事实清楚而拒不承认错误的；

（八）其他情形。

有前款情形且造成严重后果或恶劣影响的属情节特别严重，应加重处理。

第三十二条 对科研失信行为情节轻重的判定应考虑以下因素：

（一）行为偏离科学界公认行为准则的程度；

（二）是否有故意造假、欺骗或销毁、藏匿证据行为，或者存在阻止他人提供证据、干扰、妨碍调查，或打击、报复举报人的行为；

（三）行为造成社会不良影响的程度；

（四）行为是首次发生还是屡次发生；

（五）行为人对调查处理的态度；

（六）其他需要考虑的因素。

第三十三条 经调查认定存在科研失信行为的，应视情节轻重给予以下处理：

（一）情节较轻的，警告、科研诚信诫勉谈话或暂停财政资助科研项目和科研活动，限期整改，暂缓授予学位；

（二）情节较重的，取消3年以内承担财政资金支持项目资格及本规则规定的其他资格，减招、暂停招收研究生，不授予学位或撤销学位；

（三）情节严重的，所在单位依法依规给予降低岗位等级或者撤职处理，取消3~5年承担财政资金支持项目资格及本规则规定的其他资格；

（四）情节特别严重的，所在单位依法依规给予取消5年以上直至永久取消其晋升职务职称、申报财政资金支持项目等资格及本规则规定的其他资格，并向社会公布。

存在本规则第二条（一）（二）（三）（四）情形之一的，处理不应低于前款（二）规定的尺度。

第三十四条 被给予本规则第三十三条（二）（三）（四）规定处理的责任人正在申报财政资金资助项目或被推荐为相关候选人、被提名人、被推荐人等的，终止其申报资格或被提名、推荐资格。

利用科研失信行为获得的资助项目、科研经费以及科技人才称号、科技奖励、荣誉、职务职称、学历学位等的，撤销获得的资助项目和人才、奖励、荣誉等称号及职务职称、学历学位，追回项目经费、奖金。

第三十五条 根据本规则规定给予被调查人一定期限取消相关资格处理和取消已获得的相关称号、资格处理的，均应对责任人在单位内部或系统通报批评，并记入科研诚信严重失信行为数据库，按照国家有关规定纳入信用信息系统，并提供相关部门和地方依法依规对有关责任主体实施失信联合惩戒。

根据前款规定记入科研诚信严重失信行为数据库的，应在处理决定书中载明。

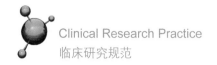
第三十六条 根据本规则给予被调查人一定期限取消相关资格处理和取消已获得的相关称号、资格处理的，处理决定由省级及以下地方相关单位作出的，决定作出单位应在决定生效后1个月内将处理决定书和调查报告报送所在地省级科技行政管理部门或哲学社会科学科研诚信建设责任单位和上级主管部门。省级科技行政管理部门应在收到后10个工作日内通过科研诚信信息系统提交至科技部。

处理决定由国务院部门及其所属单位作出的，由该部门在处理决定生效后1个月内将处理决定书和调查报告提交至科技部。

第三十七条 被调查人科研失信行为涉及科技计划（专项、基金等）、科技奖励、科技人才等的，调查处理单位应将调查处理决定或处理建议书同时报送科技计划（专项、基金等）、科技奖励和科技人才管理部门（单位）。科技计划（专项、基金等）、科技奖励、科技人才管理部门（单位）在接到调查报告和处理决定书或处理建议书后，应依据经查实的科研失信行为，在职责范围内对被调查人同步作出处理，并制作处理决定书，送达被处理人及其所在单位。

第三十八条 对经调查未发现存在科研失信行为的，调查单位应及时以公开等适当方式澄清。

对举报人捏造事实,恶意举报的,举报人所在单位应依据相关规定对举报人严肃处理。

第三十九条 处理决定生效后，被处理人如果通过全国性媒体公开作出严格遵守科研诚信要求、不再实施科研失信行为承诺，或对国家和社会作出重大贡献的，作出处理决定的单位可根据被处理人申请对其减轻处理。

第五章 申诉复查

第四十条 当事人对处理决定不服的，可在收到处理决定书之日起15日内，按照处理决定书载明的救济途径向作出调查处理决定的单位或部门书面提出复查申请，写明理由并提供相关证据或线索。

调查处理单位（部门）应在收到复查申请之日起15个工作日内作出是否受理决定。决定受理的，另行组织调查组或委托第三方机构，按照本规则的调查程序开展调查，作出复查报告，向被举报人反馈复查决定。

第四十一条 当事人对复查结果不服的，可向调查处理单位的上级主管部门或科研诚信管理部门提出书面申诉，申诉必须明确理由并提供充分证据。

相关单位或部门应在收到申诉之日起15个工作日内作出是否受理决定。仅以对调查处理结果和复查结果不服为由，不能说明其他理由并提供充分证据，或以同一事实和理由提出申诉的，不予受理。决定受理的，应再次组织复查，复查结果为最终结果。

第四十二条 复查应制作复查决定书，复查决定书应针对当事人提出的理由一一给予明确回复。复查原则上应自受理之日起90个工作日内完成。

第六章 保障与监督

第四十三条 参与调查处理工作的人员应遵守工作纪律，签署保密协议，不得私自留

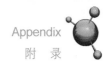

存、隐匿、摘抄、复制或泄露问题线索和涉案资料，未经允许不得透露或公开调查处理工作情况。

委托第三方机构开展调查、测试、评估或评价时，应履行保密程序。

第四十四条　调查处理应严格执行回避制度。参与科研诚信案件调查处理工作的专家和调查人员应签署回避声明。被调查人或举报人近亲属、本案证人、利害关系人、有研究合作或师生关系或其他可能影响公正调查处理情形的，不得参与调查处理工作，应当主动申请回避。

被调查人、举报人以及其他有关人员有权要求其回避。

第四十五条　调查处理应保护举报人、被举报人、证人等的合法权益，不得泄露相关信息，不得将举报材料转给被举报人或被举报单位等利益涉及方。对于调查处理过程中索贿受贿、违反保密和回避原则、泄露信息的，依法依规严肃处理。

第四十六条　高等学校、科研机构、医疗卫生机构、企业、社会组织等单位应建立健全调查处理工作相关的配套制度，细化受理举报、科研失信行为认定标准、调查处理程序和操作规程等，明确单位科研诚信负责人和内部机构职责分工，加强工作经费保障和对相关人员的培训指导，抓早抓小，并发挥聘用合同（劳动合同）、科研诚信承诺书和研究数据管理政策等在保障调查程序正当性方面的作用。

第四十七条　主管部门应加强对本系统科研诚信案件调查处理的指导和监督。

第四十八条　科技部和社科院对自然科学和哲学社会科学领域重大科研诚信案件应加强信息通报与公开。

科研诚信建设联席会议各成员单位和各地方应加强科研诚信案件调查处理的协调配合、结果互认和信息共享等工作。

第七章　附　则

第四十九条　从轻处理，是指在本规则规定的科研失信行为应受到的处理幅度以内，给予较轻的处理。

从重处理，是指在本规则规定的科研失信行为应受到的处理幅度以内，给予较重的处理。

减轻处理，是指在本规则规定的科研失信行为应受到的处理幅度以外，减轻一档给予处理。

加重处理，是指在本规则规定的科研失信行为应受到的处理幅度以外，加重一档给予处理。

第五十条　各有关部门和单位应依据本规则结合实际情况制定具体细则。

第五十一条　科研诚信案件涉事人员或单位属于军队管理的，由军队按照其有关规定进行调查处理。

相关主管部门已制定本行业、本领域、本系统科研诚信案件调查处理规则且处理尺度不低于本规则的，可按照已有规则开展调查处理。

第五十二条　本规则自发布之日起实施，由科技部和社科院负责解释。

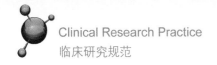

附录六：中华人民共和国人类遗传资源管理条例

（2019 年 5 月 28 日中华人民共和国国务院令第 717 号　自 2019 年 7 月 1 日起施行）

第一章　总　则

第一条　为了有效保护和合理利用我国人类遗传资源，维护公众健康、国家安全和社会公共利益，制定本条例。

第二条　本条例所称人类遗传资源包括人类遗传资源材料和人类遗传资源信息。

人类遗传资源材料是指含有人体基因组、基因等遗传物质的器官、组织、细胞等遗传材料。

人类遗传资源信息是指利用人类遗传资源材料产生的数据等信息资料。

第三条　采集、保藏、利用、对外提供我国人类遗传资源，应当遵守本条例。

为临床诊疗、采供血服务、查处违法犯罪、兴奋剂检测和殡葬等活动需要，采集、保藏器官、组织、细胞等人体物质及开展相关活动，依照相关法律、行政法规规定执行。

第四条　国务院科学技术行政部门负责全国人类遗传资源管理工作；国务院其他有关部门在各自的职责范围内，负责有关人类遗传资源管理工作。

省、自治区、直辖市人民政府科学技术行政部门负责本行政区域人类遗传资源管理工作；省、自治区、直辖市人民政府其他有关部门在各自的职责范围内，负责本行政区域有关人类遗传资源管理工作。

第五条　国家加强对我国人类遗传资源的保护，开展人类遗传资源调查，对重要遗传家系和特定地区人类遗传资源实行申报登记制度。

国务院科学技术行政部门负责组织我国人类遗传资源调查，制定重要遗传家系和特定地区人类遗传资源申报登记具体办法。

第六条　国家支持合理利用人类遗传资源开展科学研究、发展生物医药产业、提高诊疗技术，提高我国生物安全保障能力，提升人民健康保障水平。

第七条　外国组织、个人及其设立或者实际控制的机构不得在我国境内采集、保藏我国人类遗传资源，不得向境外提供我国人类遗传资源。

第八条　采集、保藏、利用、对外提供我国人类遗传资源，不得危害我国公众健康、国家安全和社会公共利益。

第九条　采集、保藏、利用、对外提供我国人类遗传资源，应当符合伦理原则，并按照国家有关规定进行伦理审查。

采集、保藏、利用、对外提供我国人类遗传资源，应当尊重人类遗传资源提供者的隐私权，取得其事先知情同意，并保护其合法权益。

采集、保藏、利用、对外提供我国人类遗传资源，应当遵守国务院科学技术行政部

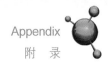

门制定的技术规范。

第十条 禁止买卖人类遗传资源。

为科学研究依法提供或者使用人类遗传资源并支付或者收取合理成本费用，不视为买卖。

第二章 采集和保藏

第十一条 采集我国重要遗传家系、特定地区人类遗传资源或者采集国务院科学技术行政部门规定种类、数量的人类遗传资源的，应当符合下列条件，并经国务院科学技术行政部门批准：

（一）具有法人资格；

（二）采集目的明确、合法；

（三）采集方案合理；

（四）通过伦理审查；

（五）具有负责人类遗传资源管理的部门和管理制度；

（六）具有与采集活动相适应的场所、设施、设备和人员。

第十二条 采集我国人类遗传资源，应当事先告知人类遗传资源提供者采集目的、采集用途、对健康可能产生的影响、个人隐私保护措施及其享有的自愿参与和随时无条件退出的权利，征得人类遗传资源提供者书面同意。

在告知人类遗传资源提供者前款规定的信息时，必须全面、完整、真实、准确，不得隐瞒、误导、欺骗。

第十三条 国家加强人类遗传资源保藏工作，加快标准化、规范化的人类遗传资源保藏基础平台和人类遗传资源大数据建设，为开展相关研究开发活动提供支撑。

国家鼓励科研机构、高等学校、医疗机构、企业根据自身条件和相关研究开发活动需要开展人类遗传资源保藏工作，并为其他单位开展相关研究开发活动提供便利。

第十四条 保藏我国人类遗传资源、为科学研究提供基础平台的，应当符合下列条件，并经国务院科学技术行政部门批准：

（一）具有法人资格；

（二）保藏目的明确、合法；

（三）保藏方案合理；

（四）拟保藏的人类遗传资源来源合法；

（五）通过伦理审查；

（六）具有负责人类遗传资源管理的部门和保藏管理制度；

（七）具有符合国家人类遗传资源保藏技术规范和要求的场所、设施、设备和人员。

第十五条 保藏单位应当对所保藏的人类遗传资源加强管理和监测，采取安全措施，制定应急预案，确保保藏、使用安全。

保藏单位应当完整记录人类遗传资源保藏情况，妥善保存人类遗传资源的来源信息和使用信息，确保人类遗传资源的合法使用。

保藏单位应当就本单位保藏人类遗传资源情况向国务院科学技术行政部门提交年度

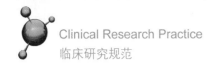
报告。

第十六条 国家人类遗传资源保藏基础平台和数据库应当依照国家有关规定向有关科研机构、高等学校、医疗机构、企业开放。

为公众健康、国家安全和社会公共利益需要，国家可以依法使用保藏单位保藏的人类遗传资源。

第三章 利用和对外提供

第十七条 国务院科学技术行政部门和省、自治区、直辖市人民政府科学技术行政部门应当会同本级人民政府有关部门对利用人类遗传资源开展科学研究、发展生物医药产业统筹规划，合理布局，加强创新体系建设，促进生物科技和产业创新、协调发展。

第十八条 科研机构、高等学校、医疗机构、企业利用人类遗传资源开展研究开发活动，对其研究开发活动以及成果的产业化依照法律、行政法规和国家有关规定予以支持。

第十九条 国家鼓励科研机构、高等学校、医疗机构、企业根据自身条件和相关研究开发活动需要，利用我国人类遗传资源开展国际合作科学研究，提升相关研究开发能力和水平。

第二十条 利用我国人类遗传资源开展生物技术研究开发活动或者开展临床试验的，应当遵守有关生物技术研究、临床应用管理法律、行政法规和国家有关规定。

第二十一条 外国组织及外国组织、个人设立或者实际控制的机构（以下称外方单位）需要利用我国人类遗传资源开展科学研究活动的，应当遵守我国法律、行政法规和国家有关规定，并采取与我国科研机构、高等学校、医疗机构、企业（以下称中方单位）合作的方式进行。

第二十二条 利用我国人类遗传资源开展国际合作科学研究的，应当符合下列条件，并由合作双方共同提出申请，经国务院科学技术行政部门批准：

（一）对我国公众健康、国家安全和社会公共利益没有危害；

（二）合作双方为具有法人资格的中方单位、外方单位，并具有开展相关工作的基础和能力；

（三）合作研究目的和内容明确、合法，期限合理；

（四）合作研究方案合理；

（五）拟使用的人类遗传资源来源合法，种类、数量与研究内容相符；

（六）通过合作双方各自所在国（地区）的伦理审查；

（七）研究成果归属明确，有合理明确的利益分配方案。

为获得相关药品和医疗器械在我国上市许可，在临床机构利用我国人类遗传资源开展国际合作临床试验、不涉及人类遗传资源材料出境的，不需要审批。但是，合作双方在开展临床试验前应当将拟使用的人类遗传资源种类、数量及其用途向国务院科学技术行政部门备案。国务院科学技术行政部门和省、自治区、直辖市人民政府科学技术行政部门加强对备案事项的监管。

第二十三条 在利用我国人类遗传资源开展国际合作科学研究过程中，合作方、研究目的、研究内容、合作期限等重大事项发生变更的，应当办理变更审批手续。

第二十四条　利用我国人类遗传资源开展国际合作科学研究，应当保证中方单位及其研究人员在合作期间全过程、实质性地参与研究，研究过程中的所有记录以及数据信息等完全向中方单位开放并向中方单位提供备份。

利用我国人类遗传资源开展国际合作科学研究，产生的成果申请专利的，应当由合作双方共同提出申请，专利权归合作双方共有。研究产生的其他科技成果，其使用权、转让权和利益分享办法由合作双方通过合作协议约定；协议没有约定的，合作双方都有使用的权利，但向第三方转让须经合作双方同意，所获利益按合作双方贡献大小分享。

第二十五条　利用我国人类遗传资源开展国际合作科学研究，合作双方应当按照平等互利、诚实信用、共同参与、共享成果的原则，依法签订合作协议，并依照本条例第二十四条的规定对相关事项作出明确、具体的约定。

第二十六条　利用我国人类遗传资源开展国际合作科学研究，合作双方应当在国际合作活动结束后 6 个月内共同向国务院科学技术行政部门提交合作研究情况报告。

第二十七条　利用我国人类遗传资源开展国际合作科学研究，或者因其他特殊情况确需将我国人类遗传资源材料运送、邮寄、携带出境的，应当符合下列条件，并取得国务院科学技术行政部门出具的人类遗传资源材料出境证明：

（一）对我国公众健康、国家安全和社会公共利益没有危害；

（二）具有法人资格；

（三）有明确的境外合作方和合理的出境用途；

（四）人类遗传资源材料采集合法或者来自合法的保藏单位；

（五）通过伦理审查。

利用我国人类遗传资源开展国际合作科学研究，需要将我国人类遗传资源材料运送、邮寄、携带出境的，可以单独提出申请，也可以在开展国际合作科学研究申请中列明出境计划一并提出申请，由国务院科学技术行政部门合并审批。

将我国人类遗传资源材料运送、邮寄、携带出境的，凭人类遗传资源材料出境证明办理海关手续。

第二十八条　将人类遗传资源信息向外国组织、个人及其设立或者实际控制的机构提供或者开放使用，不得危害我国公众健康、国家安全和社会公共利益；可能影响我国公众健康、国家安全和社会公共利益的，应当通过国务院科学技术行政部门组织的安全审查。

将人类遗传资源信息向外国组织、个人及其设立或者实际控制的机构提供或者开放使用的，应当向国务院科学技术行政部门备案并提交信息备份。

利用我国人类遗传资源开展国际合作科学研究产生的人类遗传资源信息，合作双方可以使用。

第四章　服务和监督

第二十九条　国务院科学技术行政部门应当加强电子政务建设，方便申请人利用互联网办理审批、备案等事项。

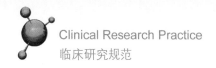

第三十条　国务院科学技术行政部门应当制定并及时发布有关采集、保藏、利用、对外提供我国人类遗传资源的审批指南和示范文本，加强对申请人办理有关审批、备案等事项的指导。

第三十一条　国务院科学技术行政部门应当聘请生物技术、医药、卫生、伦理、法律等方面的专家组成专家评审委员会，对依照本条例规定提出的采集、保藏我国人类遗传资源，开展国际合作科学研究以及将我国人类遗传资源材料运送、邮寄、携带出境的申请进行技术评审。评审意见作为作出审批决定的参考依据。

第三十二条　国务院科学技术行政部门应当自受理依照本条例规定提出的采集、保藏我国人类遗传资源，开展国际合作科学研究以及将我国人类遗传资源材料运送、邮寄、携带出境申请之日起 20 个工作日内，作出批准或者不予批准的决定；不予批准的，应当说明理由。因特殊原因无法在规定期限内作出审批决定的，经国务院科学技术行政部门负责人批准，可以延长 10 个工作日。

第三十三条　国务院科学技术行政部门和省、自治区、直辖市人民政府科学技术行政部门应当加强对采集、保藏、利用、对外提供人类遗传资源活动各环节的监督检查，发现违反本条例规定的，及时依法予以处理并向社会公布检查、处理结果。

第三十四条　国务院科学技术行政部门和省、自治区、直辖市人民政府科学技术行政部门进行监督检查，可以采取下列措施：

（一）进入现场检查；

（二）询问相关人员；

（三）查阅、复制有关资料；

（四）查封、扣押有关人类遗传资源。

第三十五条　任何单位和个人对违反本条例规定的行为，有权向国务院科学技术行政部门和省、自治区、直辖市人民政府科学技术行政部门投诉、举报。

国务院科学技术行政部门和省、自治区、直辖市人民政府科学技术行政部门应当公布投诉、举报电话和电子邮件地址，接受相关投诉、举报。对查证属实的，给予举报人奖励。

第五章　法律责任

第三十六条　违反本条例规定，有下列情形之一的，由国务院科学技术行政部门责令停止违法行为，没收违法采集、保藏的人类遗传资源和违法所得，处 50 万元以上 500 万元以下罚款，违法所得在 100 万元以上的，处违法所得 5 倍以上 10 倍以下罚款：

（一）未经批准，采集我国重要遗传家系、特定地区人类遗传资源，或者采集国务院科学技术行政部门规定种类、数量的人类遗传资源；

（二）未经批准，保藏我国人类遗传资源；

（三）未经批准，利用我国人类遗传资源开展国际合作科学研究；

（四）未通过安全审查，将可能影响我国公众健康、国家安全和社会公共利益的人类遗传资源信息向外国组织、个人及其设立或者实际控制的机构提供或者开放使用；

（五）开展国际合作临床试验前未将拟使用的人类遗传资源种类、数量及其用途向国务院科学技术行政部门备案。

第三十七条　提供虚假材料或者采取其他欺骗手段取得行政许可的，由国务院科学技术行政部门撤销已经取得的行政许可，处 50 万元以上 500 万元以下罚款，5 年内不受理相关责任人及单位提出的许可申请。

第三十八条　违反本条例规定，未经批准将我国人类遗传资源材料运送、邮寄、携带出境的，由海关依照法律、行政法规的规定处罚。科学技术行政部门应当配合海关开展鉴定等执法协助工作。海关应当将依法没收的人类遗传资源材料移送省、自治区、直辖市人民政府科学技术行政部门进行处理。

第三十九条　违反本条例规定，有下列情形之一的，由省、自治区、直辖市人民政府科学技术行政部门责令停止开展相关活动，没收违法采集、保藏的人类遗传资源和违法所得，处 50 万元以上 100 万元以下罚款，违法所得在 100 万元以上的，处违法所得 5 倍以上 10 倍以下罚款：

（一）采集、保藏、利用、对外提供我国人类遗传资源未通过伦理审查；

（二）采集我国人类遗传资源未经人类遗传资源提供者事先知情同意，或者采取隐瞒、误导、欺骗等手段取得人类遗传资源提供者同意；

（三）采集、保藏、利用、对外提供我国人类遗传资源违反相关技术规范；

（四）将人类遗传资源信息向外国组织、个人及其设立或者实际控制的机构提供或者开放使用，未向国务院科学技术行政部门备案或者提交信息备份。

第四十条　违反本条例规定，有下列情形之一的，由国务院科学技术行政部门责令改正，给予警告，可以处 50 万元以下罚款：

（一）保藏我国人类遗传资源过程中未完整记录并妥善保存人类遗传资源的来源信息和使用信息；

（二）保藏我国人类遗传资源未提交年度报告；

（三）开展国际合作科学研究未及时提交合作研究情况报告。

第四十一条　外国组织、个人及其设立或者实际控制的机构违反本条例规定，在我国境内采集、保藏我国人类遗传资源，利用我国人类遗传资源开展科学研究，或者向境外提供我国人类遗传资源的，由国务院科学技术行政部门责令停止违法行为，没收违法采集、保藏的人类遗传资源和违法所得，处 100 万元以上 1000 万元以下罚款，违法所得在 100 万元以上的，处违法所得 5 倍以上 10 倍以下罚款。

第四十二条　违反本条例规定，买卖人类遗传资源的，由国务院科学技术行政部门责令停止违法行为，没收违法采集、保藏的人类遗传资源和违法所得，处 100 万元以上 1000 万元以下罚款，违法所得在 100 万元以上的，处违法所得 5 倍以上 10 倍以下罚款。

第四十三条　对有本条例第三十六条、第三十九条、第四十一条、第四十二条规定违法行为的单位，情节严重的，由国务院科学技术行政部门或者省、自治区、直辖市人民政府科学技术行政部门依据职责禁止其 1 至 5 年内从事采集、保藏、利用、对外提供我国人类遗传资源的活动；情节特别严重的，永久禁止其从事采集、保藏、利用、对外提

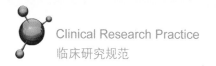

供我国人类遗传资源的活动。

对有本条例第三十六条至第三十九条、第四十一条、第四十二条规定违法行为的单位的法定代表人、主要负责人、直接负责的主管人员以及其他责任人员，依法给予处分，并由国务院科学技术行政部门或者省、自治区、直辖市人民政府科学技术行政部门依据职责没收其违法所得，处 50 万元以下罚款；情节严重的，禁止其 1 至 5 年内从事采集、保藏、利用、对外提供我国人类遗传资源的活动；情节特别严重的，永久禁止其从事采集、保藏、利用、对外提供我国人类遗传资源的活动。

单位和个人有本条例规定违法行为的，记入信用记录，并依照有关法律、行政法规的规定向社会公示。

第四十四条　违反本条例规定，侵害他人合法权益的，依法承担民事责任；构成犯罪的，依法追究刑事责任。

第四十五条　国务院科学技术行政部门和省、自治区、直辖市人民政府科学技术行政部门的工作人员违反本条例规定，不履行职责或者滥用职权、玩忽职守、徇私舞弊的，依法给予处分；构成犯罪的，依法追究刑事责任。

第六章　附　则

第四十六条　人类遗传资源相关信息属于国家秘密的，应当依照《中华人民共和国保守国家秘密法》和国家其他有关保密规定实施保密管理。

第四十七条　本条例自 2019 年 7 月 1 日起施行。

附录七：中英文专业词汇对照索引